Prof. Dr. Friedhelm Loh, Dr. Detlev Katzwinkel

Warum es auf manche Lebens?fragen keine einfachen Antworten gibt

SCM
Stiftung Christliche Medien

SCM Bundes-Verlag ist ein Imprint der SCM Verlagsgruppe, die zur Stiftung Christliche Medien gehört, einer gemeinnützigen Stiftung, die sich für die Förderung und Verbreitung christlicher Bücher, Zeitschriften, Filme und Musik einsetzt.

© 2021 SCM Bundes-Verlag gGmbH
Bodenborn 43 · 58452 Witten
Internet: www.bundes-verlag.de
E-Mail: info@bundes-verlag.de

Die Bibelverse sind den folgenden Ausgaben entnommen: BasisBibel.
Das Neue Testament und die Psalmen,
© 2012 Deutsche Bibelgesellschaft, Stuttgart. www.basisbibel.de (BB)
Gute Nachricht Bibel, durchgesehene Neuausgabe,
© 2018 Deutsche Bibelgesellschaft, Stuttgart (GNB)
Lutherbibel, revidierter Text 1984, durchgesehene Ausgabe,
© 1999 Deutsche Bibelgesellschaft, Stuttgart (LUT)

Gesamtgestaltung und Satz
www.gute-botschafter.de

Titelbild: Unsplash: anthony tran
Bilder: Adobe Stock: Alexander Raths, denys_kuvaiev,
GAYSORN, Harald Biebel, Photographee.eu,
Shutterstock: Gajus, Tanya Yatsenko, Christoph Burgstedt,
Antonio Guillem, sfam_photo, Maps Expert

Druck und Bindung: dimograf
Gedruckt in Polen

ISBN 978-3-86258-101-6
Bestell-Nr. 209.101

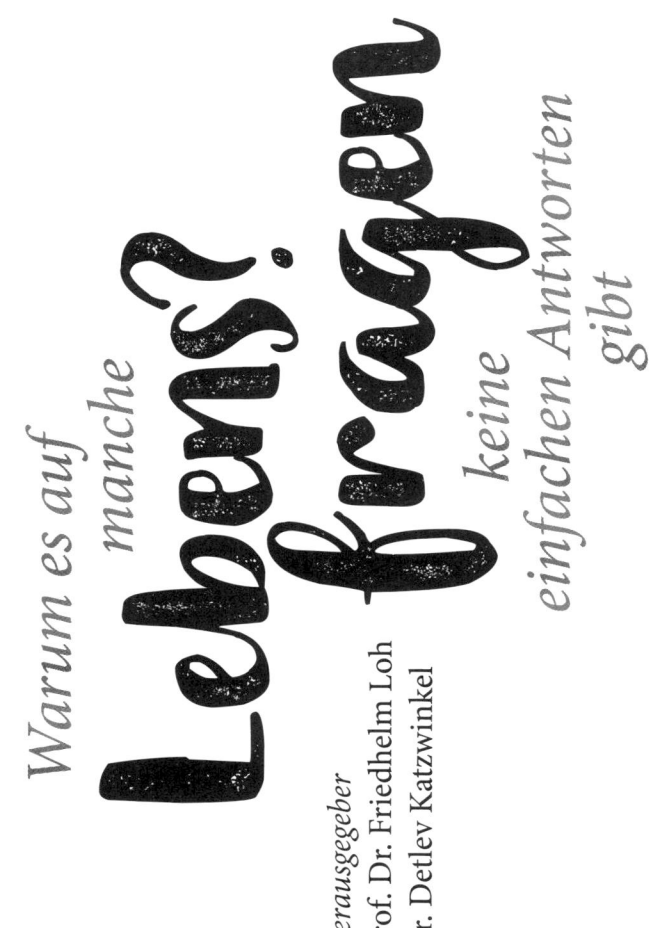

Warum es auf manche **Lebensfragen** keine einfachen Antworten gibt

Herausgeber
Prof. Dr. Friedhelm Loh
Dr. Detlev Katzwinkel

SCM
Bundes-Verlag

Orientierung in Grenzfragen
Grundlagen für eine persönliche Entscheidungsfindung
Von Herausgeber Prof. Dr. Friedhelm Loh 7

Leben – Ethik – Würde
Herausforderungen unserer Zeit
Einführung von Herausgeber Dr. Detlev Katzwinkel 11

1 Stern – Schnuppe – Geschöpf?
Was ist der Mensch und was macht ihn besonders?
Vom Wert und der Einzigartigkeit des Menschen
Dr. Michael Schröder 19

2 Alle behindert, oder was?
Vom hoffnungsvollen Umgang mit Einschränkungen, die das Leben beeinträchtigen
Olga Gräfin v. Lüttichau 29

3 Hauptsache gesund!
Was sollten wir alles wissen und was nicht?
Von den Chancen und Grenzen der pränatalen Diagnostik
Dr. Detlev Katzwinkel 43

4 Vorsicht, zerbrechlich! Leben schützen? Leben beenden?
Wie weit wollen wir gehen?
Vom Anfang eines Menschen, von Konflikten und unterschiedlichen Perspektiven
Dr. Heike Fischer, Dr. Detlev Katzwinkel, Dr. Michael Schröder 57

5 Heute bestellt, morgen ein Held!
Was tun, wenn die Wiege leer bleibt?
Von Reagenzgläsern, Machbarkeiten und Grenzen
Dr. Detlev Katzwinkel 69

6 Anders als erwartet –
Wenn plötzlich aus freudiger Erwartung Abschied wird
Vom Umgang mit dem Verlust eines ungeborenen Kindes
Dr. Heike Fischer 79

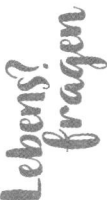

7 Inklusion ist keine Utopie. Es ist normal, verschieden zu sein
Von den Herausforderungen und den Bereicherungen einer inklusiven Gesellschaft
Oliver Stier und Thomas Kerksiek 91

8 Wenn ein Mensch sich das Leben nimmt
Von Schuldgefühlen, offenen Fragen und hoffnungsvollen Ausblicken
Wolfgang Kraska 101

9 Organspende und die Forderung nach Nächstenliebe
Ein Plädoyer für die Wahrnehmung eines kaum beachteten Unbehagens
Dr. Wolfram Nagel 117

10 Altwerden ist nichts für Feiglinge! Was tun, wenn die Spielräume enger werden?
Von Konflikten, Pflegebedürftigkeit und Demenz
Dr. Heike Fischer 133

11 Ohne Koffer, ohne Handy, ohne Geld … Wie gelingt die letzte Reise?
Von der Kunst, menschenwürdig Abschied nehmen zu können
Pastor Ulrich Kühn 145

12 Hilft es, wenn wir beim Sterben helfen?
Vom Ringen um das Leben, Sterbebegleitung und Sterben auf Verlangen
Dr. Michael Schröder 157

13 Chaos oder reiner Tisch?! Was hinterlasse ich meinen Liebsten?
Vom Ordnen der letzten Dinge und der Vorbereitung auf das eigene Ende
Eckhard Schaefer 169

14 Spieglein, Spieglein an der Wand. Wer sieht, wer ich bin?
Vom Selbstbild, Selbstwert, Anerkennung und Wertschätzung
Dr. Detlev Katzwinkel unter Beteiligung von Silke Romanski und Beate Schütz 181

Glossar 192

Orientierung in Grenzfragen
Grundlagen für eine persönliche Entscheidungsfindung

Von Herausgeber Prof. Dr. Friedhelm Loh

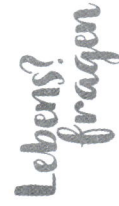

Zuerst dachte ich: Nein, das geht gar nicht! Ich bin nicht berufen, als Mitherausgeber dieses Buches aufzutreten, mich zu äußern zu sehr grundsätzlichen Fragen der Würde des Lebens, zu tragfähigen ethischen Grundgedanken und Werteabwägungen. Doch schnell begriff ich: Es geht um das Leben, das wertvollste Gut, das größte Geschenk, das Leben des Lebens und seine Würde. Das betrifft auch mich existenziell. So ist mir beim Nachdenken über dieses Buch deutlich geworden, dass für meine Frau und mich die praktische Lebensethik, die Wahrung der Lebenswürde und Hilfe zu einem erfüllten Leben immer ein wichtiges Anliegen war und ist. Ich erlebe es als ein Privileg, diese Werte leben zu dürfen.

Der Schutz des Lebens und die Wahrung seiner Würde sind für uns wesentliche Anliegen unseres ehrenamtlichen Engagements. Seit vielen Jahren begleiten wir zahlreiche entsprechende Initiativen und Projekte, u. a. die PROVITA Stiftung, die Deborah Foundation in Indien, die Stiftung „Hilfe für Menschen in Not" mit ihren Wasserprojekten in Kenia, die Stiftung für Wertebildung im Bereich der christlichen Bildung, die Auslands- und Katastrophenhilfe der FeG oder die International Justice Mission (IJM) und Open Doors für die Unterstützung benachteiligter und verfolgter Christen. Wir dürfen mitarbeiten, helfen und ermutigen. Wir sind dankbar und freuen uns über jeden Fortschritt und jeden hilfreichen Beitrag, der das Leben vieler Menschen als Geschöpfe Gottes wertvoller und lebenswerter macht.

Die Lebenssituationen vieler Menschen verändern sich heute durch weltweite Ereignisse rasant und fordern ständig neue Orientierung in den Grundfragen des Lebens. Mit meiner Mitherausgeberschaft und diesem Vorwort als Wegbegleiter der PROVITA Stiftung und damit der „INITIATIVE Lebens?fragen" will ich gerade in diesen Zeiten aktiv dazu beizutragen, dass mehr Menschen dafür sensibilisiert und motiviert werden, Verantwortung zu übernehmen – Verantwortung für praktisches Handeln und tatkräftige Unterstützung in Bezug auf die Herausforderungen in den Grenzfragen menschlichen Lebens. Hier wegzuschauen wäre verantwortungslos, Hinschauen und Helfen sind jedoch lebenserfüllend.

Das Buch will Hilfe zum Helfen bieten. Es ist so konzipiert, dass es der Chronologie des Lebens folgt und die komplexen ethischen, teilweise strittigen Fragen zum Lebensanfang, der Lebensmitte und dem Lebensende aufgreift. Dabei wird sichtbar, dass viele der in diesen Zusammenhängen entstehenden Konflikte nicht so eindeutig schwarz oder weiß, richtig oder falsch zu beantworten sind, wie manche es gerne hätten.

Jedes Kapitel greift ein Kernthema und seine grundlegenden Fragen auf. Dabei legt es die unterschiedlichen vorherrschenden Sichtweisen dar und regt so dazu an, selbst weiterzudenken, den eigenen Standpunkt zu reflektieren oder gegebenenfalls neu zu festigen. Im Internet bietet die „INITIATIVE Lebens?fragen" darüber hinaus jedem Interessierten die Möglichkeit, tiefer in die Materie einzutauchen. So können sich die online verfügbaren Kurse und das Buch gegenseitig dabei ergänzen, das Verständnis für das Themenfeld Ethik – Leben – Würde für den Einzelnen oder gemeinsam in einer Projektgruppe zu vertiefen. Zugleich wollen wir mit diesem Buch diese existenziellen Themen mitten in den Raum des Alltagslebens hineintragen. Die vielfältigen Aktivitäten der PROVITA Stiftung wollen Hilfe und Motivation bieten, damit ein achtsamer und würdevoller Umgang mit dem eigenen Leben und im gesellschaftlichen Miteinander besser gelingt. Das ist es wert, sich zu engagieren.

Es geht also darum, sich aufzumachen, Informationen und Fakten zu sammeln und das Thema in seiner Vielfalt zu erfassen. Aufgrund der vielfältigen Erkenntnisse der modernen Medizin, Psychologie und Soziologie sind diese Fragen häufig so komplex geworden, dass viele Menschen sie ohne kompetente Hilfe kaum noch durchdringen können. Hier will dieses Buch einen ersten Einstieg und eine Orientierung als Grundlage für eine persönliche Auseinandersetzung und Entscheidungsfindung bieten.

Den Mitherausgeber Dr. Katzwinkel kenne ich seit vielen Jahren. Wir kamen in Kontakt, als er mit seiner Familie als Arzt in die Sahelzone nach Mali/Westafrika auswanderte, wo er in den späten Achtzigerjahren in einem Hilfsprojekt arbeitete, welches ich begleiten und fördern durfte. Seitdem verbindet uns das gemeinsame Anliegen und Ringen um verantwortbare ethische Grundlagen für ein menschliches Miteinander in unserer Gesellschaft. In seiner späteren Tätigkeit, inzwischen als Gynäkologe und Chefarzt einer katholischen Klinik im Rheinland, ist er in seinem Dienst täglich auf vielfältige Weise mit existenziellen Lebensfragen konfrontiert. Deshalb schaut Dr. Katzwinkel nicht als Theoretiker, sondern mit dem Blickwinkel des Arztes, des Lebensbegleiters und häufig auch ärztlichen Seelsorgers auf die Themen.

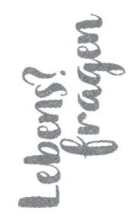

Unterstützt wird er sehr kompetent vor allem von Dr. Heike Fischer und Dr. Michael Schröder sowie von dem Präses des Bundes Freier evangelischer Gemeinden Ansgar Hörsting. Alle genannten Personen engagieren sich mit hohem persönlichen Einsatz, überwiegend ehrenamtlich, für die Ziele und Anliegen der PROVITA Stiftung. Wir wünschen uns neben dem Gelingen unseres Auftrags viele sprachfähige, engagierte Christen, die dieses wichtige Anliegen mit uns teilen. Wir sind dankbar für viele Christen in Kirchen und Gemeinden, die schon mit uns aktiv unterwegs sind – unterwegs für andere Menschen, um unsere Gesellschaft für alle lebenswerter zu machen. Ja, wir möchten Menschen für die Nöte ihrer Mitmenschen sensibilisieren und wir wollen offene Augen haben für diejenigen, die unsere Hilfe brauchen. Das sind viele – zu viele. Deshalb wollen wir auch für die Betroffenen eine Stimme der Hilfe und Hoffnung sein und eintreten für zahlreiche Menschen, die zu oft keine Stimme haben. In diesem Sinne wünschen wir uns viele sprachfähige, engagierte Christen in unseren Kirchen und Gemeinden, die unsere Gesellschaft im positiven Sinne mitprägen können.

Die Autoren machen sehr deutlich, dass es die Mühe wert ist, sich für eine den Menschen zugewandte und christlich geprägte Gesellschaft einzusetzen, in der die Starken und die Schwachen in einer Gemeinschaft der gegenseitigen Achtung und Hilfe leben. Dazu gehören Emotionen, Gefühle, Lebensfreude, Vertrauen und Hoffnung, aber vor allem die Liebe zum Nächsten. Deshalb unterstütze ich die Arbeit der PROVITA Stiftung und ihrer INITIATIVE Lebens?fragen von ganzem Herzen.

Friedhelm Loh
April 2021

Prof. Dr.-Ing. E. h. Friedhelm Loh

Jahrgang 1946, ist Inhaber und Vorstandsvorsitzender des weltweit agierenden Familienunternehmens Friedhelm Loh Group, Haiger, Deutschland.

Friedhelm Loh ist Ehrenpräsident des Zentralverband Elektrotechnik- und Elektronikindustrie e. V. (ZVEI) und Aufsichtsratsmitglied der Klöckner & Co SE. Er engagiert sich z. B. im Vorstand des Bibellesebundes, als Stiftungsratsmitglied der Stiftung Kloster Volkenroda, als Stifter und Vorstandsvorsitzender der Stiftung Christliche Medien sowie als Stifter und Stiftungsratsvorsitzender der Stiftung für christliche Wertebildung. Für besondere Leistungen erhielt Friedhelm Loh u. a. das Bundesverdienstkreuz, den Hessischen Verdienstorden sowie die Diesel-Medaille.

Leben – Ethik – Würde
Herausforderungen unserer Zeit

Einführung von Herausgeber Dr. Detlev Katzwinkel

Die Menschheit insgesamt und jeder Einzelne steht heute vor globalen Veränderungen und unerwarteten Entwicklungen, die ihn vor enorme Herausforderungen stellen oder gar in existenzielle Krisen stürzen können. So ermöglichen z.B. detailliertere Kenntnisse über den Aufbau des Lebens und neue Techniken bisher ungeahnte Eingriffsmöglichkeiten bis in den Nanobereich und bis hinein in das molekulare eigene oder auch fremde Erbgut. Bisherige Hemmschwellen sinken, und was bisher als Tabu galt, wird immer häufiger zur Selbstverständlichkeit. All diese Entwicklungen sind tägliche Realität in einer sich immer rasanter verändernden, globalisierten Welt. Wer hierbei den Überblick und die Deutungshoheit über das Geschehen behalten bzw. gewinnen möchte, steht vor einer schier unüberschaubaren Aufgabe.

Der Drang zur Optimierung

Die Wissenschaft findet scheinbar ständig neue Möglichkeiten, die Welt, in der wir leben, und inzwischen sogar den Menschen selbst, weiter zu optimieren. Das Bewusstsein dafür, dass wir Geschöpfe Gottes sind, ist Teilen der Bevölkerung und der Wissenschaft längst abhandengekommen. Es scheint fast alles machbar zu sein und so mancher Wissenschaftler glaubt, nun die Rolle des „Schöpfer-Gottes" einnehmen zu können, ja, geradezu zu müssen, um jeglichen Mangel, jede Behinderung oder Krankheit, ja, sogar den Tod zu besiegen. Dabei werden bisher geltende Grenzen der Ethik und des Verständnisses von Unversehrtheit und Würde ständig neu verschoben und überschritten. Die Büchse der Pandora ist offensichtlich endgültig geöffnet. Gerade in medizinischen Grenzbereichen ergeben sich ständig neue Eingriffsmöglichkeiten, die uns automatisch vor das Dilemma stellen, Entscheidungen treffen zu müssen, deren Implikationen und Folgen wir nicht in Gänze überblicken können.

> Die Möglichkeiten der modernen Medizintechnik stellen bisher selbstverständliche Grenzen infrage.

Inzwischen ist es tägliche Realität, dass damit experimentiert wird, das menschliche Erbgut in Laboren zu optimieren. Dabei werden neue Fähigkeiten integriert und das, was als unbrauchbar definiert wird, aussortiert. Dies geschieht nicht nur in China oder Korea: Es hat Einzug gehalten in die weltweiten Wissenschaftszentren und teilweise schon in die Kinderwunschzentren in unserer Nachbarschaft.

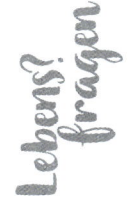

Dabei steht überwiegend das Gesunde, das Starke, das optimal Leistungsfähige im Fokus der Forschungs- und Entwicklungsaktivitäten. Diese Dynamik bewirkt inzwischen, dass das Schwache, das Alte, das Gebrechliche und Hilfebedürftige unter Druck gerät, weil es aufhält, ja, weil es die Gesamtheit der Gesellschaft zu bremsen scheint.

Die heutigen Möglichkeiten, den Menschen zu optimieren, setzen das vermeintlich Schwache und Abweichende unter den Druck, sich zu rechtfertigen.

Aber ist das Schwache wirklich die große Bremse? Schafft nicht gerade die große Bandbreite kreatürlicher Existenz eine große Vielfalt und Anpassungsfähigkeit? Ist nicht gerade auch das, was wir als Schwachheit abwerten, eine Bereicherung für die Gesamtgesellschaft?

Zeitgleich erleben wir eine zunehmende Verunsicherung und eine Hilflosigkeit im Umgang mit Abweichungen von der Norm, mit unheilbarer Krankheit, mit dem Sterben und dem Tod. Diese gehören jedoch genauso zum Leben wie die so gefeierten neuen Möglichkeiten der Heilung und Lebensverlängerung. Die gesellschaftliche Tendenz zur Optimierung der Leistungsfähigkeit hat allerdings längst dazu geführt, dass etliche Menschen sich heutzutage eher einen selbstbestimmten Tod wünschen, und das möglichst so frühzeitig, dass sie niemandem, vor allem nicht ihren ohnehin schon stark geforderten Kindern, zur Last fallen. An dieser Stelle muss man zumindest ein Teilversagen der gesamtgesellschaftlichen Entwicklung einräumen. Etliche moderne Errungenschaften sind durchaus hilfreich, doch in manchen Bereichen entsteht der Eindruck, der Zweck heilige die Mittel. Auch werden gerne allgemeine ökonomische Interessen sowie die finanziellen Vorteile der konkret an einem Projekt Beteiligten hinter dem Hinweis versteckt, all dies diene ja vor allem dem Wohle der Menschheit.

Suche nach Orientierung

Viele neue Lösungen, die moderne Forschung und Technik für die zahlreichen Herausforderungen finden, erfahren weithin Akzeptanz. Gleichzeitig stellen uns manche dieser Lösungen vor neue ethische und praktische Fragen, von denen etliche den Horizont des Einzelnen weit übersteigen. Wir werden mit vielfältigen, teils widersprüchlichen Informationen und Sensationsnachrichten konfrontiert und stehen gleichzeitig vor immer neuen grundlegenden Veränderungen, die teilweise erschrecken und unser Zusammenleben als Gesellschaft nach den bisher geltenden Regeln infrage stellen.

Neue Möglichkeiten werfen neue Fragen auf, die neue, tragfähige Antworten erfordern.

Wenn diese Fragen ohne Antworten bleiben, führt das vielfach zu Irritationen, zu wachsender Ratlosigkeit, zu Instabilität und bei den einen zu Frustration und den anderen zu Sprachlosigkeit. Häufig bleibt der Einzelne mit seinen

Irritationen allein zurück. In der Folge zieht sich der ein oder andere Mitmensch überfordert aus der Diskussion und damit auch ein Stück weit aus der Verantwortung zurück. Eine solche Entwicklung erscheint mir gesellschaftspolitisch riskant und mittelfristig vielleicht sogar gefährlich. Neue tragfähige Antworten lassen sich am besten gemeinsam finden.

Es ist also unbedingt wünschenswert, dass zumindest für die grundlegenden, existenziellen Fragen im Leben verständliche und überschaubare Orientierungspunkte gefunden werden, die für eine große Mehrheit anschlussfähig sind, sodass alle in der Gesellschaft zumindest ein Stück weit mitsprachefähig bleiben.

> **Sprachfähigkeit in Bezug auf die entscheidenden Lebensfragen ist für die Zukunft der Gesellschaft unerlässlich.**

Zugleich braucht jeder Mensch für das eigene Wohlbefinden ein gewisses Maß an Orientierung und Durchblick. Um die komplexen Zusammenhänge zu durchschauen, benötigt er jedoch Zugang zu gut recherchierten Hintergrundinformationen, abgewogenen Einschätzungen und vielleicht sogar tragfähigen und nachvollziehbaren Erläuterungen und ggf. Antworten. Es gilt den Blick zu weiten. Wichtig ist dabei vor allem, unterschiedliche Sichtweisen und Fragestellungen nachzuvollziehen und sie zunächst unabhängig von der Haltung oder der Weltanschauung zu bewerten, aus der heraus sie entstanden sind. Wir müssen manchmal regelrecht einüben, nicht vorschnell die eigene Meinung als absolut richtig und die des Gegenübers als falsch auszumachen.

Zu vielen Fragestellungen ist es heute kaum mehr möglich, einfache Antworten im Sinne von schwarz oder weiß zu geben. Es gilt zu erkennen, wo unsere eigene Meinung vielleicht stärker vom kulturellen, persönlichen oder religiösen Umfeld geprägt ist, als wir zunächst annehmen, und dass sie daher nicht automatisch richtiger ist als die Meinung des anderen. Dabei ist es hilfreich, mit einer möglichst offenen Haltung an diese herausfordernden Themen heranzugehen und auch einmal die Perspektive des Gegenübers einzunehmen in dem Sinne „So kann man es auch sehen", bevor man sich schließlich selbst festlegt.

> **Komplexe Fragen erfordern komplexe Antworten.**

INITIATIVE Lebens?fragen

Umfängliche Informationen und erschöpfende Entscheidungskriterien zu sammeln, kostet Zeit, Geld und Herzblut, was der Einzelne nur schwer für alle Lebensfragen leisten kann. Daher haben die Verantwortlichen der INITIATIVE Lebens?fragen ein Kursprogramm zu den entscheidenden lebensethischen Fragen zusammengestellt, das über den Umfang der Buchkapitel weit hinaus geht. Die einzelnen Kurseinheiten dazu kann jeder motivierte Mit-Denker auf der Webseite der INITIATIVE Lebens?fragen herunterladen und anhand der

Der online verfügbare Kurs der INITIATIVE Lebens?fragen kann die Themen des Buches erweitern und vertiefen.

Ausführungen allein oder im Austausch mit weiteren Interessierten weit tiefer in die Materie einsteigen. Über die Lektüre des Buches hinaus kann also jeder selbst daran arbeiten, seine Orientierungspunkte tiefer zu verankern und somit sprachfähig zu werden oder es zu bleiben.

Fortschreitende Erkenntnis statt fertiger Antworten

Der Wunsch nach eindeutigen Antworten scheint ein menschliches Grundbedürfnis zu sein. Er stammt wohl aus unserer Kindheit, aus einer Zeit, in der wir uns sicher waren, dass Mama, Papa, Oma, Opa oder andere Bezugspersonen uns die Welt erklären können. Es ist jedes Mal großartig mitzuerleben, wenn kleine Kinder ihre Eltern erstaunt anschauen und begeistert „Wirklich?" oder „Echt?" rufen, wenn sie endlich etwas begriffen haben, was ihnen zuvor einfach nicht einleuchten wollte. Es scheint unser menschliches Naturell zu sein, möglichst viele Fragen zu stellen und genauso eifrig nach befriedigenden Antworten zu suchen.

Diese Sehnsucht wird mit zunehmendem Alter jedoch immer wieder enttäuscht. Die Anzahl der unbeantworteten Fragen scheint eher still und heimlich zuzunehmen. Auf viele existenzielle Fragen des Lebens gibt es häufig keine bis ins Letzte befriedigende und durchtragende Antwort.

Überdies werden heutzutage häufig die Antworten, die man endlich gefunden zu haben glaubt, immer intensiver hinterfragt. Oft fordern uns die Mitmenschen im engeren Umfeld, am Arbeitsplatz, im Sportverein, in der Familie, im Freundeskreis oder in der Kirchengemeinde erneut dazu heraus, uns mit diesen Fragen auseinanderzusetzen.

Erkenntnis verläuft oft schrittweise und Antworten bleiben oft vorläufig.

Im Verlauf der Suche nach Antworten wachsen sich Unterschiede in den Deutungen leider immer wieder zu unversöhnlichen Gegensätzen aus. Über viele Jahrhunderte beanspruchte die Institution Kirche weitgehend die Deutungshoheit über die essenziellen Fragen des Lebens, daher bestand über die grundlegenden Wertmaßstäbe scheinbar weitgehend Einigkeit. Heute wissen wir, dass nicht wenige Kritiker vom öffentlichen Diskurs ausgeschlossen wurden und damit ungehört blieben. Im modernen Pluralismus unserer Tage sprechen jedoch manche Beteiligten den Religionen generell die Mitsprachefähigkeit ab. Ihre ethischen Wertmaßstäbe wirken immer wieder als Störfaktor, wo manche Diskutanten bestimmte Denkrichtungen einseitig durchsetzen wollen.

Orientierungshilfe schaffen

In Bezug auf die existenziellen Lebensfragen darf eine Orientierungshilfe aus christlicher Sicht nicht fehlen. Die moderne, pluralistische Gesellschaft ist ohne ihre Wurzeln im christlichen Abendland schlicht nicht denkbar. Bei manchen Auseinandersetzungen mag es eher um Nuancen in der grundsätzlichen Einschätzung gehen, während an anderer Stelle ganze Welten zwischen den Einschätzungen liegen. Auch heute geben die theologischen Abwägungen wichtige Impulse und stoßen neue Diskussionen an, manche geben Anlass zu Grundsatzentscheidungen, die bis in die Regierungen und Parlamente hinein wirken.

> Orientierungshilfe ist aus christlicher Sicht unverzichtbar.

Wer verantwortliche Entscheidungen treffen will, steht also vor großen Herausforderungen, da sich vieles Grundlegende überdies in beständigem Wandel befindet. Die vorliegenden 14 Kapitel können daher nicht alle derzeit brennenden ethischen Fragen unserer Gesellschaft aufgreifen bzw. erschöpfend behandeln. Es wird immer wieder notwendig sein, neue Entwicklungen einzubeziehen, sozusagen „Updates" zu starten. Orientierung lässt sich zudem selten in einfachen, reduzierten Antworten finden. Um bei kritischen Themen sprachfähig zu bleiben, bedarf es einer stets wiederkehrenden Auseinandersetzung und einer inhaltlichen Breite, wie wir sie hier anregen möchten, ausdrücklich unter Einbeziehung der Dimension des christlichen Glaubens.

Die Auswahl der Themen

Uns als Herausgebern dieses Buches scheint die Auseinandersetzung mit den 14 aufgegriffenen Themen unerlässlich für eine gelingende, zukunftsweisende Mitspracheg esellschaft. Sie behandeln Fragen zu ethischen Kernthemen des gesamten Lebenslaufs – vom Lebensanfang über die Lebensmitte bis zum Lebensende. Dabei halten wir es für unabdingbar, dass wir uns als Staatsbürger – am besten gemeinsam, mindestens aber jeder für sich – auf die Suche nach Positionen machen, die uns durchtragen und als Marker für den eigenen Weg dienen können.

In der täglichen praktischen Arbeit als Arzt in der Klinik werde ich oft mit Vorstellungen vom Leben konfrontiert, die überhaupt nicht mit meinen eigenen Ansichten übereinstimmen. Inzwischen bin ich aber gerade durch diese Begegnungen mit den Menschen, die diese Vorstellungen vertreten und deren Geschichten ich wach und aufmerksam aufnehme, viel vorsichtiger geworden, ihre Haltung zu beurteilen oder gar zu verurteilen. Das Leben mit all seinen Facetten ist nun einmal allzu oft irritierend, ja geradezu verstörend.

> Die Begegnung mit der Vielfalt des Lebens lehrt uns, eigene Meinungen kritisch zu hinterfragen.

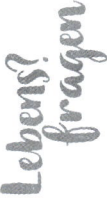

Häufig ist es umgekehrt, aber auch sehr berührend und schön, auf jeden Fall aber extrem vielfältig und irgendwie unbedingt lebenswert.

Wenn ich an dieser Stelle aufgrund meiner beruflichen Kenntnisse nur das Thema „Kinderwunsch" einmal herausgreife, so steht mir direkt vor Augen, wie komplex in vielen von mir begleiteten Einzelfällen der Weg zu einer tragfähigen Antwort gewesen ist. Wenn ich mit einem meiner Enkel auf den Spielplatz gehe und dort Ehepaare in den 40ern mit einem Zwillingskinderwagen begegne, ohne dass ich eine sehr spezielle Schwangerschaftsgeschichte dahinter, von denen die übrigen Passanten wohl überhaupt keinen Schimmer haben.

Auf der Wegfindung zu den Inhalten der 14 Kapitel bin ich in meinem beruflichen und ehrenamtlichen Alltag immer wieder Menschen begegnet, die mich in der Konzeption des vorliegenden Buches bestätigt haben. Wer von ihnen könnte hier stellvertretend für die vielen stehen? Mütter mit unerfülltem Kinderwunsch? Schwangere mit Ängsten vor Schwangerschaftskomplikationen? Medizinisches Personal, das um Sprachfähigkeit in der Begegnung mit Ausnahmefällen ringt? Menschen, denen ihr Lebensabend zur Last geworden ist?

Sprachfähigkeit führt zur Aktion

Meine 86-jährige, an Demenz erkrankte Mutter konnte in Coronazeiten im Pflegeheim über viele Wochen nicht von mir und meinen Geschwistern besucht werden. Später wurde es dann wieder möglich, bedurfte aber vor Einlass ins Heim eines negativen Virustests. An der Teststelle geriet mir ein emeritierter Medizinprofessor in den Blick, der sich freiwillig als Tester für Personal und Besucher zur Verfügung gestellt hatte. Ich hatte ihn viele Jahre nicht mehr gesehen, doch die bekannte Körperhaltung, seine ganze Körpersprache signalisierten mir, das konnte nur er sein.

Tatsächlich war er es, der mich dann ins Testzimmer einlud, mir einen Stuhl zuwies, fragte, wie es mir ginge und wen ich denn im Heim besuchen wollte. Ich berichtete bereitwillig und erfuhr dann im Gegenzug, dass seine eigene Frau ebenfalls seit geraumer Zeit in dieser Einrichtung pflegerisch betreut wurde. Da er selbst fast täglich hier erschien, habe er sich freiwillig gemeldet, um ehrenamtlich mitzuhelfen und durch die Testung den Besuch der Pflegebedürftigen wieder möglich zu machen. Er testete mich also, das Ergebnis war negativ und entsprechend fand ich dann Einlass und besuchte meine Mutter.

Ich ziehe meinen Hut vor diesem Engagement! Dieser hochqualifizierte Professor folgte seinen ethischen Maßstäben und setzte seine ethische Mitverantwortung unter hohem persönlichen Einsatz um. Er stellte sein Bedürfnis nach eigenem Schutz vor der gefährlichen Virusinfektion zurück und setzte sich ethisch

Eigene Ethik setzt Maßstäbe und verpflichtet.

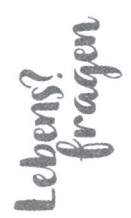

motiviert für die Schwachen ein. Sein Beitrag galt der Vermeidung einer wiederholten Isolation der gebrechlichen und pflegebedürftigen Menschen im Zuge der Maßnahmen zur Pandemiebekämpfung.

Keine endgültig erschöpfenden Antworten

Das vorliegende Buch dient in erster Linie dazu, einen Einblick in die komplexen Fragestellungen in Zusammenhang mit den ethischen Grenzfragen des Lebens zu vermitteln. In den 14 vorliegenden Kapiteln können zwar keine gänzlich erschöpfenden Antworten geboten werden, wohl aber kann es zu einer nachhaltigen Auseinandersetzung mit den herausfordernden komplexen Inhalten anregen.

Die Autoren dieses Bandes schreiben alle aus einem persönlichen und professionellen Hintergrund heraus und setzen z. T. eigene Schwerpunkte. Deshalb können auf dem begrenzten Raum dieses Buches nicht in jedem Fall sämtliche relevanten Aspekte eines Themas erschöpfend beleuchtet werden. Lassen Sie sich dadurch anregen, eigenständig weiter nach Antworten zu suchen. Der online verfügbare Kurs der INITIATIVE Lebens?fragen geht auf viele Unteraspekte noch detaillierter ein und bietet zahlreiche Beispiele in Form von Interviews und Zitaten. Damit kann er ein guter Ausgangspunkt dazu sein, das jeweilige Thema individuell zu vertiefen.

In Bezug auf das Gendern haben wir die Schreibweise der jeweiligen Autoren beibehalten. Wo nicht ausdrücklich gegendert wurde, ist für die entsprechenden Substantive bei der maskulinen Form selbstverständlich die feminine Form mitgemeint.

Im dritten Jahrtausend der Menschheitsgeschichte leben wir in wahrlich bewegten Zeiten. Noch haben wir es weitgehend selbst in der Hand, die ethischen Rahmenbedingungen mit zu gestalten. Denken Sie also mit, reden Sie mit, halten Sie sich sprachfähig! Handeln sie ethisch motiviert und reflektiert, übernehmen Sie Verantwortung. Das Buch will Ihnen dazu Inspiration, Motivation und Hilfestellung sein. Es wird Ihnen keine fertigen Antworten liefern, aber Anregung und Anleitung dazu, eigene Antworten zu finden.

Dr. Detlev Katzwinkel

Frauenarzt und Geburtshelfer, seit 1996 Chefarzt in der Gynäkologie des St. Martinus Krankenhaus Langenfeld. Seit 1981 verheiratet mit Sabine, und zudem Vater von fünf Kindern mit derzeit neun Enkelkindern. Vorsitzender im Vorstand der PROVITA Stiftung.

1. Kapitel

Stern – Schnuppe – Geschöpf? Was ist der Mensch und was macht ihn besonders?

Vom Wert und der Einzigartigkeit des Menschen

Dr. Michael Schröder

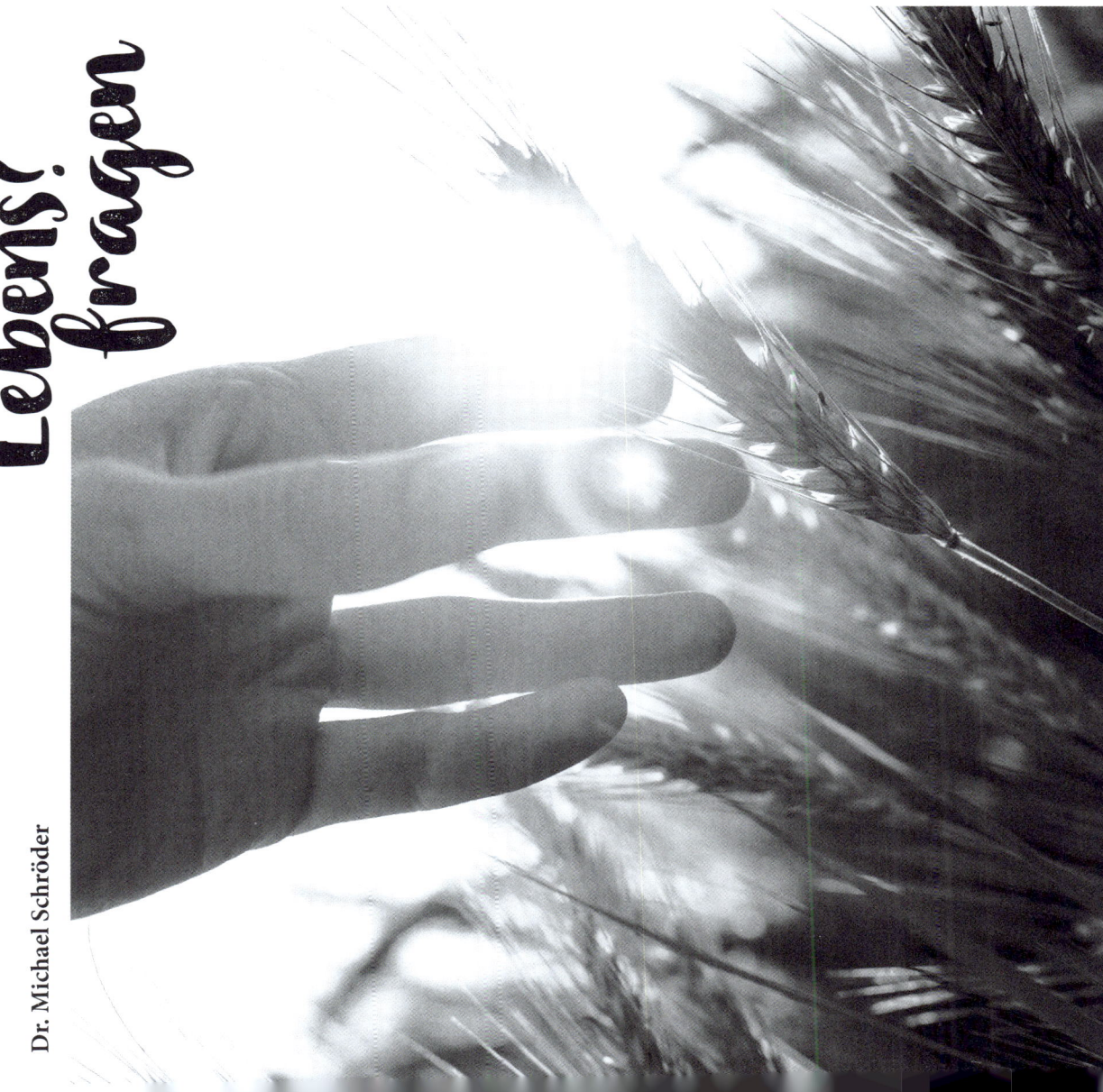

Lebens? fragen

„Die Würde des Menschen ist unantastbar." So formulierten es die Mütter und Väter des deutschen Grundgesetzes nach den furchtbaren Ereignissen des Dritten Reiches und dem grausamen Zweiten Weltkrieg. Unter dem Eindruck dieser Ereignisse stellten sie diese Worte als Artikel 1 des Grundgesetzes allen weiteren Bestimmungen voran. Nie wieder sollten Menschen in Deutschland wegen ihrer Herkunft, ihres Geschlechtes, ihrer Einschränkungen, ihrer Religion oder politischen Überzeugung Unrecht geschehen. Inzwischen haben diese Gedanken weltweit Eingang in viele weitere Verfassungen gefunden, doch über ihre jeweils aktuelle Bedeutung und Reichweite wird immer wieder neu diskutiert.

So sehr dieser Satz heute generell Zuspruch findet, so zeigt sich doch, dass er teilweise für ganz unterschiedliche, manchmal sogar gegensätzliche Überzeugungen in Anspruch genommen wird. In ethischen Debatten um die Frage der Menschenwürde und den Schutz menschlichen Lebens stellen sich Fragen wie: Ist es der Mensch als solcher, dessen Würde geschützt werden soll, oder basiert das Recht auf Würde auf bestimmten Fähigkeiten, die ihn als Menschen auszeichnen? Kann es so etwas wie Menschenwürde überhaupt geben? Woher nimmt der Mensch das Recht, für sich eine besondere Stellung im Gegensatz zu anderen Lebewesen zu beanspruchen? Die Frage nach dem, was die besondere Würde eines Menschen ausmacht, wird heute aus verschiedenen Perspektiven diskutiert. An der Debatte beteiligen sich Juristen, Philosophen, Theologen und Experten aus verschiedenen Gebieten der Naturwissenschaften, aber auch Politiker und Gesetzgeber.

An den Übergängen des Lebens

Die Frage nach der Würde des Menschen stellt sich in besonderem Maße an den Übergängen des Lebens, dessen Anfang und Ende ihre ganz eigenen Herausforderungen bereithalten. Manchmal stehen dann schwerwiegende Entscheidungen an, wenn z. B. einer Schwangeren eröffnet wird, dass das ungeborene Kind eine schwerwiegende Krankheit hat. Wie gehen wir mit Menschen um, die infolge eines Unfalls oder einer Krankheit das Bewusstsein verlieren oder ins Wachkoma fallen? Welche Rechte haben Menschen, die am Ende ihres Lebens gebrechlich und dement werden und zunehmend in ihrer eigenen Welt leben? Wie können Angehörige sich in diesen Grenzsituationen angemessen verhalten? Wie können Menschen in diesen oder ähnlichen Situationen wirksam begleitet werden? Zu begründeten und verantwortbaren Entscheidungen kann nur kommen, wer eigene Wertvorstellungen besitzt und sie reflektiert. Rein naturwissenschaftliche Antworten reichen an dieser Stelle nicht aus.

> Zu begründeten und verantwortbaren Entscheidungen kann nur kommen, wer eigene Wertvorstellungen besitzt und sie reflektiert.

Es braucht philosophisch reflektierte bzw. religiös begründete Überzeugungen, die dazu beitragen, ein tragfähiges Wertesystem zu entwickeln, auf dessen Basis gut abgewogene Entscheidungen getroffen werden können. Erst solche Antworten auf die Frage danach, was der Mensch ist und was ihm Würde und Wert verleiht, können Menschen an den Grenzstationen des Lebens zur Orientierung verhelfen.

Was macht den Menschen zum Menschen?

Bereits die Philosophen der Antike betonten, die Würde des Menschen dürfe nicht ausschließlich aus seiner gesellschaftlichen Stellung begründet werden. Cicero (106-43 v. Chr.) wies – unter Aufnahme stoischen Gedankengutes – darauf hin, dass der Mensch ein vernunftbegabtes Wesen sei, das sich mit Sachverhalten auseinandersetzen und mithilfe logischen Denkens vernünftig sein Handeln gestalten könne. Diese Fähigkeiten unterscheiden den Menschen vom Tier und verbinden alle Menschen untereinander, auch wenn die Vernunft einem jeden in unterschiedlichem Maße zuteil geworden ist. Die philosophische Vorstellung, Gott habe dem Menschen diese Vernunftseele gegeben, machte später enge Verbindungen mit christlichem Gedankengut möglich.

Immanuel Kant (1724–1804) hat mit seinen Ausführungen die Idee der Menschenwürde wie kaum ein anderer beeinflusst. Er geht u.a. von zwei Arten von „Wert" aus und postuliert einen relativen und einen absoluten Wert. Der relative Wert („Preis") ergibt sich aus dem Betrag, den jemand für eine bestimmte Sache zu zahlen bereit ist. Der absolute Wert („Würde") hingegen wird nicht von außen zugemessen; er wohnt einer Sache inne. Kant macht den Wert des Menschen wie viele seiner Vorgänger an der Vernunftbegabtheit des Menschen fest. Daher wird der Wert nicht durch andere Menschen zuerkannt, sondern ist eine Würde, die ihm innewohnt. Die Menschenwürde ist also ein absoluter und damit nicht verhandelbarer Wert.

> Die Menschenwürde ist ein absoluter und damit ein nicht verhandelbarer Wert.

Wenn jedoch die Würde eines Menschen vor allem an seiner Vernunft festgemacht wird, so ergeben sich daraus Konsequenzen. In diesem Fall wäre Würde noch nicht bzw. nicht mehr gegeben, wenn die Fähigkeit zu rationalem Handeln oder auch die Möglichkeit, sich seiner selbst bewusst zu sein, noch nicht oder nicht mehr feststellbar ist. Daraus könnte man folgern, dass ein solcher Mensch keine Person im eigentlichen Sinne ist, denn ihm würde Wesentliches fehlen, nämlich die Fähigkeit, zu denken und sich klar und verständlich zu äußern. Dadurch entsteht die Frage, wann ein Mensch zu einer Person wird und ob bzw. wann der Mensch dieses Personsein wieder verlieren kann. Je nachdem, wie diese Frage beantwortet wird, werden Kinder entweder im vorgeburtlichen Stadium, mit der Geburt oder erst nach der Geburt zu

Personen. Vorher sind sie ein „Etwas", aber noch kein „Jemand"! Ähnliches gilt im Blick auf Menschen, die durch Alter, Krankheit oder Unfall ihre Rationalität verloren haben. Menschen mit Demenz, die immer mehr in ihrer eigenen Welt leben, zu der immer weniger Außenstehende Zutritt haben, wird gelegentlich bei zunehmendem Verlust der Rationalität auch ihre personale Würde abgesprochen.

Ein solches Denken ist vor allem bei Vertretern des Utilitarismus (von lat. utilis = nützlich) zu finden, einer philosophischen Richtung, die besonders im angelsächsischen Raum weit verbreitet ist. Vorformen dieses Denkens sind bereits in der Antike zu beobachten, als eigentliche Begründer des Utilitarismus gelten Jeremy Bantham (1748–1832) und John Stuart Mill (1806–1873). Ihre Philosophie beruht wesentlich auf der Annahme, dass die Natur der Menschheit grundsätzlich von den gegensätzlichen Erfahrungen der Freude und des Leids geprägt ist. Diesem Schicksal könne der Mensch nicht entrinnen. Daher strebe jeder danach, sein Handeln so zu gestalten, dass die Freude bzw. das Glück maximiert werde, während Leid und Schmerz möglichst weit zurückgedrängt werden. Das Streben nach Glück („Eudämonismus") und die bestmögliche Entfaltung der eigenen Fähigkeiten, oder auch schlicht die Feststellung „Was mir nützt, das ist gut!", zeichne den Menschen aus. Da aber der Mensch in Gemeinschaft mit anderen lebt, seien nicht nur die persönlichen Absichten („Präferenzen") bei den Entscheidungen zu berücksichtigen; vielmehr gehe es darum, das größtmögliche Glück für die größtmögliche Anzahl der Menschen zu erreichen. Vielfach wird in diesem Zusammenhang auch auf die sogenannte „Goldene Regel" nach Matthäus 7,12 hingewiesen: „Alles nun, was ihr wollt, dass euch die Leute tun sollen, das tut ihnen auch!" (LUT). Verfechter dieses Denkansatzes betonen, dass sie ohne Bezug auf Gott oder andere sogenannte transzendente (jenseitige) Wesen oder Wahrheiten auskommen. Ihre philosophische Ethik verfahre ausschließlich rational und damit sei sie klar und für jedermann nachvollziehbar. Somit sei sie als universale Ethik geeignet und könne von jedem denkenden Menschen nachvollzogen werden. Der australische Philosoph Peter Singer (*1946), der diesem Ansatz zuzurechnen ist, geht noch einen Schritt weiter, indem er nicht nur die Interessen der Menschen, sondern aller Lebewesen berücksichtigen will. Er unterscheidet dabei zwischen nichtbewussten, bewussten und selbstbewussten Lebewesen. Letztere hebt er besonders hervor, da sie sich ihrer selbst und ihrer Zeitlichkeit bewusst sind, sie haben Empfindungen und handeln autonom. Das kann von Menschen, aber auch von Tieren ausgesagt werden. Bei diesem Ansatz werden die Rechte der Tiere enorm gestärkt, zugleich wirft Singer aber die obige Frage auf, wie es um die Menschen steht, die zu solch personalem Handeln nicht bzw. nicht mehr fähig sind.

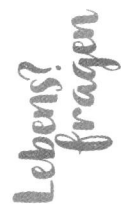

Singer zieht die für ihn logische Konsequenz, dass z.B. schwerstbehinderte Menschen eben „nur" Menschen, aber keine Personen sind. In diesem Fall wäre das Leben eines selbstbewusst handelnden Tieres höher als das Leben von schwerstbehinderten Menschen zu bewerten. Diese Unterscheidung zwischen Mensch (jeder Mensch gehört der Spezies „Mensch" an) und Person (nicht alle Menschen sind Personen, z.B. wenn sie sich ihrer selbst nicht bewusst sind) ist fundamental.

Gegner dieser Auffassung weisen in diesem Zusammenhang daraufhin, dass der Mensch grundsätzlich in der Lage ist zu denken, über seine Vergangenheit nachzudenken und Pläne für die Zukunft zu entwickeln. Es gebe sehr wohl Zeiten im Leben eines Menschen, in denen er sich nicht seines Verstandes bedienen kann, weil er beispielsweise als Ungeborener oder als Säugling zu jung ist. Auch könnten Krankheiten (z.B. Wachkoma) ihn daran hindern, sich voll und ungehindert seiner selbst bewusst zu sein. Wichtig ist aber, dass er grundsätzlich dazu in der Lage ist. Unabhängig von seiner aktuellen Lage sei er ein potenziell denkender und sich selbst reflektierender Mensch. Daher ist und bleibt er in allen Phasen seines Menschseins eine Person – und das von Anfang an.

> **Der Mensch ist grundsätzlich in der Lage zu denken und zu reflektieren.**

Der Mediziner und Philosoph Günter Rager (*1938) bringt es auf den Punkt: „Es ist das Wesen des Menschen, von rationaler Natur zu sein."¹ Entscheidend ist also nicht, ob er aktuell über diese Fähigkeiten verfügt. Wichtig ist, dass er grundsätzlich dazu in der Lage ist. Natürlich bereitet es uns Schwierigkeiten, wenn wir uns das konkret im Blick auf schwerstkranke Menschen und vor allem ungeborenes Leben vorstellen. Der frühere Vorsitzende der Deutschen Bischofskonferenz Karl Kardinal Lehmann formuliert es sehr deutlich: „Es ist ganz offenkundig, dass das moderne Denken aus den angegebenen Gründen sich scheut, den Personbegriff auf Embryonen und ungeborene Kinder anzuwenden."² Es lassen sich dennoch gute, vernünftige Gründe dafür anführen, dass alle Menschen Personen sind, und zwar von Anfang an bis zu ihrem Tod.³ An dieser Stelle werden grundlegende Entscheidungen an getroffen: Entweder geht man davon aus, dass es Situationen gibt, in denen Menschen noch nicht bzw. nicht mehr Personen sind. Dann ist es möglich darüber zu entscheiden, ob diese ein Recht auf ein Weiterleben haben und ob es unter Umständen gerechtfertigt sein kann, dieses Leben aktiv zu beenden. Peter Singer kommt zu dem Schluss: „Ich habe den Standpunkt vertreten, dass das Leben eines Fötus (und natürlich erst recht das eines Embryos) nicht mehr wert ist als das Leben eines nicht menschlichen Lebewesens auf einem ähnlichen Stand der Rationalität, des Selbstbewusstseins, der Empfindungsfähigkeit usw., und das aus dem Grunde, weil ein Fötus keine Person ist, er nicht denselben Anspruch

Die Frage nach dem Menschenbild hat enorme Auswirkungen auf die Schwachen in einer Gesellschaft.

auf Leben hat wie eine Person. Nun muss man sich mit der Tatsache befassen, dass diese Argumente ebenso auf Neugeborene wie auf Föten anwendbar sind. Ein Neugeborenes, das eine Woche alt ist, ist kein rationales und selbstbewusstes Wesen, und es gibt viele nichtmenschliche Lebewesen, deren Rationalität, Selbstbewusstsein, Empfindungsfähigkeit usw., die eines eine Woche oder einen Monat alten menschlichen Säuglings übertreffen. Wenn aus den von mir angeführten Gründen der Fötus nicht denselben Anspruch auf Leben wie eine Person hat, dann hat ihn das Neugeborene offensichtlich auch nicht."⁴

Daher habe eine Gesellschaft auch das Recht, schwerstbehinderte Föten, Säuglinge und Neugeborene nicht nur sterben zu lassen, sondern aktiv zu töten. Man muss an dieser Stelle sicherlich hinzufügen, dass Singer sich nicht für eine leichtfertige Freigabe einer solchen Regelung ausspricht – ganz im Gegenteil: Er möchte strenge Maßstäbe anlegen. Aber er plädiert klar und deutlich für eine solche rechtliche Möglichkeit. Wer jedoch davon überzeugt ist, dass der Mensch in jeder Phase seines Lebens Person ist, kann solche Überzeugungen freilich kaum teilen. Es zeigt sich, dass die Frage nach dem Menschenbild enorme Auswirkungen hat, wenn wir uns dem ungeborenen Leben, aber auch Menschen mit Einschränkungen, Alten und Kranken zuwenden.

Wann beginnt personales Leben?

Die Aussage, dass der Mensch von Anfang an schützenswert ist und volle Menschenwürde genießt, wird aktuell von vielen geteilt. Dennoch gehen die Auffassungen, wie der Anfang genau zu bestimmen sei, auseinander. Einige meinen, dass er erst mit der Einnistung (Nidation) des Embryos in den Uterus der Frau gegeben sei. Dafür spreche auch, dass sich viele Embryonen gar nicht erst einnisten – ein natürlicher Vorgang, der nicht beeinflusst werden kann. Erst mit der Nidation sei der wesentliche Entwicklungsschritt gegeben. In der Folge gehen manche Wissenschaftler und Ethiker davon aus, dass man die Forschung an Embryonen („verbrauchende Embryonenforschung") befürworten könne, und setzen sich für deren Legalisierung ein. Die Haltung der christlichen Kirchen und auch etlicher Juristen weicht an dieser Stelle ab. Sie gehen davon aus, dass menschliches, personales Leben mit der „Verbindung des weiblichen und männlichen Genoms zu einer eigenständigen, lebensfähigen, sich entwickelnden Größe, also mit der Befruchtung/Empfängnis"⁵ beginnt. Von diesem Ereignis aus entwickelt sich der Mensch als Mensch und nicht zum Menschen.

Es gebe zwar eine Reihe entscheidender Schritte in dieser Entwicklung und dabei ist sicherlich die Einnistung besonders zu nennen, aber keiner dieser Zeitpunkte sei so grundlegend, dass erst an ihm „der Embryo zum Menschen" werde.[6] Das Entscheidende geschehe mit der Befruchtung. Ab diesem Zeitpunkt ist menschliches, personales Leben gegeben.

> Nach christlichem Verständnis beginnt vollwertiges Menschsein mit der Befruchtung der Ei- durch die Samenzelle.

Was sagen die Religionen?

Ganz grundsätzlich ist festzuhalten, dass sich die drei monotheistischen Religionen (Judentum, Christentum und Islam) darin einig sind, dass das menschliche Leben zu schützen sei. Es werde von Gott gegeben und sei daher unter allen Umständen zu achten. Was den Beginn des Lebens angeht, so finden wir im Judentum wie im Islam die Vorstellung einer sogenannten Sukzessivbeseelung, d.h. der Schöpfer verleihe dem Kind erst nach der Befruchtung (meist wird der 40. Tag angenommen) seine Seele. Erst von diesem Tag an sei das entstehende Leben ein Mensch im umfassenden Sinn. Diese Auffassung lässt sich auch für einen langen Zeitraum im christlichen Bereich nachweisen. Erst am Ende des 19. bzw. am Anfang des 20. Jahrhunderts wurde sie aufgrund neuerer wissenschaftlicher Erkenntnisse neu bedacht. So ist in den drei Religionen zwar eine grundsätzliche Übereinstimmung in der Bewertung menschlichen Lebens zu erkennen, im Blick auf die Frage nach seinem genauen Anfang ergeben sich Unterschiede. Daher unterliegt in jüdischer Sicht eine Forschung an Embryonen kaum Einschränkungen, da diese bis zum 40. Tag ja als nicht beseelt gelten. Im islamischen Bereich sind die Grenzen enger, aber auch hier wird die Embryonenforschung nicht so restriktiv gehandhabt. Ebenso werden Frühabtreibungen nicht so negativ beurteilt, wie es in der Sicht der christlichen Kirchen geschieht.

Was zeichnet den Menschen aus?

„Was ist der Mensch?" – so lautet der Titel eines Buches des Nobelpreisträgers für Medizin Eric Kandel. Er nähert sich der Frage aus medizinischer Sicht, indem er Störungen des Gehirns untersucht und zu erstaunlichen Einsichten gelangt.[7] Man kann sich dieser Frage aus vielen weiteren Perspektiven nähern, um ein umfassendes Bild vom Menschen zu erhalten. Zugleich ist diese Frage eine uralte Menschheitsfrage, schon in Psalm 8 wird sie ausdrücklich gestellt. Grundlegend für die jüdisch-christliche Sicht auf den Menschen sind einige kurze Sätze, die wir auf den ersten Seiten der Bibel finden. In der sogenannten „Urgeschichte" (1. Mose 1–11) wird ganz Grundsätzliches über Gott, den Menschen und die Welt erzählt. In 1. Mose 1,26-27 heißt es: „Und Gott sprach: Lasset uns Menschen machen, ein Bild, das uns gleich sei, die da herrschen über die Fische im Meer und über die Vögel unter dem Himmel und über das

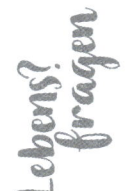

Vieh und über die ganze Erde und über alles Gewürm, das auf Erden kriecht. Und Gott schuf den Menschen zu seinem Bilde, zum Bilde Gottes schuf er ihn; und schuf sie als Mann und Frau" (LUT). Der Mensch wurde nach Gottes Bild geschaffen; dieser Zuspruch der Gottebenbildlichkeit (vielleicht könnten wir auch von der „Ikone" Gottes sprechen) ist eine besondere Auszeichnung, die der Mensch vor allen anderen Geschöpfen erhält. Sie berechtigt ihn nicht zu einem achtlosen Umgang mit der Schöpfung und gibt ihm schon gar nicht die Erlaubnis, die Erde auszubeuten! Er darf die Möglichkeiten der Schöpfung nutzen, ist aber zugleich verantwortlich für einen sorgsamen Umgang mit seiner Umwelt. Ihm wird jedoch die Ehre zugesprochen, ein Gegenüber Gottes zu sein.

Lange hat man danach gefragt, worin diese Gottebenbildlichkeit bestehen könnte. Gelegentlich wurde sie mit dem äußeren Erscheinungsbild verbunden oder man verwies auf die menschliche Fähigkeit zum Denken. So wurde der Verstand zum herausragenden Merkmal. Bei der Gottebenbildlichkeit geht es jedoch nicht um bestimmte Möglichkeiten, über die der Mensch verfügt, oder besondere Fähigkeiten, die ihn über die anderen Geschöpfe erheben würden. Sie bezeichnet vor allem die Tatsache, dass er ein Gegenüber Gottes ist, indem er seine eigene Existenz als Gabe des Schöpfers reflektiert. Er ist in der Lage, mit seinem Schöpfer zu reden, auf ihn zu hören und ihn zu fragen. Er ist zur Gemeinschaft mit Gott geschaffen und bestimmt. Dies zeichnet ihn und das zeichnet jeden Menschen aus – unabhängig davon, wie alt er ist, wo er herkommt, welche Gaben er hat und vor allem unter Einschränkungen zu leiden hat sich verständlich ausdrücken kann oder

oder ob er als kranker Mensch in seiner eigenen Welt lebt oder nicht! Diese Würde wird nicht graduell verliehen, sie nimmt nicht zu und sie wird auch nicht weniger!

Der Mensch ist aber nicht nur Gottes Gegenüber, er ist zugleich als Wesen geschaffen, das in Beziehungen lebt. Es wird ausdrücklich hervorgehoben, dass der Mensch als Mann und Frau geschaffen wurde. Beiden kommt die gleiche Würde zu – es gibt keinen Grund, Unterschiede zu machen oder einen höher zu bewerten als den anderen. Die Bibel verschließt nicht den Blick davor, dass der Mensch sich vielfach diesen Beziehungen entzieht oder sie zu seinem eigenen Vorteil zum Schaden anderer missbraucht, dass er an Gott wie an seinen Mitmenschen schuldig wird. Bereits in der Urgeschichte wird dies am Brudermord von Kain an Abel auf krasse Weise deutlich. Der Hass aufgrund von Neid beginnt also schon in der eigenen Familie. Dennoch wird diese Würde, dass der Mensch Ebenbild Gottes ist, selbst dem Brudermörder nicht abgesprochen. Sie ist verdunkelt, wird aber nicht aufgehoben. Die Würde als Gottes Gegenüber kann der Mensch nicht verlieren.

Nach biblischem Verständnis gründet die Würde des Menschen in seiner Gottebenbildlichkeit.

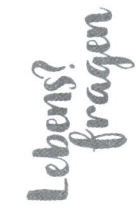

Fazit

„Wenn Rassismus und Fremdenhass dominieren, wenn Menschen wegen ihres Geschlechtes, ihrer Herkunft, ihres Alters, wegen körperlicher oder geistiger Handicaps, wegen bestimmter Verfehlungen oder ihres Glaubens diskriminiert werden, braucht es die Erinnerung an das, was auf der ersten Seite der Bibel über den Menschen steht: Jeder Mensch ist Gottes Ebenbild. Es gibt keine Abstufung, keine Einschränkung, keinen Vorbehalt. Weil die Würde von Gott kommt, ist sie unverletzlich. Niemand darf sie einem anderen Menschen absprechen, niemand darf sie missachten."[8]

Hält man sich diese Sätze vor Augen, so fordern sie uns heraus – müssen sie doch in den gesellschaftlichen Herausforderungen und den jeweils eigenen Lebenssituationen durchbuchstabiert werden. Was bedeuten sie konkret in den schwierigen ethischen Fragestellungen am Lebensanfang und am Lebensende? Um in dieser Frage zu tragfähigen Antworten zu kommen, kann die gut begründete Einsicht eine Grundlage für alle Diskussionen und Überlegungen bieten, dass der Mensch von seinem Schöpfer her eine unverlierbare Würde erhält, die ihm keiner nehmen kann. Dies gilt vom ersten bis zum letzten Tag seines Lebens.

Dr. Michael Schröder

Theologe, 20 Jahre Dozent für Neues Testament, danach Gemeindepastor und vier Jahre lang Bereichsleiter in der PROVITA Stiftung, jetzt Gemeindepastor in der Nähe von Marburg.

---

[1] Rager, Günter, Mensch sein. Grundzüge einer interdisziplinären Anthropologie, Freiburg/München 2017, S. 29.
[2] Lehmann, Karl Kardinal, Das Recht, ein Mensch zu sein. Zur Grundfrage der gegenwärtigen bioethischen Debatte, Der Vorsitzende der Deutschen Bischofskonferenz 22, Bonn 2001, S. 23.
[3] Siehe dazu auch die Arbeit von Spaemann, Robert, Personen. Versuche über den Unterschied zwischen ‚etwas' und ‚jemand', Stuttgart 1996.
[4] Singer, Peter, Praktische Ethik, 3. Auflage, Stuttgart 2013, S. 273.
[5] Wilfried Härle, Ethik, 2. Auflage, Berlin/New York 2018, S. 269.
[6] So mit Recht Lehmann, Das Recht ein Mensch zu sein, S. 11.
[7] Kandel, Eric, Was ist der Mensch? Störungen des Gehirns und was sie über die menschliche Natur verraten, 2. Auflage, München 2019.
[8] Bilaterale Arbeitsgruppe der Deutschen Bischofskonferenz und der Vereinigten Evangelisch-Lutherischen Kirche Deutschlands (Hrsg.), Gott und die Würde des Menschen, Leipzig/Paderborn 2017, S. 7

2. Kapitel

Alle behindert, oder was?

Vom hoffnungsvollen Umgang mit Einschränkungen, die das Leben beeinträchtigen

Olga Gräfin von Lüttichau

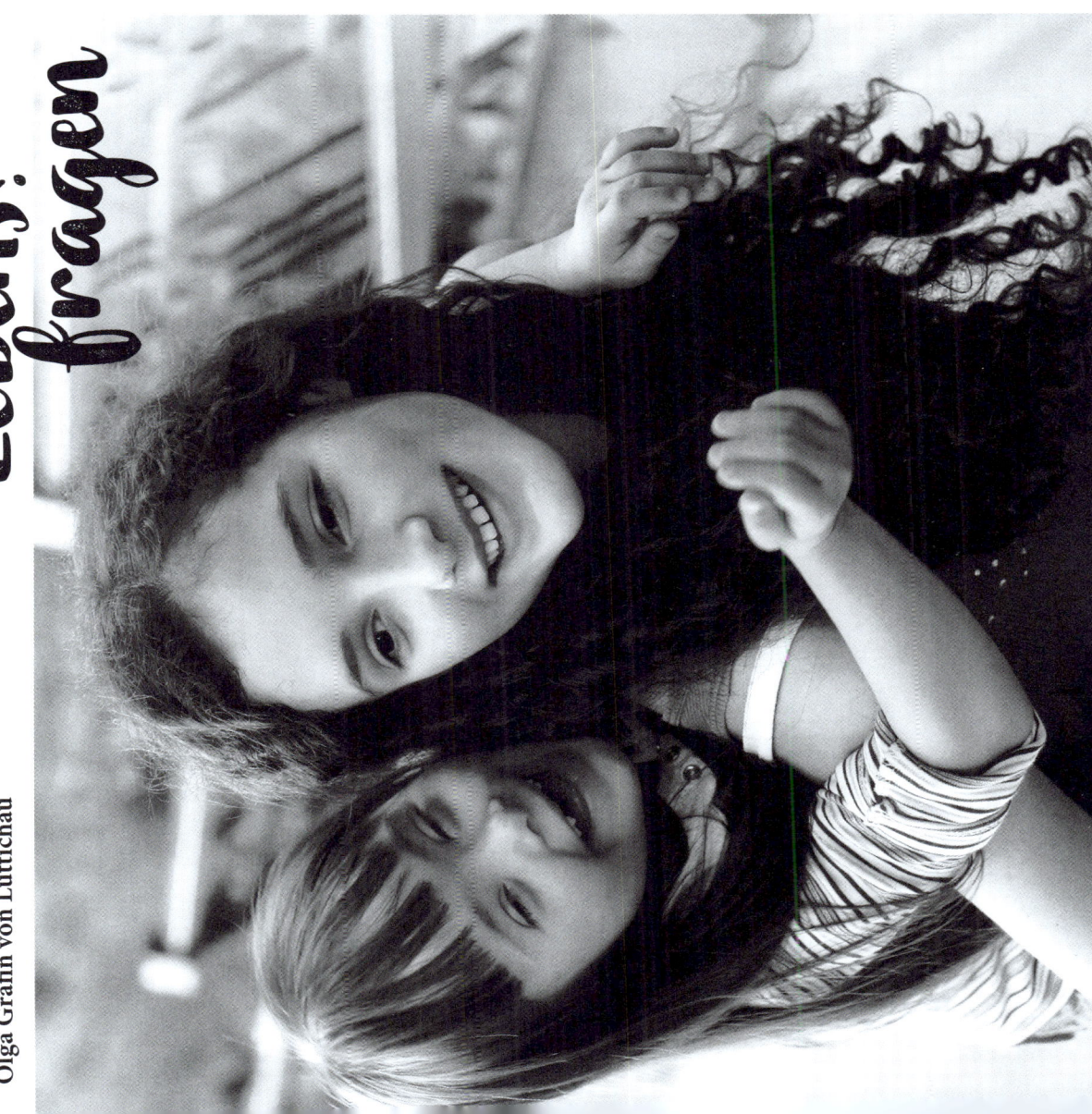

Lebens?fragen

Alle behindert, oder was?

„Die Aufgabe ist ganz einfach: Hier habt ihr eine kurze Einkaufsliste mit Dingen, die es in zwei Straßen weiter in den Läden gibt, und genug Geld dafür. Ihr habt eine Stunde Zeit. Dann rollert mal los."

Und wie der Trupp in seinen ausgeliehenen Rollstühlen losrollerte! Die Erfolge waren jedoch sehr durchwachsen. Die ersten Herausforderungen warteten schon an der Straßenkante, wo sie den Bordstein überwinden mussten. Dann trafen sie auf ein Drehkreuz oder eine Stufe beim Eingang zum Laden und drinnen waren die Regale viel zu hoch. Besonders schwierig waren für die Kinder die Blicke der anderen Passanten zu ertragen, die ihnen mitleidig oder mitfühlend folgten, sich ausdrücklich abwandten oder gar abschätzig waren. Sie hatten jedoch auch viele schöne Erlebnisse, bekamen unerwartete Hilfsangebote und Ermutigung. „Ein Nachmittag im Rollstuhl", alles in allem ein großes Aha-Erlebnis für alle Beteiligten.

> **Verständnis für die Probleme von Menschen mit Einschränkung gewinnt man am besten durch eigene Erfahrung und persönlichen Kontakt.**

Wie aber lässt sich Verständnis gewinnen für die vielen weltanschaulichen oder politischen Barrieren, die auch ein paar Stunden im Rollstuhl nicht sichtbar machen können? Wie lässt sich das Leben mit komplexen Einschränkungen nachvollziehen, wie z. B. mit Tourette-Syndrom, bei dem die Person abrupte, unwillentlich ausgeführte Bewegungen macht oder zusammenhanglos Wörter aneinanderreiht? Wie fühlt es sich an, wenn die Einschränkung nicht direkt sehen, ich aber dennoch um Hilfe bitten muss?

„Bist du behindert oder was?", fragen Jugendliche manchmal, wenn sie vom Verhalten einer Person irritiert oder genervt sind. Was versteht man eigentlich unter Behinderungen oder allgemein „Beeinträchtigungen" – und wieso reagieren Menschen häufig hilflos oder negativ darauf?

Was verstehen wir unter Beeinträchtigungen?

Beeinträchtigungen sind Einschränkungen, die uns die Erfüllung einer Aufgabe oder Handlung erschweren. Im Alltag gelten Menschen mit dauerhaften Einschränkungen umgangssprachlich als „Behinderte". Beeinträchtigungen sind Einschränkungen, die uns die Erfüllung einer Aufgabe oder Handlung erschweren. Korrekt spricht man von „Menschen mit Behinderungen" oder „mit besonderem Förderbedarf". Diese Formulierungen sind nicht bloß politisch korrekt, sie wenden sich auch gegen unangemessenes Schubladendenken und sollen ausdrücken, dass es um den ganzen Menschen geht und nicht um seine Leistungsfähigkeit. Niemand soll auf seine Behinderung reduziert und erst recht nicht allein dadurch definiert werden. So richtet sich der Blick auf das Potenzial und nicht auf das Defizit.

Alle behindert, oder was?
Vom hoffnungsvollen Umgang mit Einschränkungen, die das Leben beeinträchtigen

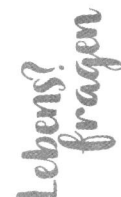

Was rechtlich unter „Menschen mit Behinderungen" zu verstehen ist, regelt das Sozialgesetzbuch:

> „Menschen sind danach behindert, wenn sie eine körperliche, seelische, geistige oder Sinnesbeeinträchtigung haben, die sie in Wechselwirkung mit einstellungs- und umweltbedingten Barrieren an der gleichberechtigten Teilhabe an der Gesellschaft mit hoher Wahrscheinlichkeit länger als 6 Monate hindern können. Eine Beeinträchtigung liegt dann vor, wenn der Körper- und Gesundheitszustand von dem für das Lebensalter typischen Zustand abweichen. Dabei spielt es keine Rolle, ob die genannten Beeinträchtigungen angeboren, Folgen eines Unfalls oder einer Krankheit sind."
> (*Sozialgesetzbuch IX § 2 Absatz 1*)

Jeder Mensch ist einzigartig und würdig, gefördert zu werden.

Eindeutige Abgrenzungen zwischen körperlichen, geistigen und seelischen Behinderungen sind häufig nur schwer möglich. So können aufgrund starker körperlicher Einschränkungen auch seelische Probleme entstehen oder umgekehrt. Ebenso können geistige Behinderungen in Verbindung mit körperlichen Behinderungen auftreten, wenn sie z. B. durch anhaltenden Sauerstoffmangel oder als Folge von Vergiftungen verursacht werden. Wenn im Laufe der körperlichen, geistig-seelischen und sozialen Entwicklung anstehende Entwicklungsprozesse beeinträchtigt wurden, liegt eine „Entwicklungsbeeinträchtigung" vor. Beeinträchtigungen erfolgen durch physische, soziale, psychische und finanzielle Faktoren.

Grundsätzlich gibt es drei Gruppen von Faktoren, die Menschen beeinträchtigen können:

- **physische Faktoren** (Alltagsgegenstände und Einrichtungen)
z. B. Rampen, Aufzüge, Kindersicherungen
- **soziale Faktoren** (Einstellungen anderer und Weltanschauungen)
z. B. Vorurteile gegenüber bestimmten Gruppen oder Behinderungen
- **psychische Faktoren** (eigene Einstellungen und innere Filter)
z. B. die Bewertung meines eigenen Erlebens; neurologische Erkrankungen

Ein weiterer, nicht unwichtiger Faktor ist der Zugang zu Ressourcen, insbesondere zu Geld. „Ohne Moos nichts los" – den Spruch kennt jeder. Gerade für Kinder und Jugendliche, aber auch für alte Menschen kann dies zum Problem werden und in die soziale Isolation führen. Allein in Deutschland ist jedes fünfte Kind von Armut betroffen, insgesamt etwa 2,65 Millionen Kinder.[1]

Doch nicht nur Armut führt zu Beeinträchtigungen. Auch jemand, der mental gesund ist und keinerlei Geldsorgen hat, kann beeinträchtigt sein. Vielleicht kann er oder sie materiell alles leisten und erscheint fit und fröhlich, leidet aber unter sozialer Isolation und Einsamkeit oder an Ängsten oder

Daten und Fakten

Die folgenden Antworten auf gängige Fragen wollen einen Überblick über die wichtigsten Zahlen und Erkenntnisse zum Thema „Behinderung" geben.

Wie viele Menschen sind von Behinderung oder Beeinträchtigung betroffen?

Im Jahr 2019 lebten in Deutschland rund 10,4 Millionen Menschen mit einer Behinderung, davon 5 Millionen im erwerbsfähigen Alter. 8 Millionen dieser 10,4 Millionen Menschen galten als schwerbehindert. Dennoch hatte jeder 10. Mensch in Deutschland eine Funktionsbeeinträchtigung von mehr als 50 % der für sein Alter typischen Fähigkeiten.[2] Die Dunkelziffer liegt jedoch höher, denn wer keine Hilfe sucht, wird auch nicht statistisch erfasst.

Jeder zehnte Mensch in Deutschland gilt als schwerbehindert.

Sind die meisten Behinderungen angeboren?

Nein. Viele Behinderungen setzen erst im Alter ein. Ein Viertel aller Menschen über 64 Jahren zählt zu den Schwerbehinderten. Nur 3 % dieser 8 Millionen Menschen haben eine angeborene Behinderung. Von den Menschen mit einer „einfachen Behinderung" sind sogar zwei Drittel über 64 Jahre alt.

97 % aller Behinderungen setzen erst im Laufe des Lebens ein.

Was sind Ursachen und Auswirkungen von Behinderung?

- 9 von 10 Behinderungen entstehen durch eine Krankheit, nur 1 % durch einen Unfall oder eine Berufskrankheit.

Jeder Mensch hat Beeinträchtigungen in einem oder mehreren seiner Lebensbereiche.

Jeder von uns muss bestimmte Fähigkeiten und Fertigkeiten aufgrund seiner äußeren Rahmenbedingungen erlernen und je nachdem, in welchen Lebensumständen er sich befindet, gelingt dies mehr oder weniger gut. So gesehen hat jeder Mensch Beeinträchtigungen, nur eben in unterschiedlichen Lebensbereichen, Ausprägungen und Wirkweisen. Beeinträchtigungen können angeboren oder im Laufe des Lebens erworben sein. Im gleichen Sinne hat jeder Mensch auch besonderen Förderbedarf, allein deshalb, weil wir unterschiedlich begabt, motiviert und herausgefordert sind.

Depressionen. Wie könnte eine solche Person wohl die Herausforderungen meistern, wenn sie plötzlich sehr arm würde und in einer Plattenbausiedlung leben müsste?

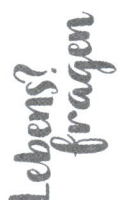

- Nur etwas mehr als die Hälfte der 15- bis 64-jährigen Menschen mit Behinderungen kann weiterhin einer Arbeit nachgehen, bei Menschen ohne Behinderungen sind es 4 von 5.
- Menschen mit Behinderung zwischen 25 und 44 Jahren sind häufiger ledig und leben öfter allein als Nichtbehinderte.
- 2019 hatten rund 16 % der Menschen mit Behinderung im Alter von 25 bis 44 Jahren keinen allgemeinen Schulabschluss; bei Menschen ohne Behinderung waren es in der entsprechenden Altersgruppe nur 4 %.

In welchen Bereichen gibt es häufig Einschränkungen?

Beeinträchtigungen liegen meist in den folgenden fünf großen Bereichen vor:
- Mobilität / Beweglichkeit
- Sinneswahrnehmung (Hören, Fühlen, Sehen, Schmecken, Riechen)
- Lernen und Sprache
- Psyche / Geist und Seele
- Körperliche Fitness (z. B. Einschränkungen durch Allergien und Unverträglichkeiten)

Wie sieht es bei den psychisch-seelischen Störungen aus?

Erlittene Traumata oder intensive negative Erfahrungen können schwere seelische und psychische Störungen auslösen.³ Das entspricht knapp 18 Millionen Menschen. Schätzungen gehen davon aus, dass jedoch nur jeder 5. von ihnen Hilfsangebote wahrnimmt.⁴ Familienangehörige und Freunde leiden häufig mit.

> In Deutschland ist etwa jeder vierte Erwachsene von einer psychischen Erkrankung betroffen.

Psychische Erkrankungen gibt es seit Menschengedenken. Früher wurden sie in vielen Kulturen nicht als Krankheit angesehen, sondern auf Dämonen oder böse Geister zurückgeführt, die von der Seele Besitz ergriffen und sie in die Irre geleitet hätten. Bis heute ist es von der jeweiligen Kultur und Prägung abhängig, welche Verhaltensweisen als psychisch krank, einschränkend oder hilfreich bewertet werden. Die Geschichte der Psychiatrie ist kaum 200 Jahre alt, spezialisierte Anstalten sind erst ein Phänomen des 19. Jahrhunderts. Davor wurden die Betroffenen meist zu Hause behalten oder verstoßen.

Bei den wichtigsten Ursachen für den Verlust gesunder Lebensjahre stehen die psychischen Erkrankungen in Deutschland an vierter Stelle. Zudem sind sie die zweithäufigste Ursache für Krankheitstage im Beruf und der häufigste Grund für Frühverrentungen.⁵ Schätzungen gehen davon aus, dass 50 bis 90 % aller Suizide aufgrund einer psychischen Erkrankung erfolgten. Im Jahr 2018 wären dies in Deutschland ca. 4.650 bis 8.370 Menschen gewesen.⁶ Im Durchschnitt haben Menschen mit psychischen Erkrankungen im Vergleich zur Allgemeinbevölkerung eine um zehn Jahre verringerte Lebenserwartung.⁷

Die häufigsten Störungen im psychischen Bereich sind:
- Angststörungen (15 %)
- affektive Störungen: Depressionen oder Manie (10 %, davon unipolare Depression allein 8 %)
- Störungen durch Alkohol- oder Medikamentenkonsum (6 %)

Angststörungen sind die häufigste Beeinträchtigung für Erwachsene und Kinder.

Bei Kindern und Jugendlichen ist weltweit die häufigste Störung eine Angststörung (6,5 %), gefolgt von Sozialverhaltensstörungen (5,7 %), ADHS (3,4 %) und depressiven Störungen (2,6 %). In einer großen australischen Meta-Studie aus dem Jahr 2014 wurde ermittelt, dass 20 bis 30 % aller europäischen Jugendlichen sich bereits einmal selbst mutwillig verletzt hat, die Hälfte davon sogar mehrfach.[8] Ursache hierfür sind oft ein tiefer innerer Schmerz und Verzweiflung.

Die Auswirkungen von Beeinträchtigungen im Alltag

Was für viele Menschen alltäglich und selbstverständlich ist, wird für Menschen mit physischen oder seelischen Einschränkungen oft zu einer großen Herausforderung: der Weg zur Arbeit, Treffen mit Freunden, Einkaufen oder neue Kontakte schließen – für sie ist dies mit teilweise unüberwindlichen Hürden verbunden.

Physische Barrieren

Alles, was aufgrund seiner Gestaltung für einen Menschen nicht erkannt, bedient und genutzt werden kann, wirkt für ihn oder sie wie eine Barriere. Insbesondere Menschen mit Behinderung stoßen im Alltag auf viele solcher sichtbaren und unsichtbaren Barrieren.

Dazu gehören häufig:
- Servicedienste, die nur über Computer oder Sprachmenüs erreichbar sind. Hier kann schon ein Dialekt oder Sprachfehler dazu führen, dass die automatische Antwort „Verzeihung, Ihre Angabe war nicht verständlich. Bitte wiederholen Sie …" hinauszukommen.
- Öffentliche Verkehrsmittel, Toiletten und Räume, die nur über Treppen erreichbar sind.
- Formulare und Anträge in komplizierter Sprache und sehr kleiner Schrift.
- Hintergrundmusik in Cafés oder Einkaufsläden, die es hörgeschädigten Menschen und Nicht-Muttersprachlern erschweren, das Gegenüber zu verstehen.
- Konservendosen und andere Verpackungen, die sehr schwer zu öffnen sind.

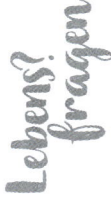

Auch Armut oder fehlender Zugang zu nötigen Ressourcen sind eine physische Barriere. Ein aktuelles Beispiel ist das Homeschooling. Dafür müssen ein Computer, Drucker, ausreichend Internetgeschwindigkeit und mobile Daten vorhanden sein und idealerweise auch ein ruhiger Ort zum Arbeiten – für viele Menschen in beengten finanziellen und räumlichen Verhältnissen eine unerreichbare Anforderung.

> Auch Armut stellt eine physische Barriere dar.

Beispiel Angststörung

Eine der häufigsten Barrieren in unserem Kulturkreis ist die Angststörung. Angst ist ein biologisch festgelegtes Alarmsignal und sichert das Überleben. Eine Störung liegt vor, wenn die Angst übersteigert oder eingebildet ist, ohne dass eine reale Bedrohung besteht. Dann kann man selbst eine an sich harmlose Situation oder ein minimaler Reiz – ein sogenannter Schlüsselreiz – panische Reaktionen hervorrufen. So kann allein das Bohrgeräusch beim Zahnarzt akute Atemnot hervorrufen. Dies kann sich bis zu Zwangsstörungen steigern, die z. B. dazu führen können, dass jemand einen Umweg von 30 Kilometern in Kauf nimmt, um eine Baustelle auf dem direkten Weg zu vermeiden. In jedem Falle verursacht der entsprechende Reiz starke vegetative Angstsymptome wie beispielsweise Schwitzen, Herzrasen oder Schwindel. Diese führen wiederum zu Vermeidungsstrategien, sodass betroffene Personen in skurrile oder gefährliche Situationen oder gar in soziale Isolation geraten können.

Schätzungen gehen davon aus, dass im Durchschnitt Angststörungen erst sieben Jahre nach ihrer Entstehung festgestellt werden. Viele Menschen leiden also jahrelang unter Symptomen oder Krankheitsbildern, ohne zu wissen, warum, oder wie dies geändert werden kann. Ein „Stell dich nicht so an!" hilft in diesen Fällen ganz sicher nicht weiter und kann die Symptomatik sogar noch verstärken. Vielmehr müssen die Symptome als Krankheit ernst genommen und den Betroffenen Zugang zu professioneller Hilfe ermöglicht werden.

> Ein „Stell dich nicht so an" hilft bei psychischen Beeinträchtigungen nicht weiter.

Wie weit psychische Beeinträchtigungen verbreitet sind, ist schwierig einzuschätzen, weil viele Fälle nicht erfasst werden. Die Krankheitsbilder sind sehr unterschiedlich und oft von außen nicht erkennbar. Es ist anzunehmen, dass nahezu jeder Mensch im Laufe seines Lebens einmal mit einer psychischen Störung in Berührung kommt, sei es durch eine eigene Erkrankung oder durch Betroffene im Familien- oder Freundeskreis. Zudem stehen hinter jedem erfassten Krankheitsfall wiederum viele Angehörige und Freunde, deren Leben durch die Krankheit des Betroffenen ebenfalls beeinträchtigt wird.

Außergewöhnlich intensiv

„Oh, das tut mir aber leid!" Diese Aussage nach einem Blick in den Kinderwagen mag keine Mutter und kein Vater hören, doch leider erleben viele Eltern von Kindern mit sichtbaren Behinderungen genau das. Wer jedoch Familien mit diesen einzigartigen Kindern persönlich kennengelernt hat, hört nicht selten Aussagen wie: „Anfangs war der Schreck groß, doch seit unser Kind auf der Welt ist, erleben wir fast täglich, wie es uns auf so vielen Gebieten bereichert."

Viele Familien erleben ihr behindertes Kind als Bereicherung.

Bücher wie „Außergewöhnlich" von Conny Wenk[9] beschreiben auch die besonderen und wundervollen Momente, die Familien erleben, wenn sie ihr „behindertes" Kind bewusst bekommen. Nicht selten erleben sie, dass in vielen Bereichen eher sie selbst die „Behinderten" sind, zum Beispiel dort, wo solche Kinder in jeder Situation mit großer Herzlichkeit und Offenheit auf andere Menschen zugehen, Liebe versprühen oder sofort spüren, wenn ein anderer traurig ist.

Die größten Herausforderungen für Eltern mit besonderen Kindern liegen vor allem darin, ständig gefordert zu sein, den Alltag strikt durchplanen zu müssen, und in den Reaktionen anderer Menschen. Zusätzlich zu den Belastungen ernten sie und ihre Kinder des Öfteren mitleidige Blicke, betroffene Vermeidungsstrategien oder gar abwertende Kommentare.

Ist das Leben in solchen Familien einfach? Sicher nicht. Ist es wertvoll? Ganz bestimmt! Sind die Terminkalender voll mit Spezialterminen für Ärzte, Therapeuten und andere? Aber ja! Kommt den Eltern das Leben deshalb leer oder sinnlos vor? Nein, ganz sicher nicht. Viele erkennen erst durch ihr besonderes Kind auch ihren eigenen ganz besonderen Wert.

Beeinträchtigungen als Herausforderung

Auch Erwachsene, die erst durch Krankheit oder Unfall eine Beeinträchtigung erfahren, berichten häufig von bereichernden Erkenntnissen, die aus dem Unglück erwachsen sind. Viele empfinden im Nachhinein große Dankbarkeit und konnten einen tieferen Sinn in ihrem Leben finden. Vier solcher Menschen sollen hier stellvertretend für sie stehen:

Nick Vujicic ist ein Mann, der es gelernt hat aufzustehen. Geboren ohne Arme und ohne Beine, sah er im Alter von 10 Jahren keine Perspektive für sein Leben. Zum Glück misslang sein Suizidversuch, denn heute ist Nick ein international beliebter Motivationsredner und überzeugter Christ, der mit seinen öffentlichen Reden Millionen Menschen Mut macht, ebenfalls aus ihrer Situation aufzustehen. Er ist glücklich verheiratet und Vater von vier Kindern. So behielt seine Mutter recht, die ihm zusprach, dass Gott ihn gebrauchen werde, genauso wie er war. Seine entscheidende Erkenntnis war, dass es sinnlos sei, äußerlich heil und vollständig sein zu wollen, wenn man im Inneren zerbrochen ist: „Ich erkannte, dass Gott dich heilen kann, auch ohne die Umstände zu ändern."[10] An anderer Stelle sagt er: „Offiziell gelte ich als ‚behindert'. In Wahrheit bin ich aber durch die fehlenden Gliedmaßen ‚ent-hindert'. Dank meiner besonderen Situation haben sich mir auch besondere Möglichkeiten eröffnet, wie ich unzähligen anderen Leuten helfen kann. Und wenn ich es so weit gebracht habe, was kannst du erst erreichen!"[11]

Außergewöhnliche Situationen eröffnen außergewöhnliche Möglichkeiten.

Erik und Anna Reppel sind körperlich topfit, aber als Kinder erlebten beide, wie Städte und Regionen in Ostdeutschland zunehmend verfielen. Sie wussten, wie es sich anfühlt mit wenig Geld den Alltag bestreiten zu müssen, und sahen, wie die Wende nach 1989 auch viele Schattenseiten mit sich brachte: Zukunftssorgen, prekäre Arbeitsverhältnisse oder wöchentliche Montageeinsätze im „Westen". Diese Erfahrungen weckten in ihnen den Wunsch, etwas bewegen zu wollen. 2018 gründeten sie das Pixel Sozialwerk in Erfurt. In den am meisten benachteiligten Stadtvierteln bieten sie Kindern neben Freude, Spaß und Hausaufgabenhilfe vor allem neue Perspektiven und Hoffnung.

Stefan Ziegler erlebte seine Schulzeit als sehr frustrierend. Jedes Kind lernt anders und was andere toll fanden, war für ihn mühsam und langweilig. Heute ist er selbst Pädagoge und Vater von drei Kindern und lässt gemeinsam mit seiner Frau eine ganz neue Form von Schule entstehen: die Löwenherzschule in Ludwigsburg. Hier ist jahrgangsübergreifendes, bewegtes Lernen möglich, unterstützt von vielen praktischen und handwerklichen Elementen. Highlight ist ein Tag in der Woche, wo praktisches Lernen draußen in der Natur, auf dem Bauernhof oder im Wald ansteht. Mangel kann ein Motivator sein, um Großes zu erreichen. Mangel macht erfinderisch und kann herausfordern. Werden diese Herausforderungen gemeistert, entstehen Wachstum, Freude und Hilfe für andere. So kann aus einem wahrgenommenen Mangel entweder Resignation, Verbitterung oder etwas Schönes und Neues erwachsen.

Mangel kann zu hilfreichen Änderungen herausfordern.

Ähnliches gilt für Schäden. „Durch Schaden wird man klug", sagt ein altes deutsches Sprichwort. Fehler und Beeinträchtigungen geben uns häufig einen Anstoß, darüber nachzudenken, wie wir eine Sache besser machen könnten. So können wir uns weiterentwickeln und vielleicht sogar erfolgreicher werden, als wir es ohne diese Herausforderung gewesen wären.

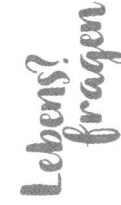

Die Stiftung WERTESTARTER*

Ein Beispiel für das Gelingen solcher Lernprozesse ist die Arbeit der WERTESTARTER*, Stiftung für Christliche Wertebildung. Sie fördert Kinder- und Jugendprojekte, in denen Menschen einen Mangel erkannt haben und diesem mit Herz und Engagement entgegenwirken möchten, denn christliche Wertebildung heißt vor allem Herzensbildung. Im Fokus stehen dabei Projekte, die Menschen helfen, ihren eigenen Wert zu erkennen und an sich selbst zu glauben, die Möglichkeiten aufzeigen und damit Teilhabe ermöglichen.

Ein Schwerpunkt der Stiftung liegt auf der Begleitung christlicher Schul- und Kindergartengründungen, wie etwa dem geplanten Projekt eines Pastors und seiner pferdebegeisterten Frau. Die beiden möchten einen besonderen Kindergarten mit Reittherapie eröffnen. Dort sollen besonders Kinder mit spastischen Lähmungen früh ihre eigenen Fähigkeiten erweitern, physische Barrieren überwinden, Selbstvertrauen gewinnen und Verantwortung für ein Lebewesen übernehmen. Die Stiftung fördert Projekte, die jungen Menschen helfen, mit christlichen Werten ins Leben zu starten, denn so begreifen sie ihren Wert vor Gott und bekommen Mut, Wertvolles zu schaffen und Beeinträchtigungen zu überwinden. In Zukunft hofft die Stiftung, mehr ausdrücklich inklusive Projekte aufnehmen zu können.

Sehr effektiv sind Projekte, in denen Werte praktisch vermittelt und pädagogisch gut begleitet werden. Eigenes Erleben wie bei dem Projekt „Ein Tag im Rollstuhl" ermöglicht es idealerweise, sich in andere einzufühlen, ihre Herausforderungen zu verstehen, aber auch die Chancen zu entdecken, die in deren besonderer Situation liegen. Eine Beeinträchtigung oder Behinderung muss nicht automatisch bedeuten, dass die Betroffenen sich selbst als benachteiligt erleben oder ein schlechtes Leben haben.

Die innere Einstellung

Manchen Menschen gelingt es, ihre Beeinträchtigungen nicht als Stolperfallen zu sehen, sondern auch als Startrampe für einen neuen Aufbruch zu nutzen. Welche Faktoren haben ihnen dabei geholfen?

Ein entscheidender Schlüssel ist die innere Einstellung. Sie beeinflusst, wie man Situationen bewertet, prägt das eigene Handeln und dadurch auch das eigene Wohlergehen. Wer dem Leben voll Hoffnung und Vertrauen begegnen kann, wird sich leichter mit Beeinträchtigungen arrangieren können als jemand, der mit Frustration und Bitterkeit auf seine Lage schaut.

> Eine Beeinträchtigung bedeutet nicht automatisch, dass die Betroffenen ein schlechteres Leben haben.

Visionen haben die Kraft, Dinge zu ändern. Dafür sind Nick Vujicic, Familie Reppler oder Stefan Ziegler beeindruckende Beispiele. Nicht immer müssen sie große Projekte vor Augen haben. Schon kleine Ziele wie „Ich möchte anderen Mut zusprechen!" oder „Schule soll noch mehr so sein, wie ich es schön gefunden hätte." können viel bewirken.

> **Beeinträchtigungen können zu Startrampen für einen neuen Aufbruch werden.**

Der Blickwinkel, den man dabei einnimmt, hängt stark davon ab, welche Werte einen geprägt haben und welche Kraftquellen man wählt. Sucht man sich Menschen und Ressourcen, die einen befähigen und ermächtigen? Wo findet man Orte, Menschen oder Erfahrungen, die helfen Kraft zu schöpfen?

Manche treibt der Kampf ums reine Überleben an und die Hoffnung, wieder Gutes erleben zu können, wenn die Situation überstanden ist. Andere finden Halt und Kraft in der Gemeinschaft mit anderen, die ähnliche Beeinträchtigungen haben und bei denen sie erfahren, dass sie mit ihren Problemen nicht allein sind. Nick Vujicic, Familie Reppel und Stefan Ziegler engagieren sich aus einem Vertrauen auf Jesus Christus heraus, von dem sie überzeugt sind, dass er sie stärkt, sie liebt und ihr Bestes will und für den nichts unmöglich ist.

Der Glaube an sich selbst und an Gott ist für viele große Wohltäter, Erfinder und Weltverbesserer der entscheidende Schlüssel zu Erfolg und Glück gewesen. Sie starteten häufig mit oder aus einem existierenden Mangel heraus und leisteten Großes bis Unmögliches. Häufig treibt sie der Wunsch an, anderen zu helfen, ihnen mit Liebe und Wertschätzung zu begegnen und sie „normal" und „wunderbar" zu behandeln. „Machen ist wie wollen, nur krasser!", sagt Kristine Vogel, elffache Bahnradweltmeisterin, die seit 2018 im Rollstuhl sitzt und sich seither leidenschaftlich für Rehabilitationsmöglichkeiten und Ermutigung von Menschen mit Unfallverletzungen einsetzt.[12]

> **„Machen ist wie wollen, nur krasser!"**
>
> Kristine Vogel

Angemessener Umgang mit Beeinträchtigungen

Wie können wir also lernen, mit Beeinträchtigungen angemessen umzugehen – mit den eigenen genauso wie mit denen unserer Mitmenschen? Zuerst hilft die allgemeine Erkenntnis: Jeder Mensch ist in irgendeiner Weise „behindert" und stößt irgendwann in irgendeinem Bereich seines Lebens an die Grenze des für ihn Machbaren. Dies zu akzeptieren, schützt das eigene Leben vor Überforderung und führt zur Toleranz gegenüber allem, was von einer vermeintlichen Norm abweicht. Einschränkungen zu akzeptieren, heißt gerade nicht, zu resignieren damit abzufinden, sondern kann neue Kräfte freisetzen, die besonderen Umstände als Herausforderungen anzunehmen. Was als normal gilt, haben Menschen zu verschiedenen Zeiten unterschiedlich

Normalität ist keine absolute Größe.

festgelegt. Menschen mit Einschränkungen unterschiedlichster Art sind im Grunde nicht per se behindert, sondern werden durch die Gestaltung ihres Umfeldes an der Teilhabe „gehindert". Wo z. B. Einschränkungen des Bewegungsapparates als normal angesehen werden, wird dafür gesorgt werden, dass alle öffentlichen Gebäude ganz selbstverständlich barrierefreien Zugang haben.

Spielfilme eigenen sich häufig hervorragend, um das Erleben von Menschen mit Beeinträchtigungen besser zu verstehen. Viele Protagonisten sind „besonders" und häufig kann man anhand ihrer Eigenheiten eine ganz konkrete Störung diagnostizieren. Der Joker leidet offensichtlich unter Psychosen. Forrest Gump hat in seiner Kindheit gelernt, mit positiver Einstellung zum Leben seine Behinderungen zu akzeptieren und zu meistern. Er wurde finanziell erfolgreich und so zu einer Inspiration für viele andere. Monk schlägt sich mit einer Vielzahl von Phobien und Präzisionszwang herum, wird aber gerade dadurch zu einem außergewöhnlich guten Detektiv. Diese und viele andere Filme geben dem Zuschauer einen lebendigen Einblick in die Innenwelten der Betroffenen und deren Umfeld. Sie können auch dazu beitragen, Menschen mit besonderen seelischen oder physischen Herausforderungen zu verstehen und oftmals schätzen zu lernen.

Fazit

Welche praktischen Konsequenzen folgen daraus? Jedem Menschen tut es gut, wenn man ihm achtsam und aufmerksam und mit Liebe und Herzlichkeit begegnet. Dies gilt besonders für Menschen mit Einschränkungen. Es entlastet, wenn Begrenzungen durch Einschränkungen als Normalität akzeptiert werden. Begegnen Sie Ihrem Gegenüber mit Zutrauen, Selbstverständlichkeit und offenen Fragen, ob und wo Unterstützung hilfreich wäre. Wo können Sie dazu beitragen, das Umfeld so zu gestalten, dass trotz Einschränkungen Teilhabe möglich ist? Dabei bereichert es beide Seiten, wenn alle Beteiligten Interesse aneinander zeigen und ebenso die schönen Aspekte miteinander teilen – z. B. sich von der tiefen inneren Freude und dem freien Lachen vieler Menschen mit „geistiger Behinderung" anstecken zu lassen und so ein Stück Leichtigkeit im Leben zu teilen, oder die einzigartige Wahrnehmung der Außenwelt mitzugenießen, die viele Menschen mit autistischen Herausforderungen haben, wie es so wunderbar im Film „Rain Man" mit Dustin Hoffman beschrieben wird.

Auch die eigenen Beeinträchtigungen gilt es mit Humor und Zuversicht anzunehmen. Es lohnt sich, sich der Frage zu stellen: Wo liegt mein Mangel und was will ich Gutes daraus erwachsen lassen? Man kann sich auf die Suche nach Kraftquellen und Vorbildern machen, die helfen, die Beeinträchtigungen im eigenen Leben zu überwinden. Ich muss meinen Wert nicht an

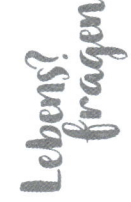

der eigenen Leistung oder Beliebtheit oder dem eigenen Besitz festmachen, sondern kann ihn aus der reinen Tatsache gewinnen, dass ich einzigartig erschaffen bin. Jeder Mensch ist ein Unikat – zum Glück! Wer seinen Selbstwert aus dem eigenen Sein, der eigenen Identität oder auch im Glauben an Gott als den liebenden Schöpfer und Begleiter gewinnt, kann sich auch den eigenen Fehlern und Mängeln konstruktiv stellen, anstatt andere dafür anzuklagen oder in Selbstmitleid zu versinken. Dann können Beeinträchtigungen zu Herausforderungen und Wachstumschancen werden.

> Gute Vorbilder helfen, aus einem Mangel heraus Positives zu bewirken.

Erwecken Sie Ihre Werte zum Leben! Und machen Sie es wie Kristine Vogel: „Werden Sie krasser!", denn daraus erwächst die Veränderung, die wir im Leben sehen wollen!

Olga Gräfin von Lüttichau
WERTESTARTER* (Stiftung für christliche Wertebildung)

Diplompädagogin, Sozialkompetenztrainerin und seit über 20 Jahren ehrenamtlich in der Arbeit mit Menschen mit Behinderung und in Kinder- und Jugendcamps tätig. Als Single nimmt sie sich Zeit, für andere da zu sein, und hat Kinder und Erwachsene in den verschiedensten Lebenslagen begleitet. Sie arbeitet bei den WERTESTARTER* (Stiftung für christliche Wertebildung) als Projektmanagerin. Die WERTESTARTER* setzen sich für die Förderung von christlichen Werten unter jungen Menschen ein. In den vier Handlungsfeldern Kita, Schule, außerschulische Jugendarbeit und Mitarbeiterqualifizierung wurden seit Gründung 2014 über 250 Projekte gefördert.

Weiterführende Literatur

- Althaus, Claudia, Lang, Sabine, Starthilfe 4: Starke Schüler – starke Schule. Eine Handreichung für erlebnispädagogisches Arbeiten an der Schule, Wertestarter® 2018
- Kadel, David, Wie man Riesen bekämpft. Echte Mutmach-Geschichten, Gerth Medien, 2. Auflage, Aßlar 2021
- Vujicic, Nick, Mein Leben ohne Limits. „Wenn kein Wunder passiert, sei selbst eins!", Brunnen Verlag, 16. Auflage, Gießen 2019
- Wenk, Conny, Außergewöhnlich: Geschwisterliebe, Neufeld Verlag 2017

[1] Vgl. Wirtschafts- und Sozialwissenschaftliches Institut, Entwicklung der relativen Einkommensarmut (in Prozent) von Kindern und Älteren in Deutschland, 2005–2019, unter https://www.wsi.de/de/armut-14596-armutsquoten-kinder-und-aeltere-15193.htm, zuletzt abgerufen am 24. Juni 2021.

[2] Vgl. Statistisches Bundesamt 2019, Zahl der Woche Nr. 20 vom 18. Mai 2021, https://www.destatis.de/DE/Presse/Pressemitteilungen/Zahl-der-Woche/2021/PD21_20_p002.html;jsessionid=28144DB1C64F86E20AB1068E9003707S.live741, zuletzt abgerufen am 24. Juni 2021.

[3] Vgl. Jacobi, F, Höfler, M, et al, Psychische Störungen in der Allgemeinbevölkerung. Studie zur Gesundheit Erwachsener in Deutschland und ihr Zusatzmodul Psychische Gesundheit (DEGS1-MH), Der Nervenarzt 85:77–87, 26. November 2015, unter: https://link.springer.com/article/10.1007/s00115-013-3961-y, zuletzt abgerufen am 24. Juni 2021.

[4] Vgl. Mack, S, Jacobi, F, et al, Self-reported utilization of mental health services in the adult German population – evidence for unmet needs? Results of the DEGS1-Mental Health Module (DEGS1-MH), International Journal of Methods in Psychiatric Research 23(3):289–303, 2014, unter https://doi.org/10.1002/mpr.1438, zuletzt abgerufen am 24. Juni 2021.

[5] Vgl. Deutsche Gesellschaft für Psychiatrie und Psychotherapie, Psychosomatik und Nervenheilkunde e.V., Basisdaten Psychische Erkrankungen 2020, unter https://www.dgppn.de/schwerpunkte/zahlenundfakten.html, zuletzt abgerufen am 24. Juni 2021.

[6] Vgl. Statistisches Bundesamt, Todesursachen in Deutschland, Fachserie 12 Reihe 4, 2020.

[7] Vgl. Deutsche Gesellschaft für Psychiatrie und Psychotherapie, Psychosomatik und Nervenheilkunde e.V., Basisdaten Psychische Erkrankungen 2020, unter https://www.dgppn.de/schwerpunkte/zahlenundfakten.html, zuletzt abgerufen am 24. Juni 2021.

[8] Swannell, S.V, Martin, G.E., Page, A., Hasking, P, St John, N.J., Prevalence of nonsuicidal self-injury in nonclinical samples: systematic review, meta-analysis and meta-regression, in: Suicide and Life Threatening Behavior;44(3), S. 273–303, 2014, Queensland University Australia.

[9] Wenk, Conny, Außergewöhnlich: Geschwisterliebe, Neufeld Verlag 2017.

[10] Maier, Stefanie, Promis Glauben. Nick Vujicic, vom 20. Dezember 2018, unter https://promisglauben.de/nick-vujicic-wenn-gott-einen-mann-ohne-arme-und-beine-nutzen-kann-seine-haende-und-fuesse-zu-sein-dann-wird-er-definitiv-jedes-suchende-herz-fuer-sich-gewinnen, zuletzt abgerufen am 24. Juni 2021.

[11] Vujicic, Nick (2019), Mein Leben ohne Limits: Wenn kein Wunder passiert, sei selbst eins! Gießen 2019, S. 15.

[12] Kadel, David (Hrsg.), Wie man Riesen bekämpft. Echte Mutmach-Geschichten, Gerth Medien, 2. Auflage, Aßlar 2021.

3. Kapitel

Hauptsache gesund!
Was sollten wir alles wissen und was nicht?
Von den Chancen und Grenzen der pränatalen Diagnostik

Dr. Detlev Katzwinkel

Lebens?fragen

Es ist immer wieder faszinierend zu sehen, wie werdende Eltern im Zusammenhang mit einer Schwangerschaft und der Vorbereitung auf die Geburt des eigenen Kindes so ganz anders fühlen und denken als noch kurz davor. Die Relationen scheinen sich zu verschieben. Plötzlich nehmen sie vieles anders wahr, beurteilen es anders und handeln auch ganz anders!

Viele Schwangere finden sich plötzlich in einer positiven, spannungsgeladenen, fast ungeduldigen Erwartungshaltung wieder. Alles ist irgendwie geheimnisvoll. Neues Leben wächst heran – einerseits unsichtbar und andererseits doch meist auch ein bedeutendes familiäres und soziales Ereignis. Bei diesen oft sehr individuellen Empfindungen und Gedankengängen und den natürlichen Veränderungen im Verlauf einer Schwangerschaft bleibt es heutzutage jedoch nicht immer.

Für zahlreiche Frauen oder Paare beginnt die Schwangerschaft von vornherein

Vorfreude und Vorsorge

Aber nicht nur die Frau, sondern auch der Partner, die werdenden Großeltern, Tanten und Onkel, Freundinnen, ja, das gesamte Beziehungsgeflecht reagiert auf die Ankündigung, freut sich und fiebert mit. Schwangerschaft ist eben zumeist auch ein bedeutendes familiäres und soziales Ereignis. Bei diesen oft sehr individuellen Empfindungen und Gedankengängen und den natürlichen Veränderungen im Verlauf einer Schwangerschaft bleibt es heutzutage jedoch nicht immer.

weniger positiv. Die Schwangerschaft wird durch Fragen, Unsicherheiten und Ungereimtheiten begleitet, aus denen echte Belastungssituationen erwachsen können. Beziehungsprobleme, finanzielle Bedenken und Sorgen um einen angemessenen Wohnraum, aber zunehmend auch Fragen in Bezug auf die Gesundheit des Kindes können bei den werdenden Eltern Stress auslösen. Eine Schwangerschaft unter solch negativen Vorzeichen verläuft ganz anders, als sie es ohne solche Belastungen tun könnte. In einigen Fällen können sich die Sorgen in Ängste oder Panik steigern oder zu depressiven Verstimmungen bis hin zu einer Schwangerschaftsdepression führen. Und wo Befürchtungen und sorgenvolle Gedanken überhandnehmen, sind auch Auswirkungen auf den Verlauf der Schwangerschaft und die Entwicklung des heranwachsenden Kindes nicht auszuschließen.

> Sorgen rund um die neue Lebenssituation können die Schwangerschaft belasten.

Neue Einblicke und Erkenntnisse

Die letzten 70 Jahre medizinischer Forschung und Entwicklung haben eine Fülle von Untersuchungsmethoden hervorgebracht, die das Verständnis frühkindlicher Entwicklung stetig ausgeweitet haben. Daraus hat sich ein eigener, spezialisierter Bereich der Humanmedizin entwickelt, der gezielt nach vorgeburtlichen Störungen sucht: die Pränataldiagnostik. Aus zahlreichen

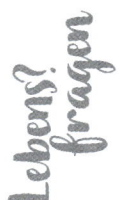

medizinischen Informationen durch Bilder und Untersuchungsergebnisse werden Einschätzungen zum Gesundheitszustand des Ungeborenen abgeleitet und entsprechende Handlungsempfehlungen ausgesprochen. All dieses Wissen kann eine Menge zusätzlicher Emotionen – positiver wie negativer – auslösen. Neben faszinierter Vorfreude können auch ernste Sorgen treten.

> Neues Wissen kann Faszination auslösen – aber auch Verunsicherung und Angst.

Dabei gibt es vieles zu entdecken und viel zu verarbeiten. Insbesondere die Ultraschalluntersuchungen rühren die Schwangere bzw. die Eltern emotional stark an. Hier können sie teilhaben am Wunder des menschlichen Lebens. Eine bisher unsichtbare Entwicklung wird sichtbar, von der Einpflanzung in die Gebärmutter bis kurz vor der Geburt. Der Mensch darf zunehmend tiefer in die Geheimnisse seiner eigenen Entwicklung hineinblicken. In gleichem Maße kann er aber auch erschreckende Erkenntnisse über Fehlbildungen oder gar fehlende Anlagen von Organsystemen gewinnen, die früher bis zur Geburt verborgen geblieben waren. Viele Störungen in der Entwicklung des Embryos werden heute früh erkannt, so etwa die Lippen-Kiefer-Gaumenspalte, der „offene Rücken", Bauchwandbrüche, Fuß-Fehlstellungen oder Herzfehler.

Darüber hinaus geben etliche Laborparameter Auskunft über mögliche Stoffwechselstörungen und somit das Wohlergehen von Mutter und Kind. Auch genetische Untersuchungen und verschiedene Antikörper-Testungen im mütterlichen Blut werden zur Suche nach Störungsquellen eingesetzt. Inzwischen ist auch das menschliche Erbgut entschlüsselt und in der Folge ermöglicht ein molekulargenetischer Ansatz, die Ursachen kindlicher Fehlentwicklungen zu entdecken.

Bei all diesen Erkenntnismöglichkeiten gibt es jedoch nie eine Garantie auf Irrtumsfreiheit. Die Schlussfolgerungen aus den Untersuchungsergebnissen werden zwar häufig sehr detailliert präsentiert, bleiben jedoch immer mit Restzweifeln behaftet. Viele Ergebnisse lassen nur Schlüsse auf die Wahrscheinlichkeit einer bestimmten Störung zu. Allein die Tatsache, dass eine hundertprozentige Sicherheit in Bezug auf die Interpretation der Ergebnisse oft nicht möglich ist, sorgt für große Verunsicherung bei den Betroffenen.

Neue therapeutische Möglichkeiten

Häufig bieten sich jedoch auch Möglichkeiten der positiven Einflussnahme auf die Gesundheit des Ungeborenen. Längst haben sich parallel zu den diagnostischen Verfahren verschiedene Therapien zur Behandlung von Erkrankungen während der Schwangerschaft etabliert. So gibt es z. B. Ansätze, durch Reparatur oder Ergänzung der unvollständigen Erbinformation entsprechende Krankheitsbilder positiv zu beeinflussen und ihre Auswirkungen abzumildern. Auf diese Weise kann man heute etliche Störungen beim

Kinder sind ein Geschenk des Himmels. Sie sollen es gut haben!

Dennoch nehmen Eltern all diese Belastungen auf sich, denn sie erhoffen sich daraus ja im Wesentlichen das eine: dass ihr Nachwuchs so gut, so wohl und behütet wie nur eben möglich auf die Welt kommen soll und sich entsprechend gesund und positiv entwickeln kann. Für viele ist Schwangerschaft und Geburt mehr als nur Biologie, mehr als die natürliche Entwicklung von den ersten beiden Zellen bis hin zur Geburt von Kind und Mutterkuchen. Es ist zunächst schlichtweg ein Wunder, was da innerhalb von durchschnittlich neun Monaten im für das menschliche Auge weithin Verborgenen geschieht. Und für eine beeindruckende Mehrheit der Weltbevölkerung bleibt es auch ein Geschenk des Himmels, ein Handeln Gottes, das große Dankbarkeit und oft glaubende Ehrfurcht hervorruft. Dankbarkeit gegenüber dem Schöpfer des Lebens wächst hier manchmal ganz neu.

Die Freude wird allerdings schnell getrübt, wenn die heute üblichen vorgeburtlichen Untersuchungen auf Unregelmäßigkeiten in der Entwicklung des Embryos hinweisen. Dies löst nicht selten tiefgreifende Verunsicherungen aus, vor allem, wenn aus den gewonnenen Informationen immer neue Fragen erwachsen, die zu weiteren Untersuchungen führen, deren neue Befunde wiederum zu neuen Befürchtungen Anlass geben. Manche Schwangere bzw. Paare fühlen sich regelrecht allein gelassen mit potenzieller gesundheitlicher Störungen, Schwangerschaftskomplikationen und potenzieller gesundheitlicher Einschränkungen bis hin zu bleibenden Handicaps des erwarteten Nachwuchses.

Vorgeburtliche Untersuchungen lösen häufig tiefe Verunsicherungen und Befürchtungen aus.

Werdenden Müttern stellt sich heute daher generell die Frage, auf welche diagnostischen Maßnahmen sie sich einlassen sollten und welche sie nicht für sich in Anspruch nehmen möchten. Untersuchungen, die beispielsweise in die Fruchthöhle eingreifen (z. B. Fruchtwasseruntersuchungen zur Gewinnung von embryonalen Zellen) und mit denen wiederum gewisse Risiken für das Leben des ungeborenen Kindes verbunden sind, finden nicht immer die Zustimmung der werdenden Mütter. In manchen Fällen führen solche Entscheidungssituationen zu großer Unsicherheit und existenziellen Konflikten, die weit über die üblichen, ureigenen Befürchtungen der Schwangeren hinausgehen.

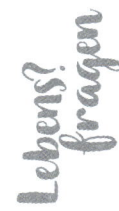

Die Rolle des medizinischen Personals

In einer solchen Ausnahmesituation haben die Fachleute bzw. das medizinische Personal (Arzthelferinnen, Hebammen, Ärztinnen und Ärzte, Sprechstundenhilfen, etc.) einen großen Einfluss darauf, inwieweit Betroffene die Untersuchungsverfahren und Ergebnisse verstehen, wie sie die Wartezeit zwischen Untersuchung und Ergebnis erleben und wie sie mit den Ergebnissen umgehen. Es gibt viel Wissens- und Bedenkenswertes mitzuteilen und zu untersuchen. Entsprechend zahlreich sind die Gelegenheiten, die Schwangere entweder zu beunruhigen oder zu entlasten. Daher ist es wichtig, dass Fachleute die Schwangeren und ihre Partner auch emotional erreichen und mitnehmen. Eine angemessene Kommunikation der Mediziner mit den Betroffenen in verständlicher Sprache ist der Schlüssel zu einem gelingenden, verantwortungsvollen Umgang mit den vielfältigen diagnostischen und therapeutischen Möglichkeiten.

> Eine gute Begleitung durch das medizinische Personal ist entscheidend.

Beunruhigende Halbwahrheiten

Zu all diesen Sorgen gesellen sich häufig noch zahlreiche Hören-Sagen-Meldungen durch Freunde und Freundinnen oder Menschen aus dem engeren und weiteren Umfeld, die mindestens genauso beunruhigend sein können wie die medizinischen Ergebnisse. Nicht selten handelt es sich um eine „Schreckensnachricht", gepaart mit verunsichernden Halbinformationen, manchmal nur über eine Kurznachricht auf dem Handy, die gleichwohl tiefe Spuren hinterlassen kann. Zudem existieren zahlreiche Internetforen, in denen sich eine Flut von mehr oder weniger seriösen Informationen mit sensationsheischenden Meldungen und regelrechten Desinformationen mischt.

> Viele Informationen verunsichern mehr, als dass sie helfen.

Insgesamt wundert es also nicht, dass die Eltern samt Umfeld teils übernervös und manchmal fast panisch auf die ein oder andere anstehende Untersuchung bzw. auf ein nicht eindeutig unauffälliges Ergebnis reagieren. Je mehr man sieht oder weiß, desto intensiver beschäftigen dieses Wissen bzw. die Vermutungen über die Gesundheit des heranwachsenden Kindes die werdenden Eltern. Gerade in der besonderen psychischen und körperlichen Verfassung der Schwangeren hinterlässt dies nicht selten deutliche Spuren. Die möglichen negativen Auswirkungen dieser emotionalen, psychischen und mentalen Spannungen auf das Ungeborene sind derzeit noch nicht hinreichend untersucht, aber es gibt durchaus Hinweise auf mögliche Folgestörungen für Mutter und Kind. Wir sollten daher alles tun, um Schwangere vor unnötigen psychischen Belastungen zu schützen, gerade auch vor solchen, die durch unnötige Verunsicherungen ausgelöst werden.

Hauptsache gesund

Eine klassische Frage über das Ungeborene steht auch heute nach wie vor an erster Stelle: „Was wird es denn wohl werden – Mädchen oder Junge?" Hier steht zwar die Trefferquote der Vorhersage, zum Beispiel durch Ultraschalldiagnostik, inzwischen bei fast 99 Prozent, aber auch heute hört man hier und da noch von dem einen Prozent falscher Vorhersagen, nach denen das Kinderzimmer neu gestrichen werden musste!

In unseren Breitengraden ist diese Frage zumeist harmlos oder Gegenstand netter Anekdoten, in anderen Ländern gibt sie jedoch bereits Anlass für den Wunsch nach Selektion. Ein Ungeborenes mit dem „falschen" Geschlecht wird zwar nicht bei uns, aber weltweit zunehmend „Gegenstand", genauer gesagt Opfer, eines induzierten Schwangerschaftsabbruches.

Vorgeburtliche Diagnostik ermöglicht frühe Selektion.

Die zweithäufigste Frage im Zusammenhang mit Schwangerschafts-Screening-Untersuchungen ist der implizite Wunsch der überwiegenden Mehrheit nach einem möglichst gesunden Kind. Diese Hoffnung findet häufig Ausdruck in der vagen Formulierung: „Alles nicht so wichtig, Hauptsache gesund!" Manche Frauenärzte und auch Pränataldiagnostiker hören diesen Satz inzwischen mit sehr gemischten Gefühlen, denn er lässt sich heutzutage sehr unterschiedlich interpretieren. Die einen Eltern wollen schlichtweg wissen, ob sie etwas Hilfreiches für die gesunde Entwicklung ihres Kindes tun können. Andere dagegen sind schon im Vorfeld fest entschlossen, ihr Leben nicht durch die Geburt eines vielleicht „irgendwie gehandicapten oder behinderten" Kindes auf den Kopf stellen zu lassen.

Entscheidend ist, was wir mit dem gewonnenen Wissen anfangen.

Hier zeigt sich deutlich das moderne Dilemma rund um die Frage: Was steht eigentlich hinter unserem hochentwickelten Interesse, dem werdenden Leben so früh wie möglich in die Karten zu schauen?

Möglicherweise behindert

Seit den 60er-/70er-Jahren des letzten Jahrhunderts ist die möglichst frühzeitige Entdeckung von Störungen in der Schwangerschaftsentwicklung und die daraus erhofften Möglichkeiten, Schaden von Mutter und Kind abzuwenden, in den Mittelpunkt gerückt. Ist ein Kind zu groß, zu klein, oder fehlt es ihm ggf. an irgendetwas? Droht der Mutter eventuell eine Geburtskomplikation? Sollte man vielleicht besser einen Kaiserschnitt planen? Muss die Mutter bestimmte Medikamente einnehmen? Braucht das Kind vor oder nach der Geburt eine spezielle Therapie oder verläuft alles normal?

Gleichzeitig haben die medizinischen Wissenschaften eine Vielzahl von vorbeugenden Maßnahmen und Therapien geschaffen, um gravierende

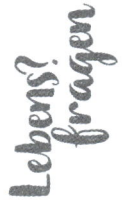

Störungen zu mildern oder gar zu heilen. Dazu sind inzwischen sogar medizinische Eingriffe am Ungeborenen möglich. Manches schwere Schicksal kann so von Mutter und Kind abgewendet werden.

Diese Entwicklung hin zur gläsernen Schwangerschaft birgt wiederum das Potenzial zu dem Anspruch, das Kind dürfe keine Krankheit oder Behinderung mit ins Leben bringen. Immer mehr Menschen fragen sich: Wenn das Kind nicht gesund ist, wenn man die Krankheit nicht heilen kann, wenn das Kind anders sein wird als die Norm – wollen wir es dann tatsächlich haben? Trauen wir uns ein solches Kind zu? Ja, wollen wir es uns überhaupt zumuten? Fragen, die aus ethischer Sicht bis vor wenigen Jahren vollkommen tabu waren, weil dem Ungeborenen die gleiche Unantastbarkeit seines Lebens zugestanden wurde wie bereits Geborenen, werden heute gestellt und vielfach anders bewertet und beantwortet.

> Manches diagnostische Ergebnis stellt die Betroffenen vor die Frage: Will ich mir ein Leben mit einem kranken Kind zumuten?

Wegen dieses Zwiespalts sucht die Medizin immer weiter nach frühestmöglich erkennbaren Markern, um genetische Störungen oder Fehlanlagen herauszufiltern und so einen fristgerecht machbaren Schwangerschaftsabbruch noch legal in die Wege leiten zu können.

Kommerzielle Testanbieter

In diesen Kontext hinein stoßen zunehmend rein kommerzielle medizinische Anbieter, die z. B. versprechen, durch einen einfachen Bluttest zu einem frühen Zeitpunkt der Schwangerschaft das vollständige Wissen über die genetischen Anlagen des ungeborenen Kindes garantieren zu können. Subtil wird suggeriert, dass ja schließlich alle Eltern wissen möchten, worauf sie sich da eingelassen haben. Dabei sind die gewonnenen Informationen nur bedingt aussagekräftig und umfassend, sondern zielen vorwiegend darauf ab, die Trisomien, also die dreifach angelegten Chromosomen-Anlagen mit ihren gravierenden Einflüssen auf den Körper des Kindes, herauszufiltern.

Dabei bringt das Ergebnis dieser Tests über die reine Feststellung – z. B. einer Trisomie – hinaus meist keinen weiteren Nutzen. Es eröffnet keine zusätzlichen Optionen, beispielsweise welche therapeutischen Maßnahmen nun zum Wohle von Mutter und Kind ergriffen werden könnten. Der Test scheint vor allem das Versprechen zu eröffnen, dass keine Frau mehr ein Kind mit Down-Syndrom oder ähnlichen Krankheitsbildern unwissentlich „austragen" muss. Insofern eröffnet er den Betroffenen lediglich die Option, sich frühzeitig gegen das eigene Kind zu entscheiden. Eine positive bzw. konstruktive Folge des Wissens um ein zu erwartendes Defizit wäre dagegen die Möglichkeit, sich auf das erwartete Kind besser vorbereiten zu können.

Ein Kind mit einer chromosomalen Störung birgt auch ein großes Glückspotenzial in sich.

Entgegen aller Erwartung entdecken Eltern von Kindern mit Trisomie 21 oftmals, dass gerade diese Kinder ein großes Glückspotenzial, viel Lebensfreude und ausgeprägte emotionale Zuwendungstendenzen in sich bergen.

In der Praxis ist die Entscheidung, eine solche Schwangerschaft auszutragen, inzwischen allerdings die Ausnahme. Auch finden Eltern, die sich für ihr Kind mit einem anderen genetisch bedingten Krankheitsbild entscheiden, oft wenig Verständnis von Seiten der Mediziner und weiten Teilen der Gesellschaft. Vor diesem Hintergrund fragen sich heute weltweit Hunderttausende von Betroffenen: Soll ich diesen neuen Test wirklich durchführen lassen? Welchen Vorteil bringt mir und dem Kind dieses zusätzliche Detailwissen?

Vom Himmel geschenkt?

Die vielfältigen diagnostischen Möglichkeiten ermöglichen uns also nicht nur Einblicke in und Wissen über das Ungeborene. Manche Untersuchungsergebnisse bringen nicht nur Segen für Eltern und Kind, vielen Ungeborenen haben sie den Tod gebracht. Ebenso haben sie die allgemeine Wahrnehmung von Schwangerschaft und Geburt in der Gesellschaft verändert. Galt ein Neugeborenes noch bis vor drei Generationen als „vom Himmel geschenkt", so wie es eben kam, so wird heute oft die Vorfreude von der Vorsorge überdeckt.

Vor dem Hintergrund der Möglichkeiten der Pränataldiagnostik herrscht heute in weiten Teilen der Gesellschaft eine offene Inakzeptanz gegenüber einem „von der Norm abweichenden Schwangerschaftsprodukt", wie ein solches Kind teilweise heute tituliert wird. So berichten Eltern von gehandicapten Kindern seit Jahren, dass schon beim Einkauf im Supermarkt, den sie gemeinsam mit dem Nachwuchs tätigen, in der Schlange an der Kasse hörbar laut gemunkelt wird: „Dass so etwas heute noch sein muss?!" Ein behindertes Kind kann öffentlich als Schaden gewertet werden, weil es nicht den allgemeinen Erwartungen entspricht: „Das hätte man doch rechtzeitig wegmachen können!"

Der christliche Glaube tritt für den Wert des Schwachen und Angeschlagenen ein.

Der christliche Glaube tritt dagegen in seinen Grundaussagen ausdrücklich für den Wert des Schwachen und fordert geradezu einen Lebensstil, der das Angeschlagene schützt und umsorgt. Die Bibel spricht schon im Alten Testament von einem Gott, der den geknickten Halm nicht zerbricht und den glimmenden Docht nicht auslöscht. Jesus Christus selbst sagt: Wenn jemand von euch der Erste sein möchte, dann werde er der Kleinste und der Diener aller. Eltern von Kindern mit Behinderungen und Einschränkungen, die sich an Christus festgemacht haben, möchten in diesem Sinne ganz bewusst Diener ihres wie auch immer gehandicapten Kindes werden. Dafür ernten sie häufig Unverständnis, weil der Rest der Gesellschaft zunehmend dazu tendiert, der Selektion dessen, was vermeintlich nicht mehr in unsere Gesellschaft passt, das Wort zu reden.

Vor-Freude oder Vor-Sorge?

All diese Folgen der pränatalen Diagnostik haben über die Jahre hinweg zu einer spürbaren Veränderung in der Selbstwahrnehmung der schwangeren Mütter bzw. Eltern geführt. Statt uneingeschränkter Vorfreude wird das Erleben zunehmend durch zurückhaltende Skepsis gegenüber dem Ausgang der Schwangerschaft geprägt. Schon die erste Reaktion mancher Frauenärzte bei Diagnose eines positiven Schwangerschaftstests ist oft nicht mehr automatisch ein „Herzlichen Glückwunsch – sie sind schwanger!" Vielmehr lautet sie eher: „Ist das eine geplante Schwangerschaft oder trifft sie das unvorbereitet?" „Gibt es in ihrem familiären Umfeld irgendwelche Auffälligkeiten in Zusammenhang mit Schwangerschaft und Geburt?" „Tragen sie gesundheitliche Risiken?" „Wollen sie diese Schwangerschaft?"

> Häufig wird eine Schwangerschaft mit erdrückenden Erfolgserwartungen überfrachtet.

Diese Entwicklung wird den Verantwortlichen in Medizin, Medizintechnik, Gesundheitspolitik und den sozialen Fachbereichen inzwischen zunehmend bewusst. Eine ganze Reihe von Schutzmaßnahmen und schützenden Gesetzen wurden auf den Weg gebracht. Seit Jahren arbeitet man daran, ein Klima der Transparenz, der objektivierten Information, adäquaten Beratung und der angemessenen Begleitung zu schaffen, die auch noch Platz für freudige Erwartung zulässt. In den Pränatal-Zentren wird inzwischen parallel zu medizinischen Behandlung auch qualifizierte Beratung angeboten. Verschiedene Institutionen und Referate stellen Broschüren und Online-Informationen zur Verfügung. Man ist zunehmend bemüht, eine Schwangerschaft wieder weniger offensichtlich mit externen „Qualitätsansprüchen" zu überfrachten.

Doch der Druck zur Perfektion kommt nicht nur von außen. Viele Frauen bekommen heutzutage nicht mehr „einfach mal eben ein Kind". Es geschieht vielmehr geplant und oft bewusst ins vierte Lebensjahrzehnt verschoben. Sie haben sich das Kind für eine bestimmte Lebensphase „aufgespart" und nun hoffen sie umso angespannter auf einen möglichst perfekten Verlauf. Häufig geht eine Schwangerschaft inzwischen mit so viel Wissen um mögliche Fehlentwicklungen und Komplikationen in dieser Lebensphase einher, dass Frau kaum noch unbelastet einfach „nur schwanger sein" kann.

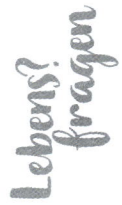

Das behinderte Kind als Schaden

Der Wunsch nach einem möglichst gesunden Kind ist in der Gesellschaft fest etabliert.

Der Wunsch nach einem möglichst gesunden Kind ist in der Gesellschaft fest etabliert und die Selektion von Ungeborenen längst in der Mitte der Gesellschaft angekommen, nicht zuletzt, weil man glaubt, ein Recht auf ein unbeschwertes Leben und Familienglück einfordern zu können.

Folgt man einzelnen Rechtsverfahren deutscher oder europäischer Gerichte, scheint dies auch in der Rechtsprechung Wirklichkeit zu werden. Ein behindertes Kind wurde als Schadensfall beurteilt, nachdem die Eltern den Arzt verklagt hatten, da er eine bestehende Störung nicht erkannt hatte. Dabei wird dem Kind unterstellt, dass es am besten gar nicht auf die Welt gekommen wäre. Die Abweichung von der Norm als einen Schaden zu bewerten, ist längst Realität geworden.

Diese juristische Entwicklung hinterlässt ihre Spuren in der Vorsorgemedizin und der vorgeburtlichen Diagnostik, in der Pränatal-Medizin und bei Ärztinnen und Ärzten, Biologinnen und Biologen. Ein Arzt sieht sich heutzutage zu rechtlicher Absicherung genötigt, weil er in der Gefahr steht, wegen einer übersehenen erblichen Anlagestörung zu Regresszahlungen verurteilt zu werden. Natürlich ist diese Störung in keiner Weise dem Arzt anzulasten, aber der Anspruch der Patientinnen auf „Fehlerfreiheit" der Diagnostik verursacht wiederum eine Flut von Aufklärungsbögen, Einverständniserklärungen u. a. m., die jede Schwangere zur Kenntnis nehmen und letztlich auch unterschreiben muss. All dies wird sie also auch inhaltlich und psychisch intensiv beschäftigen.

Zudem wird die behandelnde Ärztin bzw. der behandelnde Arzt nun erst recht mit Argusaugen darauf achten, auch jedes kleinste Hinweiszeichen auf eine Störung zu entdecken, welches wiederum stets zu neuen vorläufigen Verdachtsdiagnosen führt, die wiederum die Schwangeren in ein neuerliches Gefühlschaos stürzen können. In manchen Regionen hat inzwischen die Anzahl der vermeintlichen „Risikoschwangeren" dermaßen zugenommen, dass man ketzerisch die Frage stellen könnte, ob es überhaupt noch eine normale Schwangerschaft gibt.

Fazit: Was wollen wir wirklich wissen?

Es ist aus christlicher und aus humanistischer Sicht dringend angeraten, dass sich eine Frau bzw. ein Paar mit Kinderwunsch auch in Bezug auf die ethisch kritischen Fragen und Folgen der Pränataldiagnostik informiert und beraten lässt. Von Anfang an muss über alle erdenklichen Untersuchungen oder Vorsorgemaßnahmen weit offener gesprochen werden, als es heute zum Teil der Fall ist. Die Frau bzw. das Paar muss eine reale Chance haben, unabhängig entscheiden zu können, welche diagnostischen Möglichkeiten sie wirklich in Anspruch nehmen wollen und welche eher nicht.

Schon im Vorfeld müssen sie darüber aufgeklärt werden, wie und inwieweit sie von ihrem bestehenden Recht auf „Nicht-Wissen" Gebrauch machen können. Bereits bevor die ersten Informationen über das Ungeborene erhoben oder auch nicht erhoben werden, müssen ihnen Angebote zu möglichen Hilfestellungen bei einer eventuell notwendigen Entscheidung vermittelt werden, damit sie eine wirklich selbstbestimmte Entscheidung unter Kenntnis aller Alternativen treffen können, bevor sie in eine mögliche Ausnahmesituation geraten.

> **Schwangere müssen Zugang zu allen Informationen und Optionen zu einer selbstbestimmten Entscheidung erhalten.**

Im Verlauf all dieser Überlegungen kann es zu einem tiefen Konflikt zwischen der Verantwortung für die Gesundheit des Kindes und einer von den werdenden Eltern zu treffenden eigenständigen Entscheidung kommen, wie viel sie selbst wissen wollen und wie sie mit einer eventuell „ungünstigen" Diagnose umgehen würden. Viele Ärzte suggerieren, dass es gilt, möglichst viel Wissen zu sammeln. Im Anschluss sind sie aber nicht bereit, den Eltern bei der Entscheidung ergebnisoffen beizustehen.

Fördert ein Untersuchungsergebnis beispielsweise eine unabänderliche Diagnose wie eine Chromosomen-Trisomie, eine Organfehlbildung, einen Herzfehler oder das Fehlen von Ärmchen oder Beinchen zutage, sind die Betroffenen damit bereits in eine „Ausnahmesituation" gebracht. Vielen gelingt es dann nicht, eine eigene Entscheidung eventuell gegen den allgemein herrschenden Optimierungsdruck und für das betroffene Kind zu treffen und durchzuhalten. In diesem Moment wäre eigentlich ein ganzes Team von Sachkundigen nötig, die ihnen Hilfsangebote für ein Leben mit dem behinderten Kind vermitteln und die ganze Palette konkreter Unterstützungsmöglichkeiten aufzeigen.

Daher müssen werdende Eltern sich heute aktiv die Frage stellen: Welche Informationen möchte ich gewinnen? Gibt es eventuell Informationen, ob ich etwas „FÜR" mein Kind tun kann, und was könnte das sein? Ein spezieller Herzultraschall kann zum Beispiel je nach vorliegender Störung wesentlich zum Überleben des Kindes, ggf. auch zu einer frühzeitigen medikamentösen Therapie und späteren Operation bis hin zur vollständigen Heilung beitragen.

> **Die Eltern müssen selbst aktiv werden.**

Pränataldiagnostik braucht klare Absprachen zwischen Arzt und Patientin

Mit solchen Fragen müssen Eltern aktiv an den Arzt zugehen und diesem mitteilen, was sie über ihr ungeborenes Kind wissen wollen und was ausdrücklich nicht. Dies sollte bereits während der herkömmlichen Vorsorgeuntersuchungen geschehen, denn auch die Frauenärzte sind bereits in das frühe Aufspüren von bestimmten Anzeichen integriert, um Missbildungen zu entdecken. Es geht also auch bei der Vorsorge nicht nur um das Vorsorgen.

Unter gut geregelten und klar abgesprochenen Rahmenbedingungen kann Pränataldiagnostik tatsächlich positiv gelingen. Es ist möglich, mit werdenden Müttern bzw. Eltern offen und sachlich von vornherein den tatsächlichen Bedarf an Wissen über die Entwicklung des Kindes und entsprechende Therapiemöglichkeiten von eventuellen Störungen einzugrenzen bzw. eine mögliche diagnostische Vorgehensweise festzulegen. Dazu bedarf es in der Regel allerdings eines oder auch mehrerer zeitintensiver Gespräche.

Nach den Berichten vieler Betroffener geschieht dies leider nicht in ausreichendem Maße, denn selten haben die behandelnden Ärztinnen oder Ärzte dafür genügend Zeit zur Verfügung. Spätestens hier stoßen wir auf den in der modernen Gesellschaft stets wesentlichen und limitierenden Faktor, die Finanzierung bzw. das Geld. Auch in der Medizin dreht sich alles um Finanzierung, um Budgets, um die „leider so begrenzten Mittel". Für Ethik und Menschenwürde darf das Geld jedoch nicht als letzter Entscheidungsfaktor herhalten.

Aufklären – Nachfragen – Absprechen

Ein gutes, klärendes Gespräch, oder auch mehrere kürzere Gespräche, können schon ab dem ersten Kontakt mit der vorsorgenden Frauenärztin bzw. dem vorsorgenden Frauenarzt ein echter Schlüssel zu weniger Belastung sein. Es gilt frühzeitig zu klären, welchen Bedarf an pränatalen Untersuchungen die Betroffene selbst bzw. das Paar für sich sehen. Sollen alle denkbaren Untersuchungsangebote tatsächlich in Anspruch genommen werden? Welches ethische Menschenbild prägt die Ärztin bzw. den Arzt, welches prägt die betroffene Frau, das Paar? Welche Vorsorge und Diagnostik möchtest diese bei sich und ihrem Kind zur Anwendung kommen lassen?

Die ethischen Voraussetzungen und den Untersuchungsbedarf frühzeitig klären!

Es ist entscheidend, ob sich die Behandelte und der Behandelnde bei den Beratungsgesprächen auf gemeinsame Rahmenbedingungen einigen können – und dies selbstverständlich auch ein zweites, ja vielleicht sogar drittes Mal, wenn noch differenziertere Untersuchungen im weiteren Verlauf der Begleitung zur Anwendung vorgeschlagen werden.

Letztlich sind wir alle gefordert, für die Mutter bzw. die Eltern ein Umfeld zu schaffen, in dem sie ohne Angst vor einer abwertenden Reaktion ihrer Mitmenschen zu einer selbst verantworteten Entscheidung kommen können. Es ist wichtig, den Betroffenen Mut zu machen, ihren eigenen, frei gewählten Weg zu gehen und ihnen dabei auch praktische Unterstützung anzubieten. Dazu gehört es auch, sich selbst mit manchen dieser Fragen auseinander zu setzen, um eine eigene Haltung zu entwickeln, und andere zu ermutigen, dasselbe zu tun.

Wir stehen alle gemeinsam in der Verantwortung, ethisch verantwortlich und menschlich sorgsam mit dem ungeborenen Leben umzugehen. Daher dürfen wir die Last der Entscheidung in der Folge pränataldiagnostischer Ergebnisse nicht auf die Einzelne bzw. das einzelne Paar abwälzen. Die christliche und die gesellschaftliche Verantwortung muss sich in praktischer Solidarität und Subsidiarität konkretisieren. Es muss konkrete Hilfsangebote geben, die den Betroffenen zur Seite stehen, und die Strukturen müssen so gestaltet werden, dass die Lasten auf alle verteilt werden. Jedes Mitglied der Gesellschaft steht in der Verpflichtung, auch das Schwache und das nicht Normgerechte mitzutragen, denn gerade zu ihnen stellt sich Gott, der Schöpfer, besonders.

> Sowohl der Einzelne als auch die Gesellschaft sind verantwortlich für ein Umfeld, das eine Entscheidung für jedes Leben ermöglicht.

Dr. Detlev Katzwinkel

Frauenarzt und Geburtshelfer, seit 1996 Chefarzt in der Gynäkologie des St. Martinus Krankenhaus Langenfeld. Seit 1981 verheiratet mit Sabine, und zudem Vater von fünf Kindern mit derzeit neun Enkelkindern. Vorsitzender im Vorstand der PROVITA Stiftung.

4. Kapitel

Vorsicht, zerbrechlich!
Leben schützen? Leben beenden?
Wie weit wollen wir gehen?

Vom Anfang eines Menschen, von Konflikten und unterschiedlichen Perspektiven

Dr. Heike Fischer, Dr. Detlev Katzwinkel, Dr. Michael Schröder

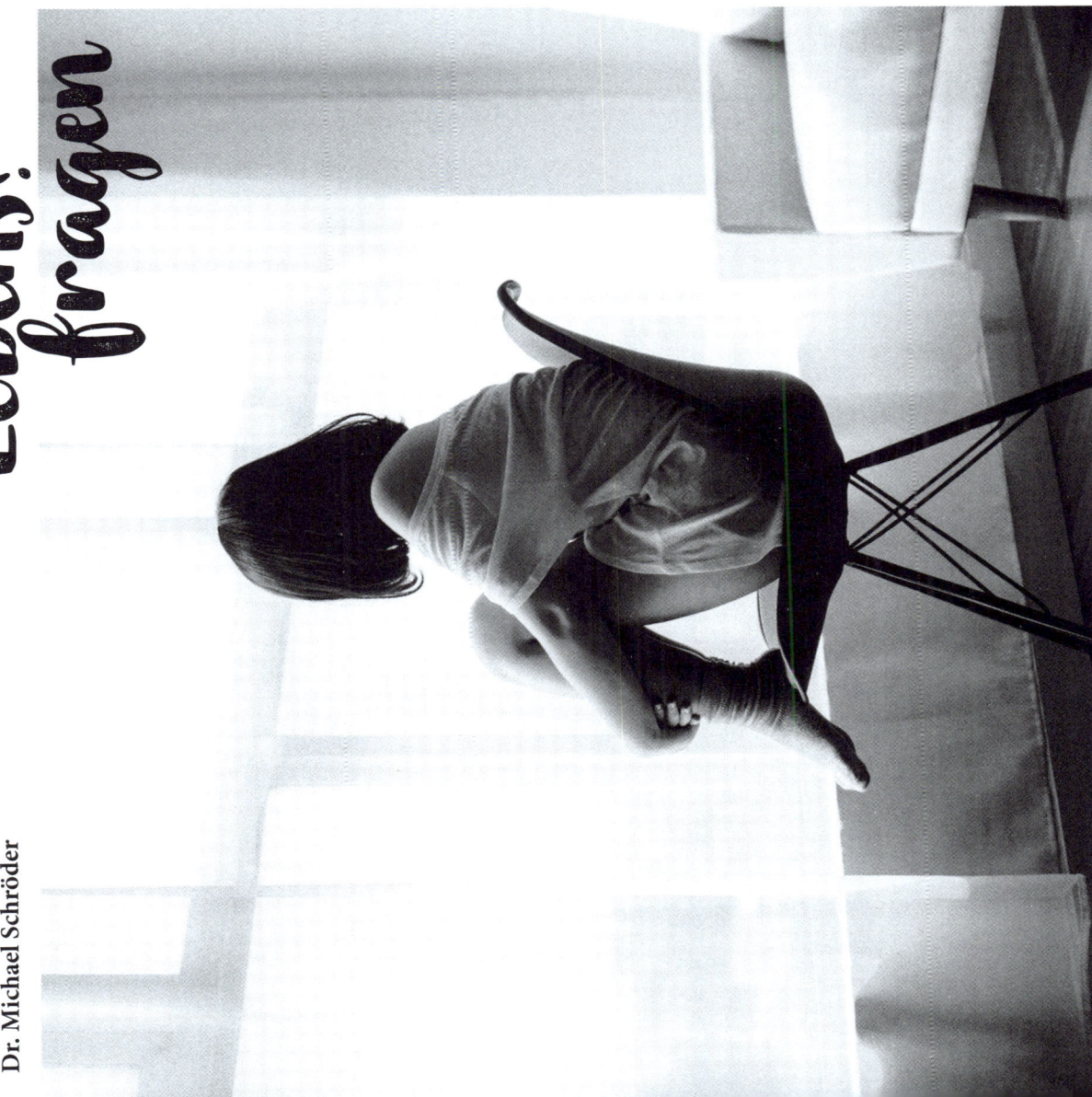

Lebens?fragen

„Vorsicht, zerbrechlich!" Diese Warnung finden wir häufig auf einem Paket mit zerbrechlichem Inhalt, das wir dann sehr vorsichtig behandeln. Die Gegenstände sind meistens sorgfältig in mehrere Lagen schützende Folie eingepackt, und beim Auspacken gehen wir sehr umsichtig vor. So erfährt gerade das Zerbrechliche unsere besondere Wertschätzung, denn wir wollen noch lange Freude daran haben. Auch Menschen sind zerbrechlich. Besonders wenn sie klein, schwach oder krank sind, wird ihre körperliche Zerbrechlichkeit oft sogar zu einer Frage von Leben oder Tod. Menschen können auch seelisch zerbrechlich sein. Besonders tiefgreifende, erschütternde Erlebnisse, psychischer Druck oder Depressionen können zu Verletzungen, zu Traumata und letztlich zu posttraumatischen Belastungsstörungen führen, an denen Menschen sogar zerbrechen können. In den Augen mancher Menschen können wir lesen, dass sie innerlich tief verletzt sind. So leiden z. B. Menschen, die emotionale oder sexualisierte Gewalt erfahren haben, ihr Leben lang unter den Folgen und sind für eine nachhaltige Aufarbeitung und Heilung der Verletzungen darauf angewiesen, dass andere ihnen solidarisch zur Seite stehen. Das bedeutet: Das, was sich nicht selbst schützen kann, bedarf unserer besonderen Aufmerksamkeit und Fürsorge. Das, was verletzt ist, bedarf der Zuwendung, Begleitung und Heilung.

Das Schutzlose und Zerbrechliche bedarf unserer besonderen Fürsorge.

Zerbrechliches wird zerbrochen

Aus diesem Grund setzen sich neben vielen anderen privaten und öffentlichen Helfern und Begleitern auch zahlreiche Christen dafür ein, Frauen in Schwangerschaftskonflikten sowie das kleine, noch kaum sichtbare Leben des Embryos zu schützen. Ab dem Zeitpunkt der Verschmelzung von Ei- und Samenzelle gilt vielen Christen das neue Leben als schützenswert, denn ab diesem Zeitpunkt kann sich aus dieser befruchteten Eizelle nichts anderes als ein Mensch entwickeln, sodass bereits in diesem Stadium menschliches Leben entstanden ist. Deshalb beginnt in den Augen vieler Christen damit die Entwicklung als Mensch und nicht erst noch zu einem Menschen hin. Das entstehende Leben muss sich nicht erst noch zu einem Menschen hin entwickeln, es ist bereits Mensch in einer frühen Entwicklungsstufe. Kirchen, Verbände und Initiativen werben intensiv dafür, dieses kleine, zerbrechliche Leben mit Sorgfalt zu behandeln, es als menschliches Leben zu betrachten, das ein ganz eigenes Lebensrecht besitzt. Daher zerbricht nach christlichem Verständnis bei jedem Schwangerschaftsabbruch ein menschliches Leben. Viele Christen sind überzeugt, dass Gott dem Menschen von Beginn an Würde verleiht und sich besonders zu den Schwachen und Zerbrechlichen stellt.

Bei einem Schwangerschaftsabbruch zerbricht nach christlichem Verständnis ein menschliches Leben.

Vorsicht, zerbrechlich! Leben schützen? Leben beenden? Wie weit wollen wir gehen?
Vom Anfang eines Menschen, von Konflikten und unterschiedlichen Perspektiven

In einer heilen Welt, in der jedes neu entstehende Kind auch automatisch gewollt ist, müsste darüber nicht weiter nachgedacht werden. Wir leben jedoch nicht in solch einer heilen Welt. Kleines und Schwaches wird unter vorgeblichen Sachzwängen nur allzu oft preisgegeben, Zerbrechliches zerbrochen, weil es in unserer Welt vermeintlich keinen Platz hat.

50 Jahre „Wir haben abgetrieben"

50 Jahre nach dem Bekenntnis „Wir haben abgetrieben" auf der Titelseite des Stern vom 6. Juni 1971 blickt die Zeitschrift im Juni 2021 provokativ noch einmal zurück. Damals outeten sich 374 Frauen, dass sie abgetrieben hatten. Gleichzeitig forderten sie das Recht auf straffreie Abtreibung. Mit einem Titelbild, das stark an das Titelbild von 1971 erinnert, greift der Stern das Thema Abtreibung wieder auf, dieses Mal mit dem Untertitel: „Noch immer sind Abtreibungen in Deutschland rechtswidrig." Auch heute soll damit ein „Aufbegehren" der Frauen gegen das Establishment vermittelt werden. Mit diesem Satz wird der Anschein erweckt, als würden alle Frauen der Aussage zustimmen: „Wir haben unser Kind abgetrieben und das war gut so." Insgesamt erleben wir in der Bundesrepublik seit etwa drei bis vier Jahren eine von verschiedenen Seiten lancierte Reihe von Medien-Kampagnen mit dem Ziel, endlich jedweden gesetzlichen Schutz des ungeborenen Kindes vor einer Abtreibung aufzuheben. Letztlich sei der Entschluss, eine Schwangerschaft auszutragen oder nicht, doch allein Angelegenheit der betroffenen Frau. Die Entscheidung für oder gegen das Kind wird als ein Akt der Selbstbestimmung verstanden, der Frauen heute noch immer verwehrt wird. In all diesen Veröffentlichungen werden jedoch die Erfahrungen zahlreicher Frauen verschwiegen, die diesen Schritt aus reiner Verzweiflung gegangen sind und deren Erleben mit dem Schwangerschaftsabbruch eben nicht in einem „Das war gut so" geendet hat. Nicht wenige Frauen haben nur unter großen Schwierigkeiten in den Alltagsrhythmus zurückgefunden, manche von ihnen gar nicht.

> Die Entscheidung für oder gegen das Kind wird häufig als ein Akt der Selbstbestimmung verstanden.

Darüber hinaus wird aktuell lautstark gefordert, § 219a zu streichen, in dem das Werbungsverbot für Schwangerschaftsabbrüche geregelt ist. Es wird argumentiert, dass es Medizinern, die einen Abbruch durchführen würden, möglich sein müsse, Informationen über Abtreibung für Frauen im Schwangerschaftskonflikt publizieren zu können. Der argumentative und juristische Grat zwischen Werbung und Information ist hier sehr schmal. Juristisch wurde inzwischen entschieden, dass Mediziner auf ihrer Website darüber informieren dürfen, dass sie Schwangerschaftsabbrüche durchführen. Weitergehende Informationen auf den Websites z.B. über die angebotenen Methoden, sind jedoch weiterhin verboten, können aber über die

Beratungsstellen und niedergelassene Gynäkologen erteilt werden. In der Ärzteschaft sind vor allem die Frauenärzte gut darüber informiert, wo Schwangerschaftsabbrüche durchgeführt werden. Deshalb ist das Argument nicht zutreffend, Frauen könnten nur unter Schwierigkeiten zu Medizinern finden, die dann den gewünschten Eingriff durchführen.

Das werdende Kind hat keinen Fürsprecher in den Forderungen nach einer Streichung von § 218 und 219a.

In diesen verschiedenen Kampagnen kommt neben der Frau mit ihrem Recht auf Selbstentfaltung das zweite zerbrechliche Leben, das ungeborene Kind, nicht einmal am Rande vor. Der Embryo hat keine Fürsprecher in dieser neuerlichen Diskussion – das Kind bleibt lediglich stummes, zerbrechliches Opfer.

Schwangerschaftsabbrüche sind also tägliche, häufig unreflektierte Realität in unserer Gesellschaft. Sie geschehen nicht weit weg, sondern mitten unter uns, in jeder Gesellschaftsschicht, in nahezu jeder Kultur, in allen Religionsgemeinschaften. Frauen und Paare, die eine Schwangerschaft beendet haben, begegnen uns im Bekanntenkreis, am Arbeitsplatz und in der Nachbarschaft.

In Deutschland wurden in den letzten Jahren jährlich etwa 770.000 Kinder geboren[1] und etwa 100.000 Schwangerschaftsabbrüche durchgeführt. Etwa 38.000 der Frauen, die einen Schwangerschaftsabbruch 2020 haben durchführen lassen, waren verheiratet, etwa 58.000 waren ledig, insgesamt 71 % von ihnen waren zwischen 18 und 34 Jahre alt. Gut 40.000 der Schwangerschaften waren die ersten Schwangerschaften der Frauen, knapp 60.000 Frauen hatten schon mindestens ein Kind.

Aus Sicht des ungeborenen Lebens sind dies Zahlen des Schmerzes, der Traurigkeit und der Hilflosigkeit. Deshalb ist der erste Schritt, zum Leben zu helfen, Frauen in entsprechenden Konfliktlagen mit Hilfsangeboten und Alternativlösungen zur Seite zu stehen und wo immer möglich zu einer Entscheidung für das Kind zu beraten.

Viele Organisationen bieten Hilfe für Schwangere in Notsituationen an.

Eine ganze Reihe von staatlichen, nichtstaatlichen, kirchlichen Hilfen und privatrechtlichen Organisationen bietet Unterstützung nicht nur in finanzieller Hinsicht für solche Notsituationen an.

Dabei stellt sich die Frage, welche Bedingungen dafür verantwortlich sind, dass Schwangerschaftsabbrüche häufig scheinbar alternativlos für notwendig erachtet werden und dass Frauen bzw. Paare gerade diesen Weg wählen. Daher ist es notwendig, nach den Ursachen zu forschen, auch um diesen Umständen entgegenwirken zu können.

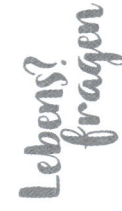

Konfliktsituationen sind real

In der Bundesrepublik Deutschland ist eine Schwangere bei der Geburt ihres ersten Kindes inzwischen im Durchschnitt 31 Jahre alt. Bis dahin sind Frauen fast 20 Jahre lang zumeist allein dafür verantwortlich zu verhüten. Gleichzeitig bedeutet Verhütung immer auch Unsicherheit, denn nicht immer lässt sich selbst mit den heute zur Verfügung stehenden Mitteln und Methoden eine ungewollte Schwangerschaft gänzlich ausschließen. Eine ungeplante Schwangerschaft trifft daher bei manchen Frauen und häufiger noch bei ihrem Partner bzw. in ihrem persönlichen Umfeld auf Ablehnung und führt zu Verunsicherung und Ängsten, die sich bis hin zu Panik steigern können. Zum Schutz des Kindes ist in Deutschland gesetzlich geregelt, dass mindestens drei Tage vor einem Schwangerschaftsabbruch eine Beratung in einer staatlich anerkannten Beratungsstelle stattfinden muss. Nach Vorlage eines Beratungsscheines darf dann ein Arzt bis zur 12. Schwangerschaftswoche den Schwangerschaftsabbruch vornehmen. Nach dieser sogenannten sozialen Indikation werden 96 % der Schwangerschaftsabbrüche in Deutschland durchgeführt. Zudem entstehen, ausgelöst durch die weit entwickelte vorgeburtliche Diagnostik (Pränataldiagnostik), zusätzliche, medizinisch indizierte Konflikte in Bezug auf die Austragung von Schwangerschaften mit Ungeborenen, die aufgrund von Behinderungen unterschiedlichster Ursachen und Ausprägungen von der in der Gesellschaft weitgehend akzeptierten Norm abweichen.

> Die meisten Frauen oder Paare entscheiden sich aus sozialen Indikationsstellungen für einen Schwangerschaftsabbruch.

Als Alternative zu einem Schwangerschaftsabbruch besteht auch immer die Möglichkeit, das Kind auszutragen und es nach der Geburt einem Paar mit unerfülltem Kinderwunsch zur Adoption freizugeben, auch wenn diese Option am Ende selten genutzt wird.

Im Schwangerschaftskonflikt hängt es vor allem von der Vorprägung der Frau, von ihrem aktuellen Partner und von ihrem sozialen Umfeld ab, ob sie die anstehenden Konsequenzen einer Weiterführung der Schwangerschaft oder eines gegebenenfalls bevorzugten Abbruches ganz alleine bewältigen muss oder ob sie Unterstützung hat. Viele Frauen sehen sich mangels tragfähiger Mitverantwortung des Partners nicht in der Lage, ein vielleicht im tiefsten Inneren doch willkommenes Kind letztlich austragen zu können. Zahlreiche Gesprächstherapeuten, Seelsorger und Hebammen berichten aus ihren Gesprächen mit Frauen nach Abtreibungen, dass diese sich förmlich zu diesem Schritt gedrängt gefühlt haben, obwohl sie sich innerlich gewünscht hätten, es würde ihnen jemand zur Seite stehen, der ihnen zuspricht: „Mach dir keine zu großen Sorgen, hab keine Angst, zusammen schaffen wir das!"

Viele Frauen treffen die Entscheidung für einen Schwangerschaftsabbruch unter äußerem Druck.

Dabei sind es vor allem zwei intensive Emotionen, die Frauen in den Zeiten eines solchen Konfliktes belasten: Die Angst und die Scham.

„Die Beweggründe, als Frau bzw. als Paar in einen Schwangerschaftskonflikt zu geraten oder den Weg des Schwangerschaftsabbruchs als Option gehen zu wollen, sind enorm vielschichtig. Erst wenn wir anfangen, Menschen zu begegnen, ihre Fragen und Ängste zu hören, bekommen wir annähernd den Hauch einer Vorstellung davon, welche Tiefendimension ein Schwangerschaftskonflikt und eben aber auch ein durchlebter Schwangerschaftsabbruch in sich tragen kann."

Häufig wird eine Schwangerschaft von existenziellen Ängsten begleitet.

Angst

Eine der stärksten Triebfedern für menschliches Verhalten ist Angst. Bei manchen Frauen stellen sich bei einem positiven Schwangerschaftstest sofort verschiedene Ängste ein – Angst davor, allein für das Kind sorgen zu müssen, Angst vor ungeklärten Wohnverhältnissen, Angst um die Partnerschaft, Angst vor Ausgrenzung, Angst vor einer Behinderung des Kindes, Angst und Panik erhöhen sich noch, wenn z. B. der Partner die Frau vor die Wahl stellt: ich oder das Kind.

„Angst ist ein Feuer, das brennt, ohne dass man genau weiß, wo der erste Funke entfacht wurde. Die Angst reißt uns dort in die Tiefe, wo wir gerade noch dachten, festen Boden unter den Füßen zu haben."

„Angst wird nicht mit dem Verstand überwunden, auch nicht mit guten Argumenten oder wertvollen Meinungen. Angst ist eine Emotion, ein Gefühl, eine Erinnerung an das, was einmal war und eine Furcht vor dem, was sein könnte. Angst kann dort überwunden werden, wo sie getröstet, wo sie gestillt wird."

Nur wenn die betroffenen Frauen in ihrem Konflikt die Unterstützung wohlwollender Menschen an ihrer Seite erfahren, kann es gelingen, die Angst auslösenden Faktoren zu mindern, zu trösten und ihnen so eine andere Perspektive zu ermöglichen.

Scham

Neben der Angst empfinden schwangere Frauen, die sich in einem Schwangerschaftskonflikt befinden, häufig auch Scham. Sie schämen sich dafür, dass sie ungewollt schwanger geworden sind und dass sie dem Kind nichts zu bieten haben. Sie schämen sich, überhaupt darüber nachzudenken, ihr Kind vielleicht wieder gehen zu lassen, bevor es natürlicherweise geboren würde – sind Kinder doch ansonsten im Allgemeinen erwünscht, gewollt, ja, ersehnt als Hoffnungszeichen und Freudeschenker. Demgegenüber ist die eigene Realität jedoch plötzlich eine andere. Wenn eine Frau bzw. ein Paar nun darüber nachdenkt, einen Schwangerschaftsabbruch vornehmen zu lassen und eben nicht die Hoffnung und Freude empfindet, die „man doch normalerweise" empfindet, dann entsteht Scham, dass man so anders reagiert als erwartet und dass man anscheinend zu schwach ist, das eigene Kind mittragen zu können.

> Der Gedanke an einen Schwangerschaftsabbruch kann tiefe Scham auslösen.

In stark hierarchisch strukturierten Gesellschaftsgruppen oder Religionsgemeinschaften spielt Scham eine besonders starke Rolle, wenn eine Schwangerschaft außerhalb der dort gültigen Regeln entstanden ist. Dann sind die Scham und die Angst vor Ausgrenzung besonders groß, denn eine fortschreitende Schwangerschaft offenbart sich ja automatisch mit der Zeit selbst. Ein Schwangerschaftsabbruch erscheint dann zunächst als die beste oder gar einzige Lösung, dem Gruppendruck auszuweichen.

Das Erleben nach einem Schwangerschaftsabbruch

Etliche Frauen, die den Weg des Schwangerschaftsabbruches gegangen sind, haben ihn als den einzigen und besten Ausweg aus ihrer angst- und druckvollen, verzweifelten Lage gesehen. Manche Frauen erleben dann allerdings im weiteren Verlauf, dass durch den Abbruch zwar die Ursache ihrer Angst und Scham entfernt wurde, aber trotzdem für sie nichts mehr wie vorher ist. Solch ein tiefgreifendes Erleben hinterlässt immer Spuren, die manchmal erst nach einiger Zeit sichtbar oder bewusst werden. In nicht wenigen Fällen kämpfen Frauen nach einem Schwangerschaftsabbruch mit ihrer Trauer und dem durch ihre Entscheidung eigenen Beitrag am Geschehen. Ein Schwangerschaftsabbruch kann sogar eine posttraumatische Belastungsstörung (PTBS) nach sich ziehen. „Die PTBS tritt als eine verzögerte psychische Reaktion auf ein extrem belastendes Ereignis, eine Situation außergewöhnlicher Bedrohung oder katastrophenartigen Ausmaßes auf. Die Erlebnisse (Traumata) können von längerer oder kürzerer Dauer sein, wie z. B. schwere Unfälle, Gewaltverbrechen, Naturkatastrophen oder Kriegshandlungen, wobei die Betroffenen dabei Gefühle wie Angst und Schutzlosigkeit erleben und in Ermangelung ihrer subjektiven Bewältigungsmöglichkeiten Hilflosigkeit und Kontrollverlust empfinden."[2]

> Ein Schwangerschaftsabbruch hinterlässt oftmals tiefe seelische Spuren.

In vielen Fällen sich nach einem Schwangerschaftsabbruch eine PTBS entwickelt, kann statistisch leider nicht nachgewiesen werden. Dies liegt zum einen daran, dass die Krankenkassen dafür keinen eigenen Behandlungs- und

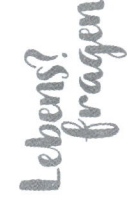

Schuld

„Schuld nimmt einen größeren Raum ein, als wir es allgemein denken. Überall dort, wo wir über das Thema ‚Schwangerschaftskonflikt und Schwangerschaftsabbruch' ins Gespräch kommen oder ein eigenes Erleben dazu haben, scheint ein gefüllter Raum mit der zusätzlichen Präsenz der Schuldfrage schließlich aus allen Nähten zu platzen."

„Sie wollen sich bestrafen oder werfen sich vor, dass sie ihr Kind nicht schützen konnten. Diese Gedanken nehmen so viel Raum ein, dass sich eine Schwere breit macht, die erst die Gedanken und dann auch die eigenen Handlungen beherrscht und schließlich die Betroffene komplett niederdrückt, sodass sie am Boden liegt."

„Was bleibt, ist der Schmerz, die Leere, die Trauer, die Verwundung und das freie Puzzlestück, was in Konturen zwar erkennbar ist und gleichzeitig hier in dieser Welt von niemandem ausgefüllt werden kann: der Mensch, der durch einen Schwangerschaftsabbruch fehlt."

In der modernen Gesellschaft wird das Thema Schuld sehr zurückhaltend, kritisch und manchmal als rein persönliches Problem der betreffenden Person wahrgenommen und ebenso auch diskutiert. Wenn Frauen sich in einer Beratungsstelle nach einem Schwangerschaftsabbruch öffnen und von Schuldgedanken und Schuldgefühlen sprechen, nehmen diese durchaus einen größeren Stellenwert ein, als es allgemein vermutet wird. Sie erzählen davon, dass sie unter den Folgen

Die Frage nach der persönlichen Schuld wird häufig nicht ernst genommen.

der damals getroffenen Entscheidung leiden und manchmal denken, damals falsch gehandelt zu haben. Religiöse Wertvorstellungen können hier eine Rolle spielen, müssen es aber nicht. Systematische Untersuchungen, warum ein Schwangerschaftsabbruch im Nachhinein als Schuld empfunden wird, fehlen leider, weil es seit vielen Jahren unerwünscht ist, mehr über die Auswirkungen und Spätfolgen von Schwangerschaftsabbrüchen auf die betroffenen Frauen zu erforschen. So wurde z. B. eine geplante Studie zu diesem Thema von einer daran interessierten Wissenschaftlerin letztendlich nicht durchgeführt, weil sie befürchtete, danach keine Drittmittel mehr für andere Forschungsvorhaben zu bekommen.

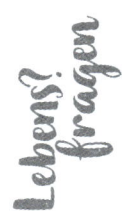

Trauer und Liebe

„Tränen fließen zahlreich in dem inneren Prozess einer Entscheidungsfindung, das eigene Kind bekommen zu können, oder eben auch keinen anderen Ausweg zu finden als den des Schwangerschaftsabbruches. Die Frau setzt am Ende alleine ihre Unterschrift unter das Protokoll der Beratung zum Schwangerschaftsabbruch, nicht der Partner, nicht der Arzt oder jemand, der auch Teil dieses gesamten Prozesses ist. Dabei ist es häufig nicht die alleinige Entscheidung der Frau. Oft ist es einfach ein ‚geschoben werden', ein Drängen, ein Druck von Familie oder Partner oder ein Schweigen, dort, wo gute Worte so wohltuend gewesen wären."

Das Gefühl der Trauer ist eine unmittelbare Reaktion auf einen Verlust, und seine Intensität hängt von der subjektiven Bedeutung des Verlustes ab. Sie fragt nicht nach einem objektiven Wert des Verlustes oder nach Erlaubnis oder Berechtigung. Dennoch meinen manche Außenstehende, dass die Trauer der Frau bzw. des Paares nach einem Schwangerschaftsabbruch keine Berechtigung habe, weil sie mit ihrer Entscheidung den Verlust selbst herbeigeführt haben. Die Erfahrung von Menschen, die einen Schwangerschaftsabbruch durchlebt haben, ist jedoch eine andere. Wie alle anderen Menschen auch empfinden sie Trauer über den Verlust ihres Kindes.

„Der Verlust des eigenen Kindes durch Schwangerschaftsabbruch ist ein Verlust, der wahrgenommen wird und der betrauert wird, wobei der eigene Anteil daran ein wesentlicher Grund zur Traurigkeit ist. Menschen, deren Kind durch einen Schwangerschaftsabbruch nicht zum Leben kam, dürfen trauern, müssen trauern können. So oft, so lange und auch in jeder Art und Weise, wie es dem eigenen Herzen nah ist. Trauer drückt die Würde und den Wert des Kindes sowie die Liebe der Eltern aus. Aus dem ‚Etwas', also dem positiven Schwangerschaftstest oder der Schwangerschaft, wird in der Trauer ein ‚Jemand', das eigene Kind."

„Trauer offenbart Liebe. Aus irgendeinem Grund nehmen wir an, dass Menschen, die einen Schwangerschaftsabbruch erlebt haben, ihre Kinder nicht lieben könnten. Aber Liebe war immer da, auch wenn sie vielleicht zwischen den ganzen Ängsten, Gedanken und Umständen übersehen oder überhört wurde, so war sie mehr oder weniger dennoch von Beginn an da und bleibt."

An den Grenzfragen von Leben und Tod entscheidet sich unsere Menschlichkeit.

Mutter und Kind: zwei Leben, die nicht gegeneinander aufgewogen werden können. Das eine Leben entscheidet über das andere Leben. Die Selbstbestimmung der Frau oder das Lebensrecht des Kindes – was wiegt schwerer? Wie kann man gegeneinander aufrechnen, was nicht aufzurechnen ist?

Kann man Lebensrechte gegeneinander aufrechnen?

Genau vor dieses Dilemma sind die Frauen jedoch im Schwangerschaftskonflikt gestellt.

Wie sollen außenstehende Menschen sich dazu verhalten? Für die Autoren des Sterns wiegt die Selbstbestimmung der Frau schwerer als das Lebensrecht des Kindes. Aus christlicher Sicht ist menschliches Leben generell kostbar und wertvoll, daher bedarf es im Konfliktfall sensibler, verantwortungsvoller Begleitung, um beiden Leben gerecht zu werden. Als Schöpfer liebt Gott jedes Leben, verleiht ihm Würde und stellt sich gerade auch zu den Schwachen und den Zerbrechlichen. So erfahren es Christen von ihrem Gott her und so schauen sie folgerichtig auf das Leben ihrer Mitmenschen, ganz nach dem Vorbild, das Jesus Christus durch sein Leben gab. Jesus wandte sich bewusst denen zu, die keine Stimme hatten, die ausgegrenzt waren, die in der Gesellschaft wenig oder gar nicht geachtet wurden und ihn deshalb besonders brauchten. In den Geschichten, die uns in der Bibel überliefert sind, entdecken wir Jesus als einen Tabubrecher. Er stellte Kinder als Vorbild dar, sprach mit Prostituierten und stellte eine von ihnen sogar einem selbstgerechten Gesetzeslehrer als Vorbild vor Augen. Er ließ sich von einer Frau in der Öffentlichkeit ansprechen und sogar überreden, ihre Tochter zu heilen, überzeugte eine Gruppe von aufgebrachten Sittenwächtern davon, eine Ehebrecherin nicht zu steinigen, ging auf Aussätzige zu, aß mit Zöllnern, rechtfertigte Arbeit am Sabbat und widersprach unbarmherzigen Gesetzeslehrern. Einige der Beispiele empfinden wir heute nicht mehr als Tabubruch, in damaliger Zeit waren sie dies aber durchaus.

An Jesus wird deutlich: Gott stellt sich zu den Verletzten und Verletzlichen.

In unseren Tagen würde Jesus sich sicher zuerst den ungeborenen, aussortierten, kranken, nicht der Norm entsprechenden Kindern zuwenden, die bei uns alljährlich getötet werden. Doch genauso unzweifelhaft würde er sich auch mit aller Liebe und Fürsorge des Schmerzes und der Trauer der Frauen annehmen, die keinen anderen Ausweg aus dem Konflikt mehr gesehen haben als den des Schwangerschaftsabbruches.

Barmherzigkeit fragt nicht nach Schuld oder Unschuld

Einen Schwangerschaftsabbruch durchlebt zu haben, ist auch heute noch ein Tabu! Warum wird darüber nicht offen gesprochen? Was verdrängen wir hier oder was wollen wir uns „vom Hals halten"? Hier stehen wir vor der großen Herausforderung, Wege zu finden, uns diesen Themen dennoch zu stellen. Können wir uns der Realität von Schwangerschaftsabbrüchen stellen und wie können wir die Verwirrung, die Zweifel und das Leid der Frauen und Paare aushalten und ihnen Raum geben, von ihrem Kummer zu reden?

Jesus ging es immer zuerst um die Menschen. Sein großer Auftrag war die Rettung aller Menschen, dafür gab er sogar sein Leben. Während seiner Auseinandersetzungen mit gesetzlich argumentierenden Schriftgelehrten schleuderte er ihnen zwei Mal (vgl. Matthäus 9,13 und 12,7) einen alttestamentlichen Vers (vgl. Hosea 6,6) entgegen: „Barmherzigkeit will ich und nicht Opfer." Im Gleichnis des barmherzigen Samariters wird von einem unbekannten überfallenen Hilfebedürftigen berichtet, und es wird gar nicht danach gefragt, ob er schuldig oder nicht schuldig ist – in seiner Not verdient er Barmherzigkeit.

> „Barmherzigkeit will ich und nicht Opfer."

Barmherzigkeit verleugnet nicht, dass ein Mensch unter Umständen Schuld auf sich geladen hat, aber mit Barmherzigkeit schauen wir zuerst auf den Menschen, dann in den Spiegel und erst zum Schluss mit der gleichen Sicht, die Jesus auf die Menschen hatte, auch auf die Schuld, für die Jesus vollumfassende Vergebung anbietet. Wo wir als Mitmenschen in der Lage sind, gleichermaßen auf die verlorenen Kinder wie auf die Frau bzw. das Paar zu schauen, die den Schwangerschaftsabbruch verantworten, holen wir von Gott geliebte Menschen in ihrer Angst, ihrer Scham und auch in ihrer Schuld ab. In einer auch als schuldbehaftet erlebten Situation ist es möglich, sich von Gott her Vergebung für die Schuld zusprechen zu lassen. Der schwierigste Schritt darüber hinaus ist jedoch, sich selbst zu vergeben, denn hier wird deutlich, dass die Frau bzw. das Paar nicht nur das eigene Kind verworfen und damit gleichzeitig verloren hat, sondern dass sie sich selbst durch den eigenen Anteil an dieser Entscheidung nicht selten auch Schaden zugefügt haben, den sie letztendlich wiederum betrauern und für den sie wiederum Trost finden dürfen.

> Auch die eigene Schuld und ihre Folgen dürfen betrauert und überwunden werden.

Fazit

Für Frauen und Paare, die vor der Entscheidung für oder gegen einen Schwangerschaftsabbruch stehen, ist es entscheidend, dass ihnen tatkräftige Hilfe zuteilwird. Es gilt, ein Umfeld zu schaffen, in dem sich die werdenden Eltern für das Kind entscheiden können.

Wo Menschen hinhören und mitfühlen, kann den betroffenen Frauen und Paaren der Weg zu neuer Perspektive eröffnet werden, zu neuem Lebensmut, zu einem neuen Leben. So können Wunden heilen, Vergebung von Schuld erfahren werden und neuer Selbstwert wachsen. Wenn wir gemeinsam dazu in der Lage sind, dann kann Zerbrochenes tatsächlich wieder heilen.

Die Zitate stammen von einer Beraterin in einer Anlaufstelle für Frauen, die einen Schwangerschaftsabbruch erlebt haben.

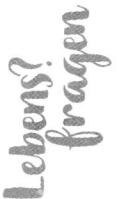

Schwangerschaftsabbrüche in Deutschland im Jahr 2020:

Lebendgeborene Kinder	773.166
Schwangerschaftsabbrüche insgesamt	99.948
Familienstand der Frau: ledig	57.814
verheiratet	38.286
Grund des Abbruches: Beratungsregelung	96.110
medizinische Indikation	3.809
Keine vorangegangene Lebendgeburt	40.663

Schwangerschaftsabbrüche nach Alter der Frau

unter 15 Jahre	264
15 – 18 Jahre	2.430
18 – 20 Jahre	4.462
20 – 25 Jahre	19.113
25 – 30 Jahre	22.953
30 – 35 Jahre	24.370
35 – 40 Jahre	18.655
40 – 45 Jahre	7.411
über 45 Jahre	650

---

[1] Statistisches Bundesamt, Geburten, Veränderung der Zahl der Lebendgeborenen zum jeweiligen Vorjahr, unter https://www.destatis.de/DE/Themen/Gesellschaft-Umwelt/Bevoelkerung/Geburten/Tabellen/lebendgeborene-differenz.html, zuletzt abgerufen am 19. Juni 2021.

[2] Was ist eine Posttraumatische Belastungsstörung (PTBS)?, unter https://www.neurologen-und-psychiater-im-netz.org/psychiatrie-psychotherapie/erkrankungen/posttraumatische-belastungsstoerung-ptbs/was-ist-eine-posttraumatische-belastungsstoerung-ptbs/, zuletzt abgerufen am 19. Juni 2021.

5. Kapitel

Heute bestellt, morgen ein Held!
Was tun, wenn die Wiege leer bleibt?
Von Reagenzgläsern, Machbarkeiten und Grenzen

Dr. Detlev Katzwinkel

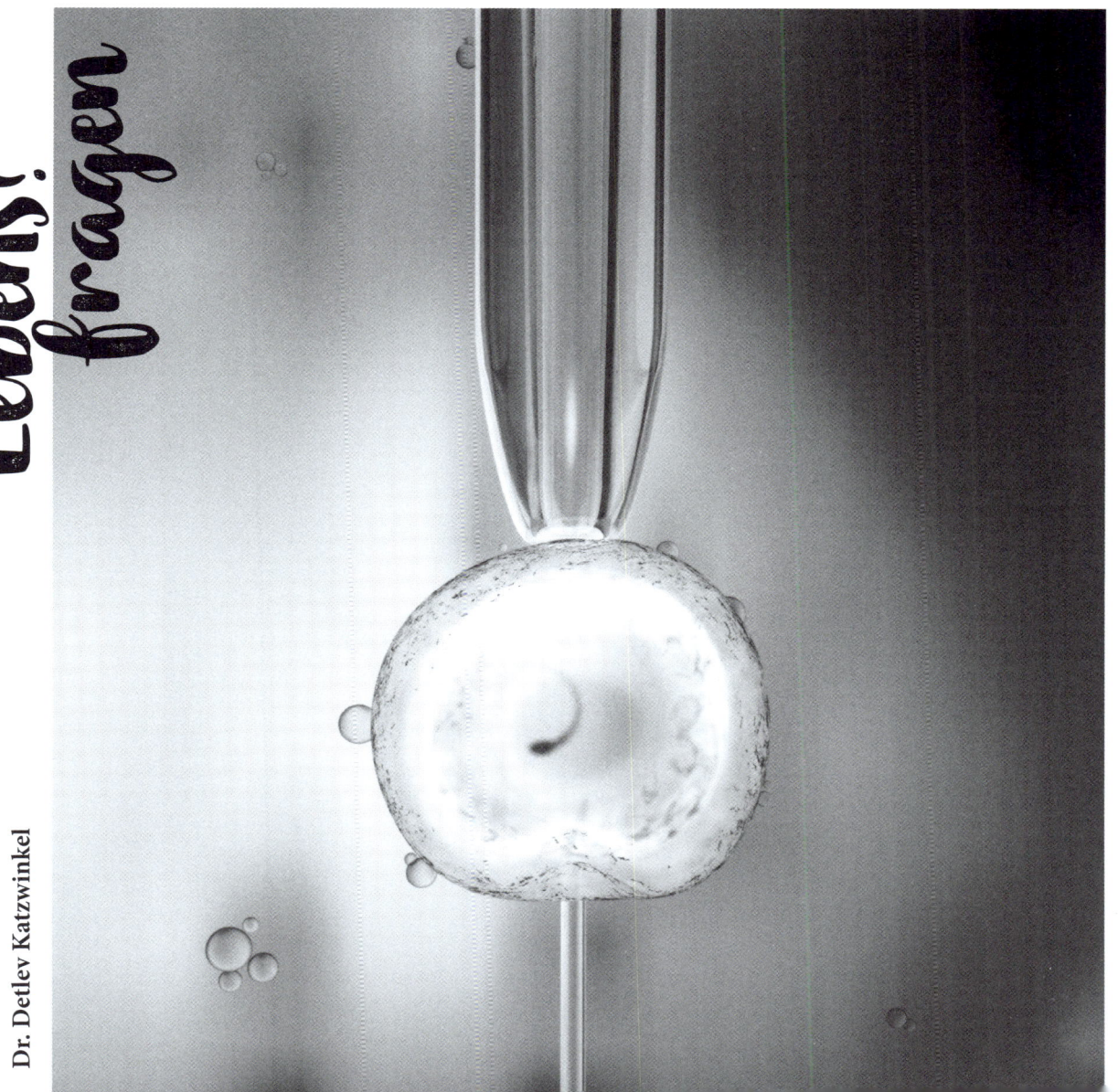

Lebens?fragen

Kinder zu bekommen ist auch in der modernen Gesellschaft nach wie vor für viele Menschen ein faszinierendes und erstrebenswertes Ziel. Das stimmt positiv, denn Kinder sind gesellschaftlich gesehen die Zukunft. Die meisten Menschen verknüpfen mit Kindern Hoffnung und Perspektive. Zugleich ist ein Kinderwunsch oft ein polarisierendes Thema, wenn es z.B. um den Zeitpunkt und die Rahmenbedingungen für die Verwirklichung einer angestrebten Schwangerschaft geht.

Die gesellschaftliche Entwicklung

Die Verwirklichung des Kinderwunsches wird heute oft erst in einem Alter angestrebt, in dem es rein biologisch nicht mehr unkompliziert möglich ist. Die gesellschaftlichen Gründe für diesen Zeitpunkt der Wahl sind vielfältig. Schulbildung, Ausbildung, Studium, der Wunsch nach individueller Selbstverwirklichung und andere selbstgewählte Schwerpunkte nehmen einen weiten Raum im Leben junger Menschen ein. Der Wunsch nach Gründung einer Familie hat Umfragen zufolge zwar weiterhin einen ungebrochen hohen Stellenwert – allerdings ist der Zeitpunkt bzw. der Lebensabschnitt, in den hinein heute Kinder geboren werden, aus diesen Gründen immer weiter nach hinten verschoben worden. Nicht zuletzt hat gerade auch die Möglichkeit, weitgehend sicher verhüten zu können, das Denken und Empfinden in diese Richtung mit beeinflusst. Die Anti-Baby-Pille, die Hormonspirale, Hormonketten, industriell gefertigte Kondome und andere Verhütungsmethoden beeinflussen heute das Durchschnittsalter für die erste oder auch für weitere Schwangerschaften entscheidend.

So nachvollziehbar die Gründe und Ursachen für den späten Kinderwunsch auch sein mögen – sie bringen eine Reihe von Problemen und echten Hindernissen mit sich.

Ein folgenreicher Irrtum

Eine Frau ist bei der Geburt ihres ersten Kindes in Deutschland im Durchschnitt bereits älter als 31 Jahre. Der Wunsch, eine Familie zu gründen, hat sich im Durchschnitt ins vierte Lebensjahrzehnt verschoben. Teilweise werden Kinder inzwischen sogar erst im fünften Lebensjahrzehnt einer Frau ausgetragen.

Der Wunsch, Familie zu gründen, hat sich im Durchschnitt ins vierte Lebensjahrzehnt verschoben.

Die älteste Schwangere, die ich in den zurückliegenden zwei Jahren zur Geburt begleitet habe, war 52 Jahre alt, die jüngste 14 Jahre. Beide sind statistisch gesehen Ausnahmen, aber gerade wegen dieser Ausnahmen wird allgemein davon ausgegangen, dass Kinder zu bekommen jederzeit möglich und planbar wäre. Dies ist jedoch ein weitverbreiteter Irrtum, der oft viel zu spät wahrgenommen wird. Der latente, insgeheim wohl vorhandene, aber noch unerfüllte Wunsch nach eigenen Kindern ist im späteren Alter für sehr viele noch ganz reell, aber für etliche dann nicht mehr bzw. viel schwieriger zu verwirklichen.

Die Wahrscheinlichkeit, spontan ohne medizinische Hilfe schwanger zu werden, besteht für die überwiegende Mehrheit der Frauen nur etwa 20 Jahre lang und sinkt ab dem 35. Lebensjahr mit jedem weiteren Lebensmonat rasant ab.

Die erste Periodenblutung und die damit verknüpfte Geschlechtsreifung und Pubertät rückte in den letzten Jahrzehnten sogar noch weiter nach vorne. Ursachen dafür sind zum Beispiel in der hochwertigeren und reichhaltigeren Ernährung zu finden, in der visuellen Stimulation durch die Medien, der Sexualisierung der Werbung, der Thematisierung von Sexualität im Alltag und vielen weiteren Faktoren. Gleichzeitig ist heute die erste Schwangerschaft im Durchschnitt auf einen späteren Zeitpunkt im Leben verschoben. Demnach verstreichen für die Frauen bzw. die Paare inzwischen fast 90 Prozent der Zeit (etwa 18 von 21 Jahren) natürlicher Fruchtbarkeit, also ein Großteil der sogenannten natürlichen Reproduktionsphase (des biologischen Zeitraums relativ unkomplizierter Kinderwunsch-Verwirklichung), ohne dass diese letztlich genutzt wird.

> Mit zunehmendem Lebensalter sinkt die Chance, natürlich schwanger zu werden.

In demselben relativ langen Zeitraum von etwa 20 Jahren verändert sich gleichzeitig eine Fülle von biologischen Faktoren bei Mann und Frau. Eine niedrigere Fertilität, also schlechtere Erfolgschancen auf eine spontane Schwangerschaft, wird sowohl beim Mann als auch bei der Frau durch eine Vielzahl von Faktoren verursacht, deren Wirkung und Qualität im Laufe der Zeit abnimmt. So lässt z.B. die Spermienqualität nach und die Anzahl der Spermien verringert sich. Die Qualität des Prostatasekretes, die Funktionstüchtigkeit der Eileiter und die Produktion von befruchtungsfähigen Eizellen lassen nach, ebenso die Funktionalität der Gebärmutterschleimhaut, die Produktion des Cervixschleims und der für eine Schwangerschaft notwendigen Hormone sowie vieler weiterer Glieder dieser Kette. Schließlich steigt auch die Wahrscheinlichkeit von Begleiterkrankungen wie eine Schilddrüsenunterfunktion oder Schwangerschaftsdiabetes. Die Erfolgschancen für die späte Erfüllung eines Kinderwunsches sind also deutlich niedriger als die Betroffenen selbst es aus ihrem Alltagserleben heraus erwartet hätten. Auch angeborene Störungen, akute Krankheiten, schicksalhafte Ereignisse wie Unfälle oder Naturkatastrophen und psychischer Stress können eine natürlich zustande kommende Schwangerschaft erschweren oder gänzlich verhindern.

Drängender Kinderwunsch

Egal, ob nun eine Krankheit oder die eigene Lebensplanung dazu geführt haben, dass der schon lange andauernde oder erst spät entwickelte Kinderwunsch

Ein unerfüllter Kinderwunsch kann die Betroffenen stark belasten.

noch nicht in Erfüllung gehen konnte – er ist eine Lebensrealität, die sich dann häufig sehr dringlich äußert. Wenn ein Paar nach langer Vorlaufzeit den aufgeschobenen Kinderwunsch endlich in die Realität umsetzen will und dies nicht gelingt, führt die unerfüllte Sehnsucht häufig zu großer Enttäuschung, die sich bis zur Panik steigern kann. Viele Paare, prozentual Frauen stärker als Männer, können dabei geradezu in eine existenzielle Krise geraten. So modern, aufgeklärt und machbarkeitsgläubig unsere Gesellschaft auch ist – keine Kinder bekommen zu können, ist emotional etwas ganz anderes, als noch keine Kinder haben zu wollen.

Zudem geht es heute nicht mehr nur um kinderlos gebliebene heterosexuelle Ehepaare bzw. Paare, sondern auch um andere Konstellationen, von der gleichgeschlechtlichen Beziehung mit Kinderwunsch bis hin zum Wunsch von überraschend verwitweten Frauen, durch eine Schwangerschaft mit einem künstlich gezeugten Embryo doch noch Nachwuchs verwirklichen zu können. In diesen Fällen rückt die juristische Dimension einer Kinderwunschbehandlung noch stärker in den Fokus, denn daraus ergeben sich komplexe ethische und rechtliche Fragestellungen. Diese haben wiederholt zu juristischen Auseinandersetzungen geführt, bei denen die rechtliche Gleichbehandlung von Erwachsenen mit Kinderwunsch mit den Rechten der durch die veranlasste Kinderwunschbehandlung entstandenen Kinder abgeglichen werden musste.

Die Erfüllung des Kinderwunsches kann zu einem langen Weg mit vielfältigen Belastungen werden.

Frauen und Paare mit Kinderwunsch nehmen häufig vielerlei Belastungen in Kauf, um eine Schwangerschaft trotz aller Schwierigkeiten zu ermöglichen. Medizinisch-technische Hilfe ist meist möglich und oft, aber längst nicht immer, wird der Kinderwunsch schließlich erfüllt. Je länger er andauert, desto belastender ist dieser Weg jedoch, körperlich und seelisch vor allem für die Frau, auf psychischer Ebene aber auch für das Paar und dadurch letztlich auch für die Beziehung. Daneben entstehen nicht unerhebliche finanzielle Belastungen und manchmal stoßen die Betroffenen an menschliche und juristische Grenzen. Teilweise werden sie gar vor existenzielle Fragen von Leben und Tod gestellt, bei denen ihre Werte infrage gestellt werden und eventuell sogar Entscheidungen für oder auch gegen das Kind anstehen können.

So berichtete mir z. B. ein Ehepaar sehr nachdenklich und gleichzeitig gut nachvollziehbar von den vielfältigen ethischen Herausforderungen, denen es sich über Wochen und Monate im Laufe all der notwendigen Untersuchungen und Behandlungssitzungen sowie jeweils im Vorlauf notwendigen Aufklärungsgespräche und Einverständniserklärungen stellen musste. Immer wieder kam dem Ehepaar die Frage, ob es den so heiß ersehnten Kinderwunsch nicht doch eher begraben sollte. Andererseits wurden die beiden immer wieder von dem Gedanken beflügelt, dass vor ihnen viele andere Betroffene diesen teils sehr aufwendigen Weg schon erfolgreich zu Ende gegangen waren.

Reproduktionsmedizin als medizinischer Industriezweig

Diese existenzielle Herausforderung, auch im vierten und fünften Lebensjahrzehnt oder unter anderen besonderen Lebensumständen noch zu einer realistischen Verwirklichung des Kinderwunsches zu gelangen, hat in den vergangenen 40 Jahren vor allem in den westlichen Industriestaaten zur Herausbildung eines regelrechten medizinisch-biologischen Industriezweiges geführt. Die gesamte Kinderwunsch-Branche, d.h. konkret die Fertilitäts-Institute samt ihren Zulieferern und ihren biologisch-technischen Partnern, setzt weltweit dreistellige Milliardenbeträge um, weil die unbedingt erfolgswilligen Hilfesuchenden oft große Summen investieren. Wo jedoch viel Geld im Spiel ist, da werden auch Methoden angeboten, bei denen weder die Effektivität noch die gesundheitliche Verträglichkeit gesichert ist und die den Einsatz und das Risiko nachweisbar nicht hinreichend rechtfertigen können. Die ebenfalls vorhandene ethische Dimension verschiedener Methoden ist dabei an dieser Stelle noch gar nicht in Betracht gezogen.

> Es hat sich eine regelrechte Kinderwunsch-Industrie mit teils zweifelhaften Methoden herausgebildet.

Therapiemöglichkeiten

Am Anfang dieser Entwicklung stand das Bemühen, einer ungewollten Kinderlosigkeit aus medizinischen Gründen therapeutisch zu begegnen. So stellte man z.B. die Frage, wie die Fruchtbarkeit bei einer Krebserkrankung aufrechterhalten werden kann. Heute kann im Rahmen der Therapieplanung einer Krebserkrankung nach einer gangbaren Lösung zur Aufrechterhaltung des Kinderwunsches nach überstandener Therapie gesucht werden. In praktisch allen deutschen Bundesländern existieren spezielle Praxen und Institute, die sich dieses Anliegens mit modernsten Therapieverfahren annehmen.

Was ist jedoch zu tun, wenn keine funktionsfähige Eizelle oder keine geeigneten Spermien mehr vorhanden sind? Zunächst kam in England einer der ersten Spezialisten für Kinderwunschbehandlung auf die Idee, Spermienspenden bei Paaren einzusetzen, bei denen die Ursache der Unfruchtbarkeit beim Mann lag.

Unbestritten haben inzwischen hunderttausende Kinder auf dieser Welt durch diese und sich ständig weiterentwickelnde, neue Therapiemöglichkeiten das Licht der Welt erblickt, die sonst nie geboren worden wären – und wurden gemeinsam mit ihren Eltern zu einer neuen Familie. Weltweit schätzt man die Zahl der so gezeugten Kinder auf drei Millionen, in Deutschland auf etwa

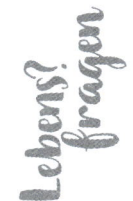

Trotz großer Fortschritte bei den Therapiemöglichkeiten bleibt eine künstliche Erfüllung des Kinderwunsches ein unsicherer und belastender Weg.

100.000. Die anfänglich hohe Rate an Zwillings- und Mehrlingsgeburten wurde inzwischen durch rechtliche und verfahrenstechnische Nachbesserungen deutlich vermindert. Auch die anfänglich relativ hohen Komplikationsraten für die Frauen mit entsprechendem Kinderwunsch konnten in ein Vielfaches reduziert werden. Dennoch ist der Weg zu einer künstlichen Erfüllung des Kinderwunsches auch heute noch lang, psychisch belastend und längst nicht für alle am Ende auch erfolgreich.

Unter all den angebotenen Methoden haben sich heute weltweit zwei Verfahren als die erfolgreichsten Methoden weitgehend durchgesetzt: die In-vitro-Fertilisation (IVF), also die Erzeugung einer Schwangerschaft „im Reagenzglas", bei der eine Eizelle den gewonnenen Spermien willkürlich ausgesetzt ist, sowie die Intracytoplasmatische Spermieninjektion (ICSI), bei der ein Spermium nach morphologischer Begutachtung mit einer Feinnadel in die Eizelle eingebracht wird. Inzwischen werden in Deutschland jährlich etwa 100.000 künstliche Befruchtungen durchgeführt, die Tendenz ist steigend.

Ethische Grenzfragen

In Zusammenhang mit der Durchführung der künstlichen Befruchtung stellt sich allerdings eine ganze Fülle von rechtlichen, ethischen und gesellschaftlichen Fragen. Mittlerweile haben die meisten Länder entsprechende Gesetze zum Umgang mit unerfülltem Kinderwunsch und den aktuell möglichen Therapieverfahren erlassen. Die ethischen Fragen werden aber je nach Land und Methode sehr unterschiedlich beantwortet, entsprechend sind auch die Gesetzgebungen sehr unterschiedlich gestaltet und werden in der Praxis unterschiedlich gehandhabt. Das hat in Europa zu einem neuen Kinderwunsch-Tourismus geführt. Da die Gesetzgebung in Deutschland im europäischen Vergleich das Kind stärker schützt und deshalb nicht alle möglichen Therapieverfahren zugelassen sind, weichen manche Betroffene auf das europäische Ausland aus.

Die strengere Gesetzgebung in Deutschland führt dazu, dass manche Paare mit Kinderwunsch ins Ausland ausweichen.

Eine Fülle von sehr gegensätzlich diskutierten ethischen Grenzfragen bewegen die Betroffenen und auch die handelnden Therapeuten und Therapeutinnen, Biologen und Bioginnen, seit 1978 Louise Brown als das erste durch künstliche Befruchtung entstandene Kind in Großbritannien geboren wurde.

Entscheidet man sich für eine IVF oder ICSI, geht damit einher, dass die Befruchtung außerhalb des Mutterleibes stattfinden wird. Dadurch greift in Deutschland automatisch das Embryonenschutzgesetz regulierend ein. Nach diesem dürfen in einem Schwangerschaftszyklus maximal drei Embryonen

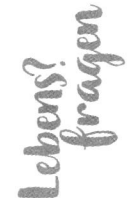

übertragen und dafür entwickelt werden. Tatsächlich werden mit der Begründung, dass nicht alle entwickelten Embryonen qualitativ in der Lage sein werden, sich in einer Schwangerschaft weiterzuentwickeln, mehr als drei Embryonen erzeugt, von denen maximal drei der Frau eingepflanzt werden. Damit entstehen sogenannte überzählige Embryonen.

Hier entsteht also die ethische Frage, wie man mit den überzählig entstandenen bzw. produzierten Embryonen verfährt. Darf man sie für Forschungszwecke weiterverwenden, oder sollte man sie nicht eher beerdigen? Sollen sie für unbestimmte Zeit bei sehr tiefen Temperaturen kryokonserviert werden, um sie für eine mögliche weitere Schwangerschaft zu verwenden? Was geschieht mit ihnen, wenn die Familienplanung abgeschlossen ist? Sollte man gegebenenfalls nur so viele Embryonen herstellen, wie die betroffenen Frauen bzw. Paare auch bereit sind, selbst auszutragen?

Was geschieht mit überzähligen Embryonen?

Weil solche Fragen unweigerlich auf die werdenden Eltern zukommen, sollten sie auf die entsprechenden Entscheidungen vorbereitet sein. Je frühzeitiger Betroffene sich dessen bewusst sind, desto leichter wird es für sie sein, in einer emotional stark aufgeladenen Situation ihre weitreichenden Entscheidungen zu treffen. Diesen Entscheidungen müssen Abwägungen vorausgehen, die in der Verantwortung vor sich selbst, vor dem Kind, vor der eigenen Ethik und für Christen auch vor bzw. im Einklang mit Gott getroffen werden.

Wie sollen also Betroffene – und die beteiligten Therapeuten und Therapeutinnen – einen gangbaren guten Weg für sich selbst, für das neu entstandene Leben und die zu erwartenden Kinder finden? Durch die große Fülle an potenziellen Chancen, möglichen Risiken, existenziellen Fragen und den ethischen und moralischen Ungereimtheiten ist es eine echte Herausforderung, einen tragfähigen, ethisch verantwortbaren Weg für sich selbst zu finden.

Schließlich kommen noch Fragen nach der Gesundheit der auf diese Weise gezeugten Kinder hinzu. Gibt es familiäre, genetische Vorbelastungen hinsichtlich schwerwiegender Erkrankungen? Welchen Bedarf sehen die Eltern selbst, den künstlich erzeugten Embryo noch vor seiner Einsetzung in die Gebärmutter möglichen Untersuchungen zu unterziehen? Die sogenannte Präimplantationsdiagnostik ist ein ernst gemeintes Bestreben, mit größtmöglicher Sicherheit herauszufinden, ob die durch IVF oder ICSI erzeugten Embryonen selbst Träger bestimmter erblich veranlagter Krankheiten sind. Die betroffenen Embryonen werden dann nicht in die Gebärmutter eingesetzt, sondern aussortiert und damit ebenfalls zu sogenannten überzähligen Embryonen. In Deutschland ist dies nur unter strengen Auflagen (zum Beispiel bei hohem familiärem Risiko schwerster Missbildungen) möglich, in etlichen anderen Staaten sind die Auflagen jedoch deutlich weniger streng.

Gemeinsame Entscheidungsfindung

Im Rahmen der Kinderwunschbehandlung stellt sich automatisch die Frage, ob alle erdenkbaren Untersuchungsangebote für die Gesundheit des werdenden Kindes auch tatsächlich in Anspruch genommen werden sollten. Die Antwort darauf hängt wesentlich davon ab, welches ethische Menschenbild die begleitenden Therapeutinnen und Therapeuten, die Ärztinnen und Ärzte und nicht zuletzt die betroffenen Eltern prägt. Die Vielzahl der heute medizinischen Möglichkeiten birgt die Gefahr, dass ein Sog vorgeburtlicher Skepsis gegenüber dem eigenen Kind entsteht, der auch auf natürlichem Weg schwanger gewordene Eltern erfassen kann. Welche Diagnostik und anschließende Vorsorge soll also sinnvollerweise überhaupt zur Anwendung kommen?

> Das ethische Menschenbild prägt die Entscheidungsfindung.

Für eine Kinderwunschbehandlung ist neben allen medizinischen und biologischen Diagnosen, Faktoren und Behandlungsmöglichkeiten vor allem entscheidend, ob sich die Behandelten und die sie Behandelnden in einem nicht durch Zeitdruck und finanzielle Interessen dominierten Gespräch auf gemeinsame persönliche ethische Rahmenbedingungen einigen können, welche darüber hinaus auch dem in Deutschland geltenden Rechtsrahmen entsprechen. Selbstverständlich muss im Laufe der Therapie auch Raum für ein zweites, vielleicht sogar ein drittes Beratungsgespräch sein, insbesondere wenn ganz spezielle, noch differenziertere Therapieschritte erwogen werden oder zum Erfolg der Behandlung auch unbedingt notwendig sind.

Persönliche Herausforderungen

Ein Kinderwunsch und seine Behandlung können über einige Jahre hinweg das persönliche Leben bestimmen. Jeder Menstruationszyklus birgt eine neue Hoffnung, jede Monatsblutung bringt eine weitere Enttäuschung. Die Hoffnung, durch die Planung der Sexualität nach dem Zykluskalender zum Erfolg zu kommen, birgt die Gefahr starker Belastung der Partnerschaftsbeziehung. Mit der Einnahme von Medikamenten, verschiedenen verabreichten Spritzen, einer hohen Zahl an Arztbesuchen und den vielfältigen Untersuchungen nimmt die Frau mit der Kinderwunschbehandlung große Belastungen in Kauf. All das lässt sich mit einer natürlich erreichten Schwangerschaft nicht vergleichen. Je länger der Kinderwunsch unerfüllt bleibt, desto stärker wirkt sich die Belastung auch auf das Paar selbst aus.

Mit der Zeit verändern sich in der Beziehung die Rollen oder sie werden zumindest anders wahrgenommen. Die Wahrscheinlichkeit ist groß, dass die zunehmende Fokussierung auf die Behandlung das Paar allmählich von seinem Umfeld entfremdet, denn dann dreht sich alles nur noch um den Kinderwunsch. Die Enttäuschung und auch die Trauer nach Fehlschlägen sollten jedoch nicht das letzte Wort haben. Auch sollte einer „Sucht" nach dem nächsten Versuch, nach der immer wieder nächsten letzten Hoffnung, vorgebeugt werden.

Es gibt gute Alternativen zu einem völligen Scheitern am unerfüllten Kinderwunsch. Adoption von Kindern kann ein Weg sein. Das Engagement für Waisenkinder in Elendsgebieten kann Gutes bewirken und Erfüllung bringen. Etliche haben gute Erfahrungen mit der Annahme von Pflegekindern gemacht. Daher sollten alternative Optionen für die eigene Lebensgestaltung nicht zu spät erwogen werden, sondern eher parallel auf dem Plan sein.

> Es gibt gute Alternativen bei einem unerfüllten Kinderwunsch.

Bei allen Wünschen und Hoffnungen, bei aller Vorfreude und allem individuellen Einsatzwillen, bei allen heute möglichen Optionen auf eine erfolgreiche Schwangerschaft: Jedes betroffene Paar und jede betroffene Frau sollte sich im Vorfeld klar machen, worauf sie sich einlassen, und dann für ein Umfeld sorgen, das mitträgt, unterstützt, tröstet und Freude teilt.

Gesellschaftliche und christliche Verantwortung

Für eine freiheitliche Gesellschaft auf der Grundlage des Rechtes auf Unversehrtheit aller seiner Mitglieder müssen die Strukturen so gestaltet sein, dass die Lasten des Einzelnen auf alle verteilt werden können. Jeder von uns steht als Mitglied dieser Gesellschaft in der Verantwortung. Schwache und Schutzbedürftige, das ist Normgerechte, mitzutragen, denn gerade in diesem Akt der solidarischen Nächstenliebe stellt sich Gerechtigkeit ein.

Letztlich sind wir alle als Gesellschaft, als Freunde, Verwandte, Gemeinde und anderweitig Involvierte gefordert, für die hilfesuchenden Wunscheltern ein Umfeld zu schaffen, in dem sie ohne Sorge vor Mobbing oder Ausgrenzung ihre selbstverantworteten Entscheidungen leben können. Die Betroffenen brauchen den Rückhalt, der ihnen ermöglicht, ihren eigenen Weg zu finden und

> Das Umfeld und die Gesellschaft sind gefordert, ein ermutigendes Klima für die Betroffenen zu schaffen.

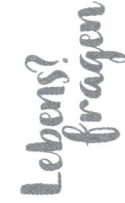

zu gehen. Hierfür bedarf es einer eigenständigen Auseinandersetzung aller Beteiligten und möglichen Begleiter mit dem Thema. Nicht nur die Eltern selbst, sondern auch wir als Christen und Christinnen, die Menschen begleiten wollen, brauchen eine eigene, reflektierte Haltung, aus der heraus wir andere ermutigen und ihnen zur Seite stehen können.

Dr. Detlev Katzwinkel

Frauenarzt und Geburtshelfer, seit 1996 Chefarzt in der Gynäkologie des St. Martinus Krankenhaus Langenfeld. Seit 1981 verheiratet mit Sabine, und zudem Vater von fünf Kindern mit derzeit neun Enkelkindern. Vorsitzender im Vorstand der PROVITA Stiftung.

Lebens?fragen

6. Kapitel

Anders als erwartet –
Wenn plötzlich aus freudiger
Erwartung Abschied wird
*Vom Umgang mit dem Verlust
eines ungeborenen Kindes*

Dr. Heike Fischer

Meine eigene Geschichte

Während die Gynäkologin ihre Geräte für die Ultraschalluntersuchung vorbereitet, erzähle ich ihr, wie meine 3-jährige Tochter zwei Tage zuvor beim Geburtstagskaffee meiner Mutter allen Gästen über den ganzen Tisch zurief: „Meine Mama hat ein Baby im Bauch!" Wir lachen beide, und ich freue mich schon darauf, bei der anstehenden Untersuchung mein kleines ersehntes zweites Kind sehen zu können. In der 13. Woche ist ja schon alles dran: Ärmchen, Beinchen, Finger. Es ist noch so klein, dass es als Ganzes sehen kann, sechs Zentimeter insgesamt. Ich werde sehen, wie es sich bewegt, das Herz wird als pulsierender Punkt erscheinen, und vielleicht wird sogar eine erste Einschätzung möglich sein, was es werden wird – ein Mädchen oder ein Junge.

Meine Gynäkologin schaltet den Bildschirm ein und ich versuche, mich in den vielen schwarzen, grauen und weißen Pixeln zu orientieren. Da sagt sie auch schon: „Oh, das tut mir aber leid! Das Herz schlägt nicht mehr." Von einer Sekunde auf die andere falle ich in Fassungslosigkeit. Mir scheint, auch mein Herz bleibe stehen. Irgendwann dringt die Bedeutung ihrer Worte vollends zu mir durch. Es folgen eine unglaubliche Trauer und Lähmung. Noch in der Praxis wird von meiner

„Oh, das tut mir aber leid! Das Herz schlägt nicht mehr."

Ärztin ein Operationstermin verabredet, unbedingt bei dem gleichen Gynäkologen, der mich bei meiner Tochter entbunden hat. In dieser Situation ist Vertrauen elementar.

Morgen habe ich Geburtstag. Übermorgen verliere ich mein Kind endgültig. Am Tag darauf heiratet mein Patensohn. Was muss, was soll nun getan werden? Was ist mir wichtig? Was brauche ich? Morgen kommen meine Jugendfreundinnen zum Geburtstagsfrühstück. Sie will ich sehen. Ich brauche sie. Alles andere sage ich ab. Meine Freundinnen tun mir gut.

Ein Tabuthema

Nachdem meine Schwangerschaft von meiner Tochter in größerer Runde verkündet worden war, wusste natürlich jeder im Familienkreis und in der Gemeinde Bescheid. So musste dann auch meine Fehlgeburt einige Tage später bekannt gemacht werden. Es fiel mir schwer, ein solch intimes, trauriges Erleben mit so vielen Menschen teilen zu müssen. Meine Trauer war groß, und diese immer wieder in gut gemeinten, mitfühlenden Gesprächen neu teilen und mitteilen zu müssen, machte die Trauer zunächst nur noch größer. Trost ist eben nicht in jedem Fall tröstlich, sondern oft auch belastend. Andererseits wurde mir von vielen Frauen, die ich schon lange kannte, plötzlich offenbar, dass auch sie einmal eine Fehlgeburt erlebt hatten. Darü-

Viele Frauen, die ich schon lange kannte, offenbarten mir plötzlich, dass auch sie schon eine Fehlgeburt erlebt hatten.

ber hatten sie bis dahin nie gesprochen. Teilweise raunten sie es mir nur im Vorbeigehen oder ganz nebenbei zu. Wenn man Gleiches erlebt hat, versteht man sich auch ohne viele Worte. Ein Blick, ein Kopfnicken. „Wenn du was brauchst, melde dich."

Eine Freundin schenkte mir ein Tagebuch und einen wunderschönen, kunstvollen Schmetterling. Damals kannte ich seine Bedeutung noch nicht. Heute weiß ich: Es war das Erkennungszeichen, dass auch ich jetzt ein Schmetterlingskind habe – eines, das ganz klein und zart schon wieder davongeflogen ist, himmelwärts. Diese Momente mit Frauen, die Gleiches erlebt hatten, waren die wirklich tröstlichen Momente.

Gesellschaftlich gesehen ist das Thema Fehlgeburt und Totgeburt immer noch ein absolutes Tabuthema. Man verschweigt das erlebte Leid – und damit zugleich das Kind. Dabei ist es wichtig, dieses so tief berührende Erlebnis einer Fehlgeburt auch anderen näher zu bringen, damit alle Beteiligten es auch angemessen wahrnehmen und sich dazu verhalten können. Letztlich geht es ja darum, die schmerzliche Situation gemeinsam zu betrauern und Raum zur Integration des Geschehenen in das eigene Leben und das Miteinander zu schaffen. Immerhin werden einige der Frauen, die ein oder auch mehrere Kinder verloren haben, niemals eine Lebendgeburt erleben können.

> Man verschweigt das erlebte Leid – und damit zugleich das Kind.

Dass Fehl- und Totgeburt immer noch ein solches Tabu darstellen, ist bei der enorm großen Anzahl an von Fehlgeburt betroffenen Frauen sehr beunruhigend. Die Zahlen dazu sind auch heute noch sehr ungenau, da sie sich auf unterschiedliche Datenquellen beziehen. Viele Fehlgeburten werden z.B. gar nicht in einer Klinik behandelt und werden daher nicht in den entsprechenden Statistiken aufgeführt. In der Pressemitteilung des Bundesverbandes der Frauenärzte aus dem Jahr 2016[1] heißt es jedoch, dass mehr als ein Drittel aller begonnenen Schwangerschaften schon vor der 12. Schwangerschaftswoche enden. Selbst wenn manche offiziellen Stellen von „nur" zehn Prozent Fehl- und Totgeburten sprechen, ist das immer noch eine unfassbar große Anzahl von weit über 50.000 Frauen und Männern pro Jahr, die in ihrem Leben um ein totes Kind trauern und kaum darüber zu sprechen wagen.

> Mehr als ein Drittel aller begonnenen Schwangerschaften enden schon vor der 12. Schwangerschaftswoche.

Erst in allerjüngster Zeit wird dieses Thema etwas stärker in den Medien wahrgenommen, weil einige prominente Frauen ihre eigenen Fehlgeburten und den Verlust ihres Kindes öffentlich gemacht und so immerhin eine, wenn auch noch verhaltene, Diskussion angestoßen haben. Durch ihre Berichte wurde endlich öffentlich, wie schmerzlich Fehlgeburten wirklich sind und dass Eltern danach

Mein Abschied

Ich wusste sehr schnell und bestimmt, was ich für mein Kind und mich möchte: Ich will es sehen, und es soll auf alle Fälle beerdigt werden. Ich will mein

Dieses ersehnte Kind berührt mich, sein Tod darf mir etwas ausmachen dürfen.

Kind nicht nur als schemenhafte Schwarz-Weiß-Fotografie in Erinnerung behalten. Es soll mehr Realität bekommen, als ein Ultraschallfoto leisten kann. Ich will es genau betrachten können, damit es ein eigenes Gesicht bekommt. Ich, die Mutter, will mein Kind annehmen und loslassen, mich der ganzen Situation aussetzen, so sehr das auch schmerzen mag. Dieses ersehnte Kind berührt mich, sein Tod darf mir etwas ausmachen dürfen. Ich will es wertschätzen, will es zu einem Teil von mir werden lassen, auch wenn es schmerzhaft ist und ich es wieder loslassen muss, für immer.

„Eine Mutter, die einmal Mutter geworden ist, bleibt immer Mutter, unabhängig davon, ob sie das Kind zur Welt bringt, oder nicht. Dieses tote Kind wird, so lange sie lebt, Teil ihres Lebens sein."

Prof. Dr. Wanda Franz (Präsidentin des National Right to Life Committee, 1991–2011)

„Ich will unbedingt mein Kind sehen!"

Dem Gynäkologen, der mich operierte, sagte ich: „Ich will unbedingt mein Kind sehen!" Die üblichen Operationsmethoden sind nicht überall darauf ausgelegt, einen vollständigen Körper herauszuoperieren, aber mit gutem Willen und etwas chirurgischem Geschick konnte er mir meinen Wunsch erfüllen. Ich habe mir mein Kind angesehen. Es schwamm zwar in Formalin, aber ich konnte jede Rippe, jeden Finger, die Augen, die Nase und die Ohren sehen. Alles war bereits ausgebildet, nur das Geschlecht war noch nicht bestimmbar. Alles ganz klein und ganz fein.

---

unter Umständen auch professionelle Hilfe benötigen. Inzwischen haben im Jahr 2020 einige Abgeordnete des Deutschen Bundestages dieses Thema aufgegriffen und eine sogenannte Kleine Anfrage zur „Unterstützung für von Fehl- und Totgeburten Betroffene"[2] an die Bundesregierung gestellt. Auf die Frage nach Hilfsangeboten speziell für Eltern nach Fehl- und Totgeburt werden dort neben ärztlicher Beratung auch kirchlich seelsorgliche Hilfestellung und diakonische Beratungsstellen mit dem Hinweis auf die Bundeszentrale für gesundheitliche Aufklärung[3] und das allgemeine Angebot von Therapeuten in Deutschland genannt.

Bewusst wahrnehmen und loslassen

Die Geschichten von Fehl- und Totgeburten sind so vielfältig wie die Menschen, die sie erleben. War es die erste Fehlgeburt oder gab es schon mehrere Fehlgeburten? Gibt es Geschwisterkinder, die mittrauern? War das Kind schon größer, sodass es auch für Vater und Geschwister bereits unmittelbar erlebbar wurde? All das und noch vieles mehr macht jeden Abschied individuell. Gemeinsam ist allen Abschieden die Trauer um das tote, das verlorene Kind. Die Erfahrung von diesem Verlust verändert Mutter und Vater. Dabei spielt es nicht unbedingt eine Rolle, in welchem Entwicklungsstadium das Kind sich gerade befunden hat. Bewusst Abschied zu nehmen erleichtert das Weiterleben.

> Bewusst Abschied zu nehmen erleichtert das Weiterleben.

Kinder, die mit einem Gewicht von unter 500 Gramm verstorben sind, gelten als fehlgeborene Kinder. Der größte Teil der fehlgeborenen Kinder verstirbt dabei bereits vor der 12. Schwangerschaftswoche. Von totgeborenen Kindern spricht man, wenn sie etwa ab der 22. Schwangerschaftswoche mit einem Gewicht von über 500 Gramm verstorben sind. Diese totgeborenen Kinder sind dann auch meldepflichtig beim Standesamt.

Abschied zu nehmen ist ein bewusster Akt, in dem sich die Betroffenen dem Geschehenen stellen, den Schmerz aushalten und durchleben. Dadurch erhält das Kind auch einen eigenen Stellenwert in der Familie und auch Geschwistern die Gelegenheit, sich ein echtes Bild von dem Kind zu machen. Damit wird es viel realer, als es ein verpixeltes Ultraschallbild darstellen kann. Dabei ist es wichtig, dass Vater, Mutter und auch Geschwisterkinder achtsam mit sich selbst umgehen und ihre eigenen Bedürfnisse in dieser Abschiedssituation wahrnehmen. Eltern und Geschwister können selbst entscheiden, ob sie die Arme, Beine und das Gesicht sehen wollen, ob sie es berühren, streicheln oder es gar im Arm halten möchten. Das Kind halten! Die Eltern können das Kind beweinen, für es beten und es segnen. Sie können ein kleines Stück ihrer eigenen Lebenszeit mit dem Kind verbringen und so eine bleibende Erinnerung schaffen. Das Kind ist nicht ersetzbar, durch einen solch bewussten Abschied wird es spürbar zu einem Teil der Familie.

> Die Eltern können es beweinen, für es beten und es segnen.

Ein Ort für Abschied und Trauer

Ich habe mein Kind bewusst beerdigen lassen. Für früh- und totgeborene Kinder gibt es heutzutage glücklicherweise an vielen Orten das Angebot einer Gemeinschaftsbestattung, die von den Krankenhäusern in regelmäßigen Abständen organisiert werden. Zu der Trauerfeier begleitete mich meine damals dreieinhalbjährige Tochter. Ansonsten waren wir dort von lauter unbekannten Menschen umgeben, die aber eines gemeinsam hatten: Sie alle hatten ein Kind verloren. Die Trauerfeier selbst wurde sehr liebevoll und berührend vorbereitet und von Krankenhausseelsorgern verschiedener Konfessionen gehalten.

> **Irgendwann wird Gott mir mein Kind vorstellen. Darauf freue ich mich schon.**

Mein Kind liegt nun gemeinsam mit anderen Kindern in einem kleinen Kindersarg in einem Grab. Das suche ich auch heute, 13 Jahre später, immer noch auf, mindestens am Todestag und an seinem errechneten Geburtstag. Ich gehe gerne dahin. Dort habe ich einen Ort zum Trauern und einen Platz, an dem ich Gott mein Kind anbefehlen kann. Irgendwann wird er es mir vorstellen. Darauf freue ich mich schon.

Mein Kind verstarb in der 13. Schwangerschaftswoche. Für den Beerdigungsritus ist das sicher ein Unterschied zu einem weiter entwickelten oder schon fast ausgereiften Kind, das kurz vor dem errechneten Geburtstermin verstirbt. In diesen Fällen wird es eher um eine individuelle Beerdigung mit eigener Trauerfeier und eigenem Kindersarg gehen. Hier lassen sich die familiären Wünsche ganz anders umsetzen: ein individueller, vielleicht selbst und von Geschwistern gestalteter Sarg, kindliche Grabbeigaben, ein Bild eines Geschwisterkindes, persönliche Abschiedsworte, Gedanken der Eltern an und über ihr verstorbenes Kind, Symbole wie Engel, Schmetterling, Stern oder Regenbogen.

Formen der Trauer

Trauer kann verschiedene Formen annehmen. Es gibt mildere Formen der Trauer, jedoch auch schwere, bis hin zu posttraumatischen Belastungsstörungen. Bei den schwereren Formen, bei denen eine starke Fokussierung auf das verstobene Kind zu erkennen ist, sollte unbedingt auch professionelle Hilfe in Anspruch genommen werden. Ein Indiz für solch einen schweren Verlauf kann sein, dass die sonst eher typischen Trauerphasen gar nicht durchlebt werden. Sie bestehen aus folgenden Abschnitten: 1. Nicht-Wahrhabenwollen, 2. den Schmerz (manchmal auch sehr emotional) erleben und dann annehmen, 3. depressive Phase, 4. Annahme des Geschehens und langsame Anpassung an die Realität ohne das Kind, 5. neue Sinnfindung und Freiwerden für neue

> **„Der einzige Weg, wirklich über die Trauer hinwegzukommen, führt mitten durch sie hindurch."**

Beziehungen oder auch gegebenenfalls eine neue Schwangerschaft. Diese Phasen finden nicht immer in gleicher Intensität statt. Manchmal gibt es auch Rückschritte und eine Phase muss erneut durchlebt werden oder wird ganz übersprungen. Grundlegend ist jedoch, dass man sich der Trauer überhaupt stellt, denn vieles, was uns belastet und dann verdrängt wird, hinterlässt dennoch Spuren. Auch das Erleben einer Fehl- oder Totgeburt hinterlässt deutliche Spuren und schafft sich im eigenen Leben seinen speziellen Ort.

Männer und Frauen trauern in der Regel auf unterschiedliche Weise. Zum einen ist das teilweise darauf zurückzuführen, dass Männer das Kind insbesondere in der Frühphase einer Schwangerschaft nur mittelbar über die Frau erlebt haben. Die Frau spürt die körperlichen Veränderungen sehr früh und setzt sich mit der Schwangerschaft und dem Kind auseinander. Der Mann hört von der Schwangeren und kann etwa ab der 8. Woche gemeinsam mit der Schwangeren den Herzschlag des Kindes per Ultraschall beobachten. Bis die ersten kindlichen Tritte für ihn von außen spürbar werden, vergehen jedoch noch weitere Wochen.

Der Frau ist die existenzielle Abhängigkeit des Kindes von ihr selbst meist von Anfang an bewusst. In der Regel achtet sie schon früh auf ihre Ernährung, ändert eventuell ihre Gewohnheiten oder hat mit Übelkeit zu kämpfen. Der Körper stellt sich spürbar um. Eine Kaskade hormoneller Beeinflussung verändert sowohl den Körper als auch das seelische Empfinden. Deshalb entwickeln manche Frauen nach einer Fehl- oder Totgeburt neben der Trauer zusätzlich auch ein Gefühl des eigenen (körperlichen) Versagens. Dieses Empfinden entspricht jedoch häufig nicht der Realität, denn oft ist die körperliche Konstitution der Frau völlig unbeteiligt an den Ursachen der Fehl- oder Totgeburt. Auch entstehen häufig Ängste im Hinblick auf eine zweite Schwangerschaft, denn auch dabei könnte der Körper wieder versagen.

> **Trauer ist ein Kampf, den wir nur gewinnen, wenn wir uns mit dem Verlust versöhnen lernen und er ein Teil von uns werden darf.**

Trauer ist ein schwerer Kampf. Er kostet viel Energie. Trauer ist ein Kampf, den wir nur gewinnen, wenn wir uns mit dem Verlust versöhnen lernen und er ein Teil von uns werden darf.

Hannah Lanthrop[4] formuliert dazu: „Der einzige Weg, wirklich über die Trauer hinwegzukommen, führt mitten durch sie hindurch."

Der Weg ist nicht leicht. Es ist schwer, die Trauer auszuhalten, aber das verstorbene Kind ist es wert. Jede Frau und jedes Paar sollte es sich wert sein, sich die Zeit zum Trauern zu nehmen und es zuzulassen, sich von dem Kind berühren und verändern zu lassen. Jedes Kind verändert auch die anderen Familienmitglieder, und so darf auch das früh verstorbene Kind Vater und

Mutter, auch Schwester oder Bruder verändern und damit zu einem Teil ihres Lebens werden.

Christen wissen sich gerade in dieser besonderen Situation gehalten von Gott, selbst wenn sie nicht alles verstehen und das Gott gegenüber vielleicht auch ausdrücken, z. B. mit den Worten des Psalmbeters: „Aber wie schwer sind für mich, Gott, deine Gedanken!" (Psalm 139,17; LUT). Gleichzeitig wissen sie aber auch von Gott, dass er wie eine Mutter tröstet (vgl. Jesaja 66,13). Trauer darf ihren Ausdruck auch in Unverständnis und Wut finden, ja, sie sind sogar Teil des Trauerprozesses. Es ist hilfreich, in diesem Prozess nicht alleine zu sein, sondern nahestehende Begleiter und Begleiterinnen zu haben.

Trauer muss gelebt werden dürfen, solange sie andauert.

Als Begleiter oder Begleiterin ist es wichtig, genau auf die Trauernden zu schauen und für diesen Zeitraum eigenes Befinden auch einmal zurückzustellen. Trauer muss gelebt werden dürfen, solange sie andauert. Niemand kann ihr befehlen, „endlich mal ein Ende" zu haben.

Die Menschen im Umfeld der Trauernden, die dem Kind ja noch nicht begegnet sind, sind den Trauernden keine Hilfe, wenn sie mit dem Hinweis trösten wollen, dass es ja noch möglich sei, weitere Kinder zu bekommen, und dass das verlorene Kind ja noch so klein war, dass es im Grunde noch gar nicht existiert habe. Solche Aussagen werden der Situation nicht gerecht. Sie sind nicht angemessen, nehmen die Trauer der Eltern nicht ernst und schädigen die Beziehung gegebenenfalls dauerhaft. Häufig ist es hilfreicher, die Stille gemeinsam auszuhalten und sie nicht durch platte Antworten auszufüllen. Es hilft ein achtsames Hinhören, die Realität der trauernden Eltern sensibel wahrzunehmen und miteinander auszuhalten, einfach nur da zu sein und den Menschen in den Arm zu nehmen – oder auch ein Gebet anzubieten. Zuweilen ist es auch angemessen, still zu gehen. Eine stützende und liebevolle Zuwendung bietet gern Hilfe an, drängt sie aber nicht auf.

Wie am Ende der oder die Trauernde schließlich mit der eigenen Trauer umgeht und wie diese verarbeitet werden kann, hängt auch davon ab, wie groß die Person den Druck für sich empfindet, ein weiteres Kind zu bekommen. Dabei kann dieser Anspruch von außen herangetragen werden oder aus dem eigenen Innern kommen und sich um verschiedene Fragen drehen: Wie groß ist der Kinderwunsch? Wie groß ist die Chance auf eine weitere Schwangerschaft? Wie groß ist das Zeitfenster, um überhaupt noch ein Kind bekommen zu können? Der Trauerprozess selbst hängt neben dem engeren sozialen Umfeld entscheidend davon ab, wie das weitere Umfeld von Beruf und

Viele Studien zeigen, dass sogenannte religiöse Ressourcen entscheidend dazu beitragen, traumatisch Erlebtes versöhnt in das eigene Leben integrieren zu können.

Familie als Auffangnetz dienen kann. Entscheidend für gelingende Resilienz kann auch der Rückhalt sein, der im Glauben erfahren wird. In vielen Studien wurde bereits nachgewiesen, dass die sogenannten religiösen Ressourcen entscheidend dazu beitragen, traumatisch Erlebtes versöhnt in das eigene Leben integrieren zu können.

Einen Namen geben

Ich habe meinem Kind einen Namen gegeben, nur für mich. Gefühlt war es ein Mädchen, mit Sicherheit konnte man das Geschlecht zu diesem Zeitpunkt aber noch nicht feststellen. Ich gab ihm einen Mädchennamen, der Freude bedeutet, und einen Jungennamen, der Stärke bedeutet. Freude und Stärke sind die beiden Begriffe, die ich bis heute mit meinem Kind verbinde.

Namen sind Kennzeichen der menschlichen Individualität. Damit stellt man sich anderen Menschen vor, damit wird eine Verbindung von Aussehen und Persönlichkeit geschaffen. Daher ist eine Namensgebung so wichtig für die Eltern und für das Kind, das mit diesem Namen lebt. Auch dem Kind, das nicht leben darf, schafft ein Name eine natürliche Realität in der Familie, mit dem man es benennen kann, wenn man über das verstorbene Kind spricht. Über ein Kind ohne Namen spricht man nicht, oder zumindest deutlich weniger, weil man es immer umschreiben muss und die Worte dafür so unendlich schwer zu finden sind.

> **Über ein Kind ohne Namen spricht man nicht, weil die Worte dafür so schwer zu finden sind.**

Die gesellschaftliche Entwicklung ist auch in dieser Hinsicht inzwischen weiter vorangeschritten und ermöglicht die Namensgebung auch für fehlgeborene Kinder. Seit 2013 kann sie auf Wunsch auch standesamtlich beurkundet werden. Das gilt auch noch nachträglich für die Zeit vor dieser Regelung. Die Bestimmungen sind in den jeweiligen Bundesländern etwas unterschiedlich und man muss sich jeweils erkundigen, wie es im Einzelfall aussieht. Aber es ist möglich.

Das Weiterleben danach

So sehr ich auch getrauert habe und es in veränderter Form auch heute noch tue, habe ich mich dem Leben weiter gestellt. Ja, ich bin einen Tag nach der OP auf die Hochzeit meines Patensohnes gegangen. Und heute weiß ich, das war auch gut so, zumindest für mich. Damit war die Trauerarbeit nicht beendet, im Gegenteil, sie begann erst, aber ich wollte schon zu diesem Zeitpunkt der Trauer keinesfalls das letzte Wort geben. Ich wollte ihr nicht die größte Macht in meinem Leben einräumen, sondern gleichzeitig denjenigen Liebe und Wertschätzung zeigen, die mir ebenfalls sehr am Herzen liegen.

Weiterleben muss man sich bewusst erlauben.

Dies ist meine persönliche Geschichte, die ich um eine Reihe allgemeiner Erkenntnisse und Fakten ergänzt habe. Jede und jeder Betroffene hat seine bzw. ihre eigene Geschichte, die ganz anders aussehen kann und auch darf. Die Trauer verbindet jede dieser Geschichten miteinander und hoffentlich bleiben sie auch in einem Weiterleben mit neuer Perspektive verbunden.

Ein solches Weiterleben muss man sich bewusst erlauben. Im ersten Moment scheint die Verbindung zum verstorbenen Kind nur in der Trauer zu bestehen. Wenn man nun irgendwann die Trauer loslässt oder zulässt, dass sie sich verändert, kann emotional der Eindruck entstehen, dass man das Kind selbst loslässt und noch einmal oder jetzt endgültig verliert.

Doch so ist das nicht! Das Kind hat eine Zeit lang gelebt. Vater und Mutter erinnern sich an die Freude, die sie empfanden, als sie die Schwangerschaft festgestellt haben. Sie erinnern sich an manche körperlichen Symptome, die Übelkeit, das erste Ultraschallfoto, das schlagende Herz und die ersten Bewegungen im Ultraschall oder später auch die spürbaren Bewegungen im Bauch. Sie erinnern sich auch an die Liebe, die sie diesem ungeborenen Kind schon entgegengebracht haben. All das bleibt, weil es ein Teil des eigenen Erlebens und der eigenen Persönlichkeit geworden ist. Deshalb kann man die Trauer auch irgendwann loslassen, ohne befürchten zu müssen, das Kind damit ganz zu verlieren, denn man behält alle seine Erinnerungen tief in sich.

Fazit 1: Versöhnung

Letztendlich stehen alle Betroffenen vor entscheidenden Fragen: Kann ich mich mit meinen schmerzhaften Erfahrungen und letztendlich mit dem Leid, das ich im Leben erfuhr, versöhnen? Kann ich damit und daraus mein Leben sinnerfüllt weiterleben? Wer zu diesen beiden Fragen am Ende ein ja gefunden hat, für den sind die Weichen zu einem Weiterleben mit neuer veränderter Perspektive positiv gestellt.

Fazit 2: Reifung

Die durchlittene Erfahrung einer Fehlgeburt oder Totgeburt macht reifer, vielleicht auch sensibler und aufmerksamer für das Leid anderer Menschen. Es wird neue Begegnungen und neue Perspektiven geben, vielleicht in einer erneuten Schwangerschaft, die mit der Geburt eines Kindes endet, vielleicht mit anderen Aufgaben oder auch nur mit anderen Sichtweisen.

Ich selbst habe kein weiteres Kind bekommen, obwohl ich es mir sehr gewünscht hatte. Doch hat mich diese Erfahrung in das Engagement und die Arbeit für das Leben geführt. Mir ist klar geworden, dass ich aus dem von mir erlebten eigenen Verlust heraus etwas für das Leben, für das Leben anderer tun wollte.

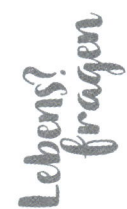

Dr. Heike Fischer

Chemikerin, unterrichtete an der Universität zu Köln und einem Berufskolleg, seit einigen Jahren außerdem als Pädagogin an einem Gymnasium. Seit 1996 verheiratet mit Jörg und Mutter einer Tochter. Geschäftsführerin im Vorstand der PROVITA Stiftung.

---

[1] Bundesverband der Frauenärzte, Fehlgeburten – Warum die Trauer so wichtig ist. Zurück in den Alltag nach einer Fehlgeburt, das kann ein steiniger Weg sein, Pressemitteilung vom 12. Dezember 2016, unter https://www.bvf.de/aktuelles/pressemitteilungen/meldung/news/fehlgeburten-warum-die-trauer-so-wichtig-ist/ (zuletzt abgerufen am 8. Juni 2021).
[2] Antwort der Bundesregierung auf die Kleine Anfrage der Abgeordneten Katrin Helling-Plahr, Michael Theurer, Grigorios Aggelidis, weiterer Abgeordneter und der Fraktion der FDP – Drucksache 19/21192 – Unterstützung für von Fehl- und Totgeburten Betroffene, unter https://dip21.bundestag.de/dip21/btd/19/216/1921615.pdf (zuletzt abgerufen am 8. Juni 2021).
[3] Bundeszentrale für gesundheitliche Aufklärung: https://www.familienplanung.de/suche/?tx_solr%5Rq%5D=Fehlgeburt (zuletzt abgerufen am 8. Juni 2021).
[4] Hannah Lothrop, Gute Hoffnung – jähes Ende. Fehlgeburt, Totgeburt und Verluste in der frühen Lebenszeit. Begleitung und neue Hoffnung für Eltern, Kösel-Verlag, München 2016 (vollständig überarbeitete Neuausgabe).

7. Kapitel

Inklusion ist keine Utopie.
Es ist normal, verschieden zu sein

*Von den Herausforderungen und
den Bereicherungen einer inklusiven
Gesellschaft*

Oliver Stier und Thomas Kerksiek

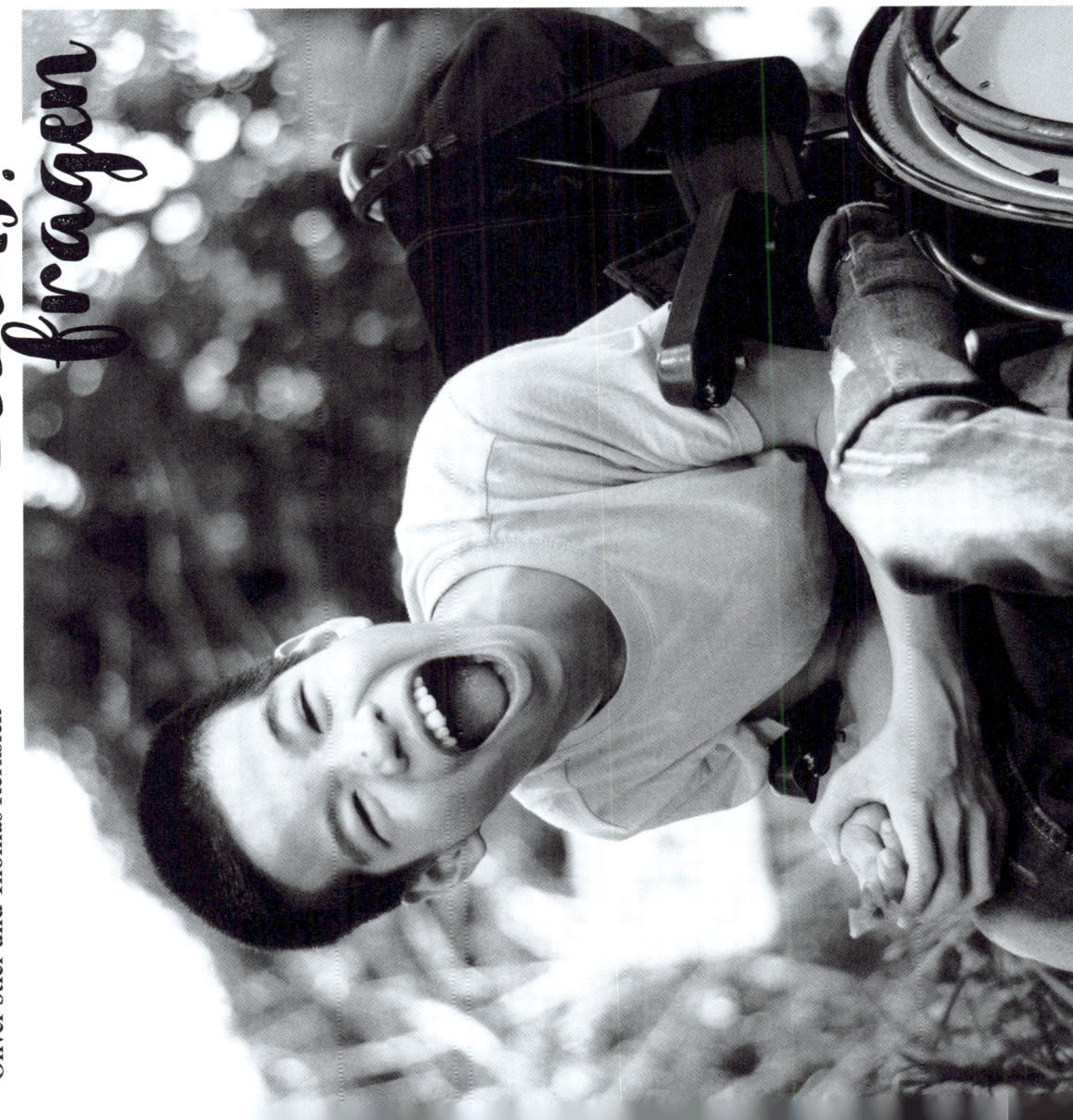

Inklusion ist Aufgabe der gesamten Gesellschaft.

Immer wieder tauchen Modethemen im gesellschaftlichen Diskurs auf, die mehr oder weniger Beachtung und Bearbeitung finden, sich dann jedoch schnell wieder verlaufen. Man lotet mögliche Veränderungen aus und diskutiert deren Sinnhaftigkeit. Einige sehen Potenziale zur gesellschaftlichen Veränderung, andere verfolgen eher persönliche Ziele und wieder andere sehen Einsparungspotenziale. Die Liste möglicher Interessen ist lang.

Auch das Thema Inklusion galt eine Zeit lang als Modethema. Es hat sich jedoch herausgestellt, dass es weit mehr ist als das. Dieses Thema ist Anspruch, Herausforderung, Auftrag und Aufgabe für die gesamte Gesellschaft. In sozialen Handlungsfeldern und im Bildungsbereich steht es schon lange auf der Tagesordnung, denn Inklusion stellt die Frage nach den Haltungen im Umgang mit Menschen. Die Inklusionsthematik stellt die Frage nach einem Menschenbild, das den Einzelnen und seine Bedürfnisse in den Mittelpunkt stellt und jeden Menschen, bei aller Unterschiedlichkeit, als gleichwertigen und gleichberechtigten Teil eines großen Ganzen ansieht.

Inklusion statt Integration

Was bedeutet nun der Begriff Inklusion? Inklusion meint Gemeinsamkeit von Anfang an. Wörtlich bedeutet der Begriff: Einbeziehung, Einschluss, Zugehörigkeit. Sie strebt die rechtliche und tatsächliche Abschaffung von Exklusion (Ausschluss) an und somit auch die Abschaffung von der dann nicht mehr notwendigen Integration.

Dabei ist Inklusion nicht als Gegenkonzept zur Integration zu verstehen, die eine Gleichstellung von Menschen, die von der Norm abweichen, innerhalb der jeweiligen Mehrheitsgruppe anstrebt. Inklusion richtet sich an die gesamte Gemeinschaft, die sich aktiver einer Tatsache widmen muss, die man bisher leicht übersehen konnte: Alle Menschen, ob mit oder ohne Handicaps, Erkrankungen, familiären Verwerfungen, einer Migrationsgeschichte oder Behinderungserfahrung gehören ganz selbstverständlich als gleichberechtigter Teil der Gesellschaft dazu, die wiederum eine Mitverantwortung für deren Wohlergehen hat. Weiter gedacht heißt das: Jeder Mensch (Menschen mit und ohne Handicap, Menschen mit Migrationshintergrund, mit anderer religiöser Überzeugung und anderer kultureller Identität, alte Menschen, Strafgefangene uvm.) geht jeden von uns etwas an. Jede und jeder ist Teil der sogenannten gesellschaftlichen Mitte und wir sind füreinander zuständig – in allen gesellschaftlichen Teilbereichen, sei es Bildung, Freizeit, Politik oder Berufsleben. Die vermeintliche „Normalität" der gesellschaftlichen Mitte stellt in unserer ausdifferenzierten und immer pluraler und individualistischer geprägten Gesellschaft kein tragfähiges Leitkonzept dar, und somit ist die Integration in diese Mitte auch keine sinnhafte Zielperspektive mehr. Die Inklusion stellt dem eine Sichtweise gegenüber, die Diversität und Heterogenität als gegeben wahrnimmt und Vielfalt als das Normale, als Wirklichkeit, Ressource und Chance begreift.

Beim Thema Inklusion geht es also um die Gesellschaft und um die Menschen, die in ihr leben. Gelebte Inklusion bewirkt in der Gesellschaft eine Veränderung im Denken und Handeln. Niemand wird ausgeschlossen. Es gibt keine Ausgrenzung. Menschen mit Behinderungserfahrung oder Handicaps werden von Anfang an wahrgenommen, anerkannt und selbstverständlich angenommen. Inklusion fordert uns zu einem gedanklichen Paradigmenwechsel heraus: Nicht der einzelne Mensch muss sich integrieren und an die vermeintlich richtige oder normale Umwelt anpassen, sondern gesellschaftliche Systeme sind von vornherein so aufzustellen und auszustatten, dass alle Menschen bei aller Unterschiedlichkeit gleichberechtigt und selbstbestimmt in ihnen leben können. So verlieren Handicaps ihre Bedeutung und unterschiedliche Voraussetzungen ihre Relevanz, ohne diese aufzuheben.

> Die Idee von Normalität stellt kein tragfähiges Konzept mehr für die Gesamtgesellschaft dar.

Inklusion umfasst alle Lebensbereiche

Inklusion gilt für alle Menschen – denn es ist normal, verschieden zu sein. Jeder und jede gehört immer dazu: Männer und Frauen, junge und alte Menschen, Menschen mit verschiedenen Hautfarben und Sprachen, mit und ohne Behinderungserfahrung oder Handicaps. Sie gilt in allen Lebensbereichen: Bildung, Arbeit, Gesundheit, Wohnen, Familie, Freizeit, Kultur, Freiheit und Sicherheit der Person, Meinungsfreiheit und politische Teilhabe.

Inklusion bedeutet auch: Alle Menschen haben Rechte und Pflichten. Jeder Mensch nimmt gleichberechtigt und selbstbestimmt am Leben in der Gesellschaft und in der Gemeinschaft teil. Alle Menschen haben Zugangs- und Teilhabemöglichkeiten. Jeder bekommt die Unterstützung, die er braucht. Jeder hat ein Wunsch- und Wahlrecht und kann selbst über sein Leben entscheiden. Dabei geht es nicht um „Gleichmacherei", bei der alle dasselbe bekommen. Es geht um eine Gerechtigkeit, bei der alle das Richtige bekommen, um ihr Leben frei und selbstbestimmt entfalten und am Leben teilhaben zu können – es geht um Teilhabegerechtigkeit.

> „Es gibt nichts ungerechteres als die gleiche Behandlung von Ungleichen."
>
> *Paul F. Brandwein, amerik. Psychologe*

Bei Inklusion geht es also um Haltungen und Einstellungen, um das Bild vom Menschen und um gemeinsame oder auszudiskutierende Werte. Zugleich erhebt Inklusion den Anspruch gesamtgesellschaftlicher Veränderung. So verlässt sie einen defizitorientierten Ansatz, der „Behinderung" oder Anderssein als individuellen Mangel, als Fehler oder Krankheit betrachtet, und fordert

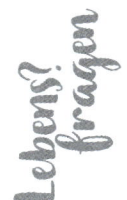

Inklusion lehrt, Anderssein nicht als defizitär, sondern als Bereicherung zu erkennen.

dazu auf, alle Menschen in ihren unterschiedlichen Begabungen, Möglichkeiten und Fähigkeiten wertzuschätzen und Verschiedenheit als Reichtum anzusehen.

Die UN-Behindertenrechtskonvention

Die intensivierte Auseinandersetzung mit dem Thema Inklusion in Deutschland ist insbesondere auf die 2006 verabschiedete UN-Behindertenrechtskonvention zurückzuführen, die 2009 von Deutschland ratifiziert und von über 150 weiteren Staaten unterzeichnet wurde. Die UN-Behindertenrechtskonvention stärkt die Menschenrechte von Menschen mit Behinderungen. Sie steht für das Ziel, dass Menschen mit Behinderungserfahrung die fundamentalen Rechte jedes Menschen gleichberechtigt – neben Menschen ohne Behinderungserfahrung – in Anspruch nehmen können.

Eine Auswahl der Forderungen aus der allgemeinen Erklärung der Menschenrechte der UN, die besonderen Bezug zur Thematik der Inklusion haben:

Artikel 1: Alle Menschen sind frei und gleich an Würde und Rechten geboren. Sie sind mit Vernunft und Gewissen begabt und sollen einander im Geiste der Brüderlichkeit begegnen.

Artikel 2: Jeder hat Anspruch auf alle in dieser Erklärung verkündeten Rechte und Freiheiten, ohne irgendeinen Unterschied, etwa nach Rasse, Hautfarbe, Geschlecht, Sprache, Religion, politischer oder sonstiger Anschauung, nationaler oder sozialer Herkunft, Vermögen, Geburt oder sonstigem Stand.

Artikel 6: Jeder hat das Recht, überall als rechtsfähig anerkannt zu werden.

Artikel 12: Niemand darf willkürlichen Eingriffen in sein Privatleben, seine Familie, seine Wohnung und seinen Schriftverkehr oder Beeinträchtigungen seiner Ehre und seines Rufes ausgesetzt werden. Jeder hat Anspruch auf rechtlichen Schutz gegen solche Eingriffe oder Beeinträchtigungen.

Artikel 16: 1. Heiratsfähige Männer und Frauen haben ohne jede Beschränkung auf Grund der Rasse, der Staatsangehörigkeit oder der Religion das Recht, zu heiraten und eine Familie zu gründen. Sie haben bei der Eheschließung, während der Ehe und bei deren Auflösung gleiche Rechte.

Artikel 21: 1. Jeder hat das Recht, an der Gestaltung der öffentlichen Angelegenheiten seines Landes unmittelbar oder durch frei gewählte Vertreter mitzuwirken.

2. Jeder hat das Recht auf gleichen Zugang zu öffentlichen Ämtern in seinem Lande.

Artikel 22: Jeder hat als Mitglied der Gesellschaft das Recht auf soziale Sicherheit und Anspruch darauf, durch innerstaatliche Maßnahmen und internationale Zusammenarbeit sowie unter Berücksichtigung der Organisation und der Mittel jedes Staates in den Genuss der wirtschaftlichen, sozialen und kulturellen Rechte zu gelangen, die für seine Würde und die freie Entwicklung seiner Persönlichkeit unentbehrlich sind.

Artikel 23: 1. Jeder hat das Recht auf Arbeit, auf freie Berufswahl, auf gerechte und befriedigende Arbeitsbedingungen sowie auf Schutz vor Arbeitslosigkeit.

2. Jeder, ohne Unterschied, hat das Recht auf gleichen Lohn für gleiche Arbeit.

3. Jeder, der arbeitet, hat das Recht auf gerechte und befriedigende Entlohnung, die ihm und seiner Familie eine der menschlichen Würde entsprechende Existenz sichert, gegebenenfalls ergänzt durch andere soziale Schutzmaßnahmen.

Artikel 25: 1. Jeder hat das Recht auf einen Lebensstandard, der seine und seiner Familie Gesundheit und Wohl gewährleistet, einschließlich Nahrung, Kleidung, Wohnung, ärztliche Versorgung und notwendige soziale Leistungen, sowie das Recht auf Sicherheit im Falle von Arbeitslosigkeit, Krankheit, Invalidität oder Verwitwung, im Alter sowie bei anderweitigem Verlust seiner Unterhaltsmittel durch unverschuldete Umstände.

Artikel 26: 1. Jeder hat das Recht auf Bildung. Die Bildung ist unentgeltlich, zum mindesten der Grundschulunterricht und die grundlegende Bildung...

2. Die Bildung muss auf die volle Entfaltung der menschlichen Persönlichkeit und auf die Stärkung der Achtung vor den Menschenrechten und Grundfreiheiten gerichtet sein.

3. Die Eltern haben ein vorrangiges Recht, die Art der Bildung zu wählen, die ihren Kindern zuteil werden soll.

Der Konvention geht es nicht darum, neue Rechte zu formulieren oder „Spezialrechte" für eine besondere soziale Gruppe von Menschen zu schaffen. Vielmehr stärkt die Konvention die „universalen Menschenrechte" im Sinne der „Allgemeinen Erklärung der Menschenrechte" von 1948. Die dort verankerten Rechte sind die Rechte eines jeden Menschen, die er bedingungslos allein aufgrund seines Menschseins hat. Die Konvention führt die besonderen Perspektiven von Menschen mit Behinderungserfahrung systematisch in das Schutzsystem der Menschenrechte ein. Sie konkretisiert in diesem Zuge die bereits anerkannten Menschenrechte und spezifiziert die damit verbundenen staatlichen Verpflichtungen. Die Allgemeingültigkeit von Menschenrechten verdeutlicht nochmals, dass Inklusion keine spezifische Thematik der Eingliederungshilfe ist, bei der nur Menschen mit Behinderungserfahrung im Blick sind, sondern dass sie umfassend und alle Menschen betreffend gedacht werden muss.

Ein weiterer Motor für die Verstärkung inklusiver Ansätze sind neue gesellschaftliche Entwicklungen, die einen politisch und soziokulturell aktiven Umgang mit Diversität, Differenz und Pluralität möglich machen und zugleich einfordern. Dazu kommt ein allmählich wachsendes Bewusstsein für die Bedeutung humaner Ressourcen in Wirtschaft und Gesellschaft, die ihrerseits ebenso vor der Herausforderung stehen, Diversität in eine Stärke verwandeln

Gesellschaftliche Entwicklungen fordern dazu heraus, Diversität als Stärke zu verstehen.

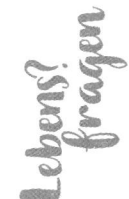

Das christliche Menschenbild als eine Grundlage des inklusiven Miteinanders

Dem christlich geprägten Menschenbild ist ein inklusives Gemeinschafts- und Gesellschaftsverständnis von je her immanent und so werden bei jedem Einsatz für Inklusion auch diese grundlegenden christlichen Anliegen unmissverständlich sichtbar. Andere religiöse oder weltanschauliche Perspektiven kommen zu ähnlichen Schlussfolgerungen und es widerspräche dem Inklusionsgedanken, diese nicht ebenfalls wahrzunehmen und gleichermaßen wertzuschätzen.

Der Blick auf den Menschen aus christlicher Perspektive erkennt in jedem Einzelnen ein Gegenüber Gottes, in dem Gott selbst erkennbar wird. Christus und mit ihm der christliche Glaube sieht in jedem Menschen ein einzigartiges und unverwechselbares Original, von Gott gedacht und geschaffen, bedingungslos geliebt und als Geschenk Gottes für die Welt in die Welt gestellt. Als Gegenüber Gottes besitzt der Mensch eine unveräußerliche Würde und einen unschätzbaren Wert an sich. Von diesem Blickwinkel her wird deutlich, dass jeder Mensch nicht nur irgendwie dazugehört, sondern dass das Recht auf uneingeschränkte Teilhabe integraler Bestandteil seiner Existenz ist und ihm unter allen Umständen gewährt werden muss, da sonst der Gemeinschaft und Gesellschaft etwas Einzigartiges unwiederbringlich verloren geht – einzigartige Gedanken und Sichtweisen, einzigartige Fragen und Ideen, einzigartige Beziehungsgestaltung und Lebensfreude, einzigartige Liebe. Diese Grundorientierung misst menschlichen Leben einen Wert bei, der weit über eine wirtschaftliche „Verwertbarkeit" hinausgeht. Jeder Mensch ist Teil eines großen Ganzen und leistet dazu einen Beitrag. Dieser Beitrag drückt sich jedoch gerade nicht nur in messbaren Kenngrößen aus.

So sind Christinnen und Christen in einer Gesellschaft einerseits herausgefordert, ihr Wissen und ihre Erfahrungen sowie ihr Bild und ihren Blick auf den Menschen und vom Menschen in die gesamtgesellschaftliche Diskussion einzubringen. Dazu gehört auch, anwaltschaftlich für die Menschen und ihre Rechte einzutreten, die selbst keine eigene oder nur eine

> **Als Geschöpf Gottes besitzt jeder Mensch unveräußerliche Würde und Rechte.**

> **Der christliche Glaube fordert zur Parteinahme für das Schwache und zur Selbstreflexion heraus.**

zu müssen. Wer Gesellschaft von morgen denkt, muss im Heute konsequent die notwendigen Rahmenbedingungen schaffen, damit das Morgen gelingen kann. Es geht längst nicht mehr darum, ob oder wieviel Inklusion eine Gesellschaft sich leisten möchte, sondern dass Gesellschaft nur mit Inklusion insgesamt dauerhaft gelingen kann.

schwache Stimme haben. Andererseits sind Christinnen und Christen herausgefordert, ihr Reden, Denken und Handeln vor diesem Hintergrund immer wieder neu, auch ganz persönlich, zu reflektieren: Welchen Wert hat der Einzelne für mich und die Gesellschaft? Welche Perspektive wird eingenommen, wenn menschliches Leben bewertet oder beurteilt wird? Worin besteht der Reichtum in der Vielfalt?

Gesellschaftspolitische Herausforderungen und Konsequenzen

Natürlich ist der Weg hin zu einer real-inklusiven Gesellschaft kein einfacher. Er erfordert ein Umdenken, ein Überprüfen des bisher für richtig Erachteten und eine Reflexion von Einstellungen, Haltungen und Bewertungen und ein Einüben neuer Denk- und Handlungsmuster. Auch ließen sich sicherlich viele Argumente finden, um inklusiven Ansätzen entgegenzuwirken: Inklusionsbestrebungen seien utopisch, nicht umsetzbar, nicht finanzierbar, oder nicht alle Menschen könnten und wollten inkludiert „werden". Vielfalt und Verschiedenheit können anstrengend sein und werden es immer bleiben. Sie müssen ausgehalten und manchmal auch ertragen werden. Der Schlüssel dazu heißt Liebe – Liebe zum Menschen, Liebe zum Leben und auch Liebe zu Gott, der mich und dich, meinen und unseren Nächsten geschaffen hat.

Ein Kerngedanke ist dabei zentral: Wer den Leitgedanken „Inklusion" ernst nimmt, der setzt entsprechende Maßnahmen nicht für Menschen um, sondern mit ihnen. Ein wichtiger erster Schritt liegt dann darin, Betroffene zu Beteiligten zu machen und nicht über und für sie, sondern mit ihnen Inklusion zu gestalten und sie in die Suche nach Antworten von Anfang an einzubeziehen: Wie sehen die jeweiligen Hindernisse und Hürden konkret aus und welche Wege führen tatsächlich zu einer Ermöglichung von Beteiligung? Betroffene wissen dies in aller Regel am besten, denn sie stehen z. B. konkret in der Arbeitswelt täglich vor den Herausforderungen bei der Gestaltung von Arbeitsplätzen, Arbeitsabläufen und Arbeitszeitmodellen. So wissen zum Beispiel Gehörlose besser, wo Lichtsignale statt akustischer Hinweise notwendig sind, welche Informationen schriftlich und nicht nur mündlich weitergegeben werden müssen oder wo ein Gebärdendolmetscher bei einer Konferenz erforderlich ist. Rollstuhlfahrer erleben die täglichen „Hürden", z. B. beim Besuch eines Gottesdienstes, viel konkreter als Menschen, die nicht auf den Rollstuhl angewiesen sind. Menschen mit geistigen Einschränkungen sind häufig schneller erschöpft als Menschen ohne Einschränkung. Dieses Erfahrungswissen zu berücksichtigen und zu nutzen, erleichtern Fortschritte bei der Inklusion wesentlich. Daraus folgt, dass Betroffene in alle Prozesse zu involvieren sind und sie auf Augenhöhe mitgestalten können.

> **Gleichberechtigte Teilhabe beinhaltet dementsprechend auch gleichberechtigte Mitbestimmung.**

Rechte von Menschen mit geistiger Behinderung

Was bedeutet das alles nun ganz praktisch? Konkrete Beispiele von Menschen mit Behinderung machen die Herausforderungen und Konsequenzen von Inklusion deutlich. In den letzten Jahren sind die beiden Themen „Wahlrecht" und „Elternschaft von Menschen mit geistiger Behinderung" in den Mittelpunkt gerückt. Sollen Menschen mit geistiger Behinderung wählen dürfen (aktives Wahlrecht) und vielleicht sogar gewählt werden können (passives Wahlrecht)? Können Menschen mit einer geistigen Behinderung sich verlieben, heiraten und sogar Eltern werden?

Zunächst der Versuch einer Begriffsdefinition:

Der Begriff „geistige Behinderung" bezeichnet allgemein einen andauernden Zustand deutlich unterdurchschnittlicher kognitiver Fähigkeiten eines Menschen sowie die damit gegebenenfalls verbundenen Einschränkungen des Gefühlslebens und Verhaltens sowie motorischer Fähigkeiten.[1]

Das Wahlrecht

Bis vor wenigen Jahren war das Wahlrecht von Menschen, die unter vollständiger Betreuung standen – und dies waren zumeist Menschen mit einer geistigen Einschränkung – nicht nur umstritten, sondern gesetzlich sogar ausgeschlossen, wenn sie unter vollständiger Betreuung standen. Eines der Hauptargumente dafür war, dass Menschen mit geistiger Behinderung kognitiv nicht in der Lage seien, Politik und die (Aus-)Wirkung von Wahlen zu verstehen. Das Bundesverfassungsgericht hat nunmehr im Jahr 2019 geurteilt, dass ein Ausschluss vom aktiven Wahlrecht zwar gerechtfertigt sein kann, wenn bei einer bestimmten Personengruppe davon auszugehen ist, dass die Möglichkeit zur Teilnahme am Kommunikationsprozess zwischen

> **Menschen mit geistiger Behinderung sind nicht von vornherein vom Wahlrecht auszuschließen.**

Volk und Staatsorganen nicht in hinreichendem Maße besteht. Menschen mit geistiger Behinderung können sich jedoch in aller Regel eine Meinung bilden und eine Meinung haben sowie in Kommunikation treten. Nur weil ihre Meinung teilweise nicht leicht verständlich erscheint und die Kommunikation auf Schwierigkeiten stößt, darf dies nicht dazu führen, Menschen aufgrund ihrer Behinderung und Betreuungsnotwendigkeit von zentralen demokratischen Mitwirkungsrechten auszuschließen.

Elternschaft

Eine ebenso strittige Frage bezog sich auf die Elternschaft von Menschen mit sehr niedriger Intelligenz. Artikel 6 des Grundgesetzes verfügt: „Ehe und Familie stehen unter dem besonderen Schutz der staatlichen Ordnung."

Weiter heißt es: „Pflege und Erziehung der Kinder sind das natürliche Recht der Eltern und die zuvorderst ihnen obliegende Pflicht. Über ihre Betätigung wacht die staatliche Gemeinschaft." Hier stellt sich im Sinne von Inklusion die Frage: Kann das nicht auch für Menschen mit sehr geringer Intelligenz gelten, gerade dann, wenn wir den Gedanken der Inklusion ernst nehmen?

Es gibt keinen Grund, Elternschaft von Menschen mit geistiger Behinderung zu untersagen, wenn diese eine entsprechende emotionale Befähigung haben oder entwickeln können und bereit sind, Hilfen vom Fachpersonal anzunehmen.

Bislang mündeten Schwangerschaften geistig behinderter Frauen entweder in Schwangerschaftsabbrüchen, der Betreuung der Kinder in Pflegefamilien oder einer Adoption. Teilweise wurden die Frauen in der Folge auch sterilisiert. Um geistig behinderten Menschen einen eigenen Kinderwunsch zu ermöglichen, bestehen daher seit einigen Jahren Angebote und Einrichtungen der „begleiteten Elternschaft". Geistig behinderte Eltern, die ein Kind erwarten, bereits haben oder dauerhaft erziehen wollen und dies nur mit Hilfe schaffen, können in begleiteten ambulanten oder stationären Settings mit der Hilfe von Familienhebammen und sozialpädagogischen Fachkräften tragfähige Eltern-Kind-Beziehungen aufbauen. Gleichzeitig haben diese Angebote zum Ziel, das ebenso relevante Kindeswohl sicherzustellen. Ein inklusiver Ansatz macht es hier möglich, die konkreten individuellen Bedürfnisse der Eltern und Kinder wahrzunehmen, entsprechende Unterstützung von Eltern und Kindern anzubieten und so ein selbstbestimmtes Leben innerhalb der Gesellschaft zu ermöglichen.

Auch Menschen mit geistiger Behinderung haben ein Recht auf – ggf. begleitete – Elternschaft.

Inklusive Schule

In der öffentlichen Wahrnehmung wird Inklusion auch in Bezug auf Schule diskutiert. In einer „inklusiven Schule" lernen Kinder mit Behinderung gemeinsam mit Kindern ohne Behinderung. Dabei hat man festgestellt, dass Kinder ohne Behinderung, die vermeintlich als Lernhelfer agieren müssen, nicht weniger lernen als Kinder, die eine nicht inklusive Schule besuchen. Die Kinder mit Behinderung profitieren ebenfalls vom gemeinsamen Lernen. In Deutschland haben etwa sieben Prozent aller Schülerinnen und Schüler Förderbedarf. Davon werden über die Hälfte noch immer in Förderschulen unterrichtet, doch auch diese Kinder haben ein Recht auf Inklusion. Auf eine Klassenstärke von 25 Kindern kommen dabei im Durchschnitt ein bis zwei Schüler mit Förderbedarf.[2]

Inklusion an Schulen gelingt aber nur da, wo eine Atmosphäre der Akzeptanz herrscht, in der Kinder mit Förderbedarf nicht wegen ihrer Auffälligkeiten von Mitschülern gemobbt werden und wo genügend Lehrkräfte sonderpädagogisch ausgebildet sind. Sodann müssen ausreichend Schulbegleiter und Schulbegleiterinnen der Kinder mit Förderbedarf in das pädagogische Geschehen einbezogen werden. Nicht zuletzt gelingt Inklusionsschule da und manchmal auch nur da, wo technische Hilfsmittel und durch bauliche Maßnahmen wie z. B. einen Aufzug im Schulgebäude, Unterstützung für die Kinder mit körperlichen Einschränkungen zur Verfügung stehen.

Aber gerade an diesen Rahmenbedingungen scheitert Inklusion auch immer wieder. Regelschulen sind eben häufig nicht auf Kinder mit speziellem Förderbedarf vorbereitet, sowohl was z. B. Anzahl wie auch die Aus- und Fortbildung der Lehrkräfte als auch die technisch-baulichen Gegebenheiten betreffen. Hier wird Akzeptanz der Inklusion in der öffentlichen Wahrnehmung verspielt, das Recht der Kinder mit Förderbedarf missachtet und auch den Kindern ohne Förderbedarf wichtige Erfahrungen vorenthalten. Dort, wo Inklusion erfolgreich gelebt wird, lernen Kinder ohne Berührungsängste miteinander umzugehen, üben gesellschaftliches Miteinander in Vielfalt ein und diese als normal und gut zu empfinden.

Inklusion ist keine Utopie. Sie ist tatkräftige Antwort auf die Frage nach dem einen angemessenen Umgang aller Menschen mit allen Menschen, also auch mit allen Menschen, die nicht einer vermeintlichen Norm entsprechen.

Oliver Stier

41 Jahre, Rechtsanwalt, seit 2006 in verschiedenen Positionen der Diakonie tätig, aktuell Sprecher des Vorstands des Christlichen Jugenddorfwerk Deutschlands und u. a. Vorstandsmitglied im CVJM Deutschland und Bundesverband evangelische Behindertenhilfe. Seit 20 Jahren verheiratet und Vater von drei Teenies.

Thomas Kerksiek

Diplom Sozialpädagoge, MA Diakoniemanagement, Business- und Onlinecoach, verheiratet, zwei Kinder. Seit 20 Jahren im Christlichen Jugenddorfwerk Deutschlands tätig, verantwortet derzeit im CJD das Thema „Wertekommunikation".

---

[1] https://de.wikipedia.org/wiki/Geistige_Behinderung, zuletzt abgerufen am 15. Juni 2021
[2] Vgl.: https://www.aktion-mensch.de/dafuer-stehen-wir/was-ist-inklusion/11-Vorurteile-ueber-Inklusion.html, letzter Aufruf 08.06.2021.

Lebens? fragen

8. Kapitel
Wenn ein Mensch sich das Leben nimmt
Von Schuldgefühlen, offenen Fragen und hoffnungsvollen Ausblicken

Wolfgang Kraska

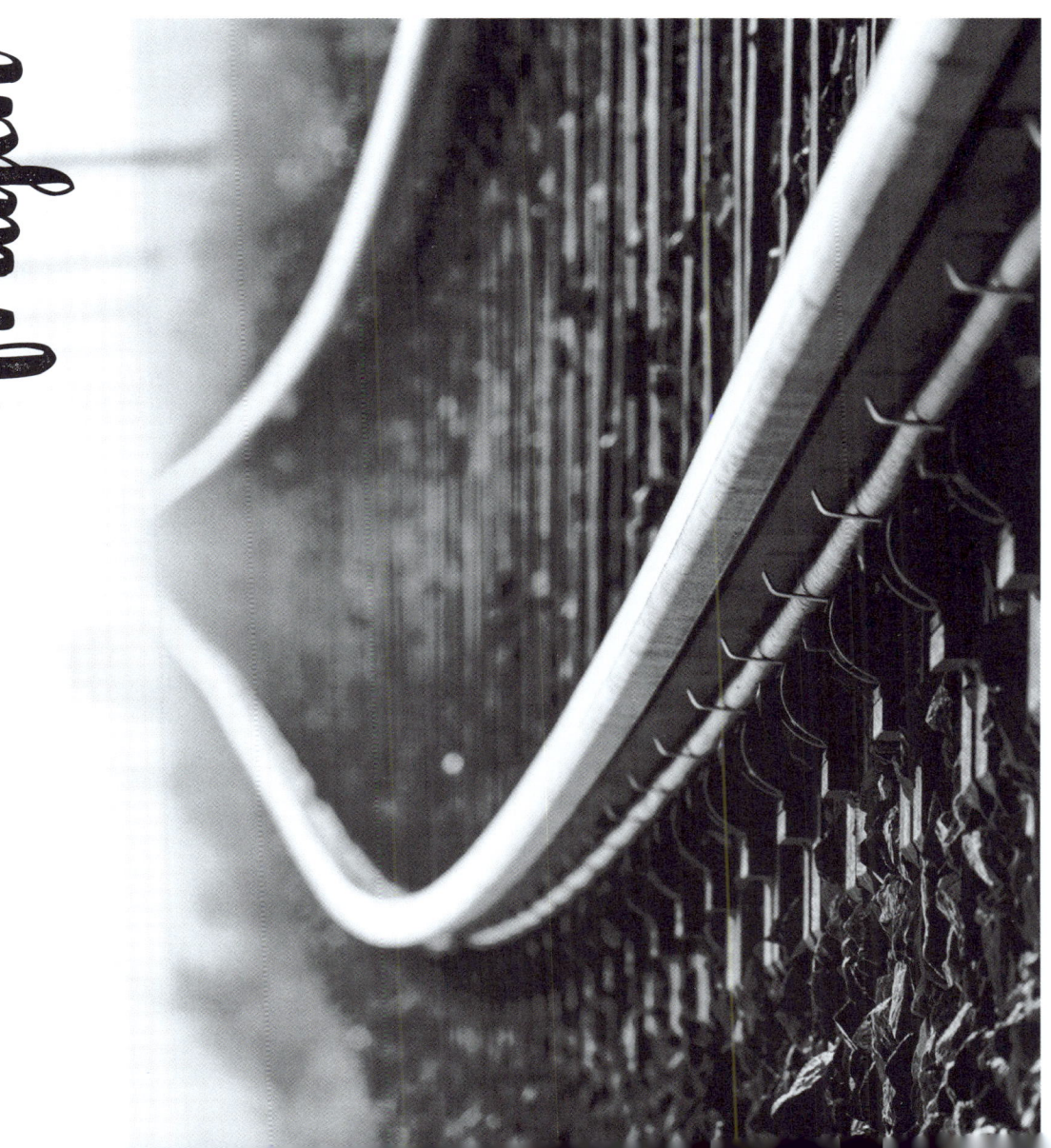

Es ist ein wunderschöner Tag. Hinter uns liegt eine Wanderung in den Walliser Alpen. Es ist Ende August und fast etwas zu heiß zum Wandern. Jetzt am Abend ist es angenehm kühl und von der Terrasse unseres Ferienhauses genießen wir die Aussicht auf die Berge und den Sonnenuntergang. Die ersten von drei Urlaubswochen geht zu Ende. Gegen 23.00 Uhr klingelt das Handy meiner Frau. Am anderen Ende der Leitung ist der diensthabende Arzt einer Klinik. Er habe eine schlimme Nachricht. Unser Sohn Michael sei tot. Meine Frau ist wie benommen, kann nicht glauben, was sie gehört hat; kann vor allem nicht weiter zuhören. „Ich lege jetzt erst mal auf und rufe gleich zurück", sagt sie.

Schweigen und Grübeln

Sie berichtet mir, was sie gerade erfahren hat. Fassungslos sitzen wir da, wie gelähmt. Es dauert eine Weile, bis die Information vom Kopf ins Herz getropft ist und die Tränen uns überwältigen. Kann das denn wahr sein? Liegt nicht vielleicht ein Irrtum vor? Eine Verwechslung? Nachdem wir uns einigermaßen beruhigt haben, übernehme ich es, noch einmal in der Klinik anzurufen. Ich lasse mir alles noch einmal erzählen, frage nach und erfahre weitere Einzelheiten. Wir bekommen die Telefonnummer einer Polizeidienststelle, bei der wir uns morgen melden sollen.

Den Rest der Nacht verbringen wir damit, zu weinen, zu beten und gelegentlich den einen oder anderen Gedanken zum Tod unseres Jungen zu äußern.

> Gerade jetzt ist es gut, nicht allein zu sein.

Viel reden wir nicht. Die meiste Zeit brüten wir still vor uns hin. An Schlaf ist nicht zu denken. Nach einiger Zeit fangen wir an, die Koffer zu packen. Gleich morgen früh werden wir den Urlaub abbrechen und nach Hause fahren. Auf der langen Autofahrt schweigen wir immer noch viel, jeder ist mit seinen Gedanken und Gefühlen beschäftigt, und doch ist es gerade jetzt gut, einander auf dem schweren Nachhauseweg zu haben.

Zu Hause angekommen werden wir auf die Polizeistation gebeten, um einige Unterschriften zu leisten und ein paar Habseligkeiten und Fundstücke unseres Sohnes abzuholen. Viel ist es nicht, was wir in einem braunen Papiersack überreicht bekommen. Darin liegt auch die leere, blutverschmierte Umhängetasche unseres Sohnes. Sie lässt erahnen, wie schrecklich sein Tod gewesen sein muss. Er hat sich vor einen ICE geworfen, sagt man uns. Auch das noch! Was mag das mit dem Lokführer gemacht haben? Der habe nur ein dumpfes Rumpeln wahrgenommen. Für ihn war es bereits der siebte Vorfall dieser Art. Trotzdem wird er seinen Dienst erst nach ein paar Tagen wieder aufnehmen können. Kann man sich an so etwas jemals gewöhnen?

Die Suche nach Gewissheit

Mir genügen diese Informationen, aber meine Frau will alles möglichst genau wissen und stellt viele Detailfragen. Sie grübelt darüber nach, wie schnell unser Sohn wohl tot war, wie lange er womöglich gelitten hat. Zu Hause studiert sie akribisch die Dokumente, einige Tage später ruft sie noch zweimal bei der Polizei an, um Fragen zu klären, die ihr im Nachhinein gekommen sind. Wegen des schlimmen Zustandes der Leiche verzichtet die Polizei auf eine direkte Identifizierung durch uns. Wir beschränken uns darauf, das Tattoo auf dem Oberarm unseres Sohnes zu beschreiben. Für mich sind die Fakten und Funde eindeutig. Ich habe keine weiteren Fragen. Aber weil keine Ausweispapiere gefunden wurden, wird meine Frau den Gedanken nicht los, es könne sich trotz allem um einen Irrtum handeln. Vielleicht ist unser Sohn ja in Wahrheit nach Spanien oder sonst wohin geflogen.

Wir besichtigen den Unfallort und suchen akribisch nach Spuren. Tatsächlich finden wir mehrere eindeutige Überbleibsel. Seine Gürtelschnalle mit einem zerrissenen Stück des Gürtels. Ein inzwischen verwitterter Kontoauszug, auf dem fast nichts mehr zu lesen ist – außer dem Namen unseres Sohnes. Einen Teil der zersplitterten Krankenversicherungskarte – wieder ausgerechnet jener Teil, auf dem sein Name steht. Außerdem finden wir sein Portemonnaie, zwar leer, ohne Geld und Papiere, aber eindeutig seines.

Nun haben wir endgültig Gewissheit. Ich jedenfalls. Meine Frau wird trotzdem nach einigen Tagen ein weiteres Mal zu dieser Stelle fahren, ohne mich. Sie möchte vor Ort noch einmal gedanklich rekonstruieren und innerlich nachvollziehen, wie unser Sohn ums Leben gekommen ist. Ich brauche das wirklich nicht und habe wenig Verständnis für ihr Anliegen. Es ist doch alles klar!

Jeder trauert anders

Der Ton zwischen uns wird schärfer. Ich verarbeite den Verlust offensichtlich anders als sie. Typisch Mann? In den nächsten Wochen erleben wir noch manches Mal, dass wir die Art, wie der andere mit der Trauer umgeht, nicht nachvollziehen können und es zu Spannungen zwischen uns kommt. Theoretisch wusste ich, wie sehr ein solcher Todesfall auch die Ehe belasten kann – bis hin zur Trennung. Das stand für uns allerdings in keinem Augenblick zur Debatte. Inzwischen verstehe ich aber besser, welch hochsensible, nicht immer rationale Prozesse dabei ablaufen und warum sie so tief in die Beziehung eingreifen. Jede Kritik, jedes Hinterfragen, jede Geste der Ablehnung und jede Form von Unverständnis wiegt ungemein schwer – viel verletzender als in normalen Zeiten einer Ehe.

> **Unterschiedliche Arten zu Trauern können eine Beziehung sehr belasten.**

„Wie geht es dir?", werde ich das immer so genau wüsste. Manchmal bin ich am Grab, und meine Gedanken beschäftigen sich nur mit dem Zustand der Blumen. Ein andermal stehe ich unter der Dusche und plötzlich durchzuckt mich eine Erinnerung und trifft mich so hart, dass ich zu heulen anfange. Oft sind es äußere Auslöser, die alles wieder ganz nah heranholen. Das hat sich bis heute nicht geändert. Von Weitem sehe ich einen jungen Mann, der meinem Sohn ähnelt, und der Schmerz flammt urplötzlich wieder auf. Ich halte an der Ampel hinter einem kleinen Auto. „Just married" steht auf der Heckscheibe und der Gedanke durchzuckt mich: So ein Auto wird dein Junge nie fahren, obwohl er sich so danach gesehnt hat.

Nicht nur das eigene Schicksal, auch andere Nachrichten berühren mich intensiver als sonst. Ich bin wie ein Verwundeter. Eine schwierige Begegnung, eine ungeschickte Berührung, und der Schmerz lässt mich aufstöhnen. Meine Emotionen schlagen an Stellen an, die mich früher kaum berührt hätten. Wie es mir geht, ändert sich so schnell, dass ich kaum eine Aussage darüber machen kann.

Wie sollen andere mit mir umgehen?

Ich spüre, wie unsicher die Menschen um mich herum sind. Sie wissen nicht, wie sie mir begegnen sollen. Sollen sie den Tod unseres Kindes ansprechen oder ist es taktvoller, das Thema auszuklammern? Sie haben es nicht leicht mit mir. Einmal verletzte es mich sehr, als mein Gesprächspartner mich mit banalen Urlaubserlebnissen zutextete, während ich vor Trauer nicht wusste, wo mir der Kopf stand. Ein andermal war es für mich völlig unpassend, als jemand mir in einem seltenen unbeschwerten Moment mitten im Trubel einer fröhlichen Gesellschaft die Hand auf die Schulter legte und sich mit Grabesstimme nach dem Tod unseres Jungen erkundigte. Es ist ein merkwürdiger Zwiespalt. Einerseits möchte man niemanden hören und sehen, andererseits braucht man gerade jetzt so dringend Menschen um sich.

Mir ist inzwischen klar geworden: Ich selbst muss das Gespräch steuern – um meinetwillen, aber auch um meinem Gegenüber die Unsicherheit und Scheu zu nehmen. Woher soll er oder sie wissen, wie es in mir aussieht, was ich mir wünsche und was ich jetzt überhaupt nicht gebrauchen kann? Wenn ich ihnen die Begegnung mit mir nicht erleichtere, gehen sie mir vielleicht irgendwann sogar ganz aus dem Weg, um Peinlichkeiten zu vermeiden. Also ergreife ich die Initiative. Das eine Mal sage ich: „Du, mir ist gerade nicht danach, darüber zu sprechen." Ein anderes Mal nehme ich den Ball gerne auf und erzähle ausführlich von dem, was mich beschäftigt, vielleicht mehr, als mein Gegenüber hören will. Ein drittes Mal schneide ich das Thema selbst an, obwohl ich mir nicht sicher bin,

Es ist hilfreich, das Gespräch zu steuern und dem Gegenüber zu signalisieren wie es einem geht.

ob es den anderen überhaupt interessiert. Dann brauche gerade einfach einen Menschen, dem ich erzählen kann, was mich bewegt.

Eine Strafe Gottes?

„Das geschieht dir ganz recht!" Seit meiner Kindheit kenne ich diesen Satz. Ich hörte ihn zum Beispiel, wenn ich nach Ansicht meiner Eltern frech war und mir anschließend ein kunstvoll gebauter Legoturm umstürzte oder ich mir beim Spielen eine Schramme zuzog. Irgendwie fand ich den Gedanken auch logisch und gerecht, aber er hinterlässt eine tiefe, gefährliche Prägung, die gerade dann spürbar wird, wenn es ernst wird und man einen Schicksalsschlag zu verarbeiten hat. In den Wochen des Grübelns, in denen unsere Seele uns alle möglichen und unmöglichen Ideen in den Kopf spült, ist sicher auch die Frage dabei: Warum gerade wir? Was haben wir falsch gemacht oder versäumt, dass wir das erleben müssen? Auch Christen fragen sich in solchen Zeiten, ob es sich bei ihrem Unglück um eine Strafe Gottes handelt. Schließlich berichtet insbesondere das Alte Testament durchaus von gezielten Strafen Gottes, etwa wenn sein Volk Israel ihm ungehorsam war.

> **Gott schafft Vergebung, statt uns zu bestrafen!**

Hinter solchen Fragen stehen jedoch ein schräges, unbiblisches Gottesbild und eine fatale Theologie! Dies wird daran deutlich, dass Jesus Christus Mensch geworden ist und durch seinen Tod Vergebung für alle Verfehlungen erwirkt hat, die wir ja tatsächlich begangen haben. Gott schafft Vergebung, statt uns zu strafen! Diese Erkenntnis gerät jedoch leicht aus dem Blick, wenn die Gefühle lauter als der Verstand sind. In solchen Zeiten bewahrt nur der Griff zur Bibel davor, dass der Glaube wegbricht, denn in seinem Wort sagt Gott es uns zu, dass seine Liebe und Gnade größer als alle Schuld unsererseits sind.

Der Zusammenhang zwischen Leid und Schuld ist nicht so individuell zu verstehen, wie unser Herz es sich im Leid allzu leicht einreden lässt. Leid ist nach Aussage der Bibel ein selbstverständlicher Bestandteil unserer Welt und unseres Lebens. Deshalb erwarte ich nicht, dass ausgerechnet ich davon verschont bleibe. Ich gehe nicht davon aus, dass ich als Königskind Gottes einen Anspruch auf Unversehrtheit habe. Sonst käme zur Trauer die zusätzliche Last eines vermeintlichen Gottesgerichtes hinzu.

> **Auch Leid gehört zum Leben.**

Paulus bringt die Vergebung Gottes auf den Punkt, wenn er schreibt: „Es gibt hier keinen Unterschied: Alle sind schuldig geworden und haben die Herrlichkeit verloren, in der Gott den Menschen ursprünglich geschaffen hatte. Ganz unverdient, aus reiner Gnade, lässt Gott sie vor seinem Urteil als gerecht bestehen – aufgrund der Erlösung, die durch Jesus Christus geschehen ist" (Römer 3,22b-24; GNB).

Dieses Wissen hat mich vor falscher Selbstanklage und der Suche nach vermeintlichen, verborgenen Ursachen meines Leides geschützt. Ich muss mich nicht mit der Frage quälen, ob Gott das Leid bewusst geschickt hat, um mich zu strafen. Niemand und nichts kann und darf mich von der Liebe Gottes trennen (vgl. Römer 8,31-39) – auch keine verkorkste Theologie.

Diese Aussagen mögen so klingen, als würde ich mir das Leid durch theologische Reflexion vom Leib halten. So war es jedoch nicht. Letztlich waren es nicht meine Überlegungen als Theologe, die mich geistlich haben überleben lassen. Es war Jesus selbst, der meine Frau und mich durch seine spürbare Gegenwart in den schweren Monaten begleitet und dafür gesorgt hat, dass ich bei allen offenen Fragen letztlich nie an Gottes Liebe und Macht gezweifelt habe.[1]

Haben wir etwas falsch gemacht?

Immer wieder haben wir überlegt, wie es zum Suizid unseres Sohnes kommen konnte und wie wir ihn vielleicht hätten verhindern können. Meine Frau grübelte über die schwierige Schwangerschaft, in der sie ab der achten Schwangerschaftswoche nur liegen konnte. Als unser Sohn geboren wurde, war sein Kopf kleiner als normal. Nach sechs Wochen bekam er einen Erstickungsanfall aufgrund von Keuchhusten. Ist damals bereits ein bleibender Schaden entstanden? Als jüngstes von vier Kindern hatte er immer zu kämpfen, um sich gegen seine Geschwister durchzusetzen. Haben wir ihm genügend Beachtung und Liebe geschenkt oder ist er vielleicht doch im Alltagstrubel zu oft zu kurz gekommen? In der Pubertät wirkte er auf uns stark und selbstbewusst. Oft stand er im Mittelpunkt und schien mit allen gut auszukommen. Im Nachhinein erkannten wir, wie sehr er in Wirklichkeit gekämpft hat – um Anerkennung, um Erfolg, um seine Position in der Familie. Vieles davon bekamen wir nicht mit und dachten, alles sei soweit in Ordnung. Natürlich hat er alles getan, um uns in diesem Glauben zu lassen – typisch Pubertät eben.

Das alles ist lange her. Ein halbes Jahr vor dem Abitur brach bei ihm eine psychische Krankheit aus und bald war klar, dass es sich um eine schwere Form einer Psychose handelte. Rund zehn Jahre verbrachte er fast ununterbrochen in psychiatrischen Kliniken oder Rehaeinrichtungen, bis er sich mit 28 Jahren schließlich das Leben nahm. Heute denken wir manchmal, dass in der Pubertät manches falsch gelaufen sein könnte, bei dem vielleicht noch hätte gegengesteuert werden können. Möglicherweise spielen diese psychischen Überlegungen aber auch gar keine Rolle. War die Tat vielleicht nur die medizinisch erklärbare Folge seiner lange schon angelegten Krankheit? War sie vielleicht genetisch bedingt, sodass er sozusagen von Anfang an einfach schlechte Karten hatte? Wir wissen es nicht, auch nicht, nachdem wir zahlreiche Bücher über die Krankheit gelesen und manches Gespräch mit Fachleuten

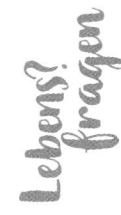

geführt haben. Beim Ausbruch einer solchen Krankheit kommen viele Faktoren zusammen. Markante Fehler in der Erziehung fallen uns nicht ein, aber wir können sie nicht völlig ausschließen. So kommen wir aus einem inneren Zwiespalt zwischen Mitleid mit unserem Sohn und notwendigem Selbstschutz nicht heraus. Vieles tut uns im Nachhinein leid und doch wissen wir nicht, wie wir es anders hätten machen können und ob das tatsächlich etwas geändert hätte.

> Hätten wir etwas anders machen können und hätte das tatsächlich etwas geändert?

Das gilt auch für seine letzte Lebensphase, die sicher seinen Entschluss zum Suizid gefördert hat. Unser Sohn hatte viele Pläne, die sich allesamt nicht verwirklichen ließen. Immer wieder musste er Ausbildungen, Praktika oder kleine Jobs teilweise nach wenigen Tagen abbrechen, weil er den Anforderungen aufgrund seiner Krankheit nicht annähernd gewachsen war. So manches Mal führten ein solcher Abbruch und der damit einhergehende Stress zu einem neuen Schub der Psychose mit erneutem monatelangen Klinikaufenthalt. Unser jahrelanger Berater, ein befreundeter Psychotherapeut, machte uns klar, dass unser Sohn erst zur Ruhe käme, wenn er seine unrealistischen Pläne aufgeben und seine Situation akzeptieren würde.

Wir versuchten, ihm diese Wahrheit in kleinen Dosierungen nahezubringen. Oft mussten wir Entscheidungen fällen, die für ihn sehr schmerzhaft waren. So konnten wir seinen Wunsch, den Führerschein zu machen, nicht unterstützen, da er schon mit weit weniger komplexen Situationen im Straßenverkehr nicht zurechtkam. Auch seinen Wunsch, eine Ausbildung zu machen oder gar zu studieren, konnten wir nicht gutheißen, da er sich kaum länger als eine halbe Stunde auf eine Sache konzentrieren konnte. Stattdessen begannen wir, nach Alternativen für die Zukunft zu suchen, die ihm ermöglichen sollten, ein selbstständiges Leben unabhängig von unserer Unterstützung aufzubauen. Wir besuchten mehrere Einrichtungen in unserer Nähe, die Wohngruppen für psychisch Kranke anboten. Er schaute sich Einrichtungen an, führte Erstgespräche mit den Mitarbeitern – und konnte sich einen solchen Weg immer weniger vorstellen. Er passte einfach nirgends so richtig hin. Doch welche Alternative hätte es gegeben?

Im Nachhinein stellen wir uns viele Fragen: Hätten wir ihn so offen mit der Realität konfrontieren dürfen? Haben wir ihn dadurch nur desillusioniert und letztlich aller Hoffnung beraubt? Hätten wir mit mehr Toleranz, mehr Taschengeld, mehr Engagement und größerem Opfer seinen Suizid verhindern können? Wie lange hätte das gut gehen können und welche Auswirkungen hätte das langfristig auf uns als Eltern gehabt?

Hätten wir den Suizid verhindern können?

Die letzte Einweisung in die Psychiatrie geschah fast nebenbei. Für uns war das leider schon zur Routine geworden. Aus Erfahrung wussten wir, dass er erst in einigen Wochen wieder soweit stabilisiert wäre, dass er zumindest das Wochenende bei uns verbringen konnte. Trotzdem fragten wir uns: Konnten wir unseren Sohn zurücklassen, während wir in die Schweiz zum Bergwandern führen? Für ihn sei das kein Problem, sagte er. Für einen bevorstehenden Suizid sahen wir keine Anzeichen, nachdem er und wir so viele Jahre mit der Krankheit gelebt hatten. Auch den Ärzten gegenüber verneinte er derartige Gedanken ausdrücklich und auch sie machten uns Mut zu verreisen, denn es war klar, dass unser Sohn in den nächsten drei Wochen nicht entlassen würde. Ehrlich gesagt waren wir auch etwas erleichtert, dass wir unseren Sohn so gut untergebracht wussten und mit gutem Gewissen in den dringend benötigten Urlaub fahren konnten.

Eine Woche später hatte er sich das Leben genommen. Natürlich fragten wir uns, ob wir uns richtig verhalten hatten. Hätten wir erkennen müssen, wie es um unseren Sohn stand? Hätten wir zu Hause bleiben sollen und hätte das irgendetwas geändert? Wir hatten viele „hätte"-Fragen!

> Wir haben jedoch keine Antworten darauf bekommen und werden sie wohl auch nie bekommen. Ein Freund sagte uns: „Fangt mit dem Grübeln über diese Frage erst gar nicht an. Ihr habt so viel für euren Sohn getan. Mehr hättet ihr wirklich nicht tun können." Wir denken, dass er damit recht hat. Dennoch bleiben die Fragen als Schatten über unserem Leben bestehen. Dass wir Teil der traurigen Biografie unseres Sohnes sind und sicher irgendwo auch schuldig geworden oder etwas schuldig geblieben sind, das ist uns auf jeden Fall klar.

Grübeln bringt uns nicht weiter.

Es bleibt ein Zwiespalt, den wir nicht gänzlich auflösen können. Einerseits melden sich immer noch Selbstanklage, die vermeintliche oder tatsächliche Schuld, das schlechte Gewissen und die bohrenden Fragen. Auf der anderen Seite kennen wir die psychologischen, medizinischen und soziologischen Fakten. In den 80er-Jahren nahm ich als junger Pastor an einer Fortbildung zum Umgang mit psychischen Erkrankungen teil und war schockiert, als die Referentin, eine erfahrene Psychiaterin, dem Tode folgen. Konnte das wahr sein? War Gott denn nicht der Fachmann schlechthin gerade für seelische Nöte? Damals gab es kaum ein Verständnis dafür, dass auch psychische Erkrankungen echte Krankheiten sind.

Heute wissen wir mehr über die biologischen Mechanismen, die hinter den Krankheiten stehen, die als psychische Krankheiten gelten. Ich bin der Ansicht, dass Gott auch heute jederzeit eine Psychose genauso wie eine Krebserkrankung

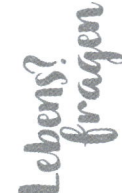

durch ein Wunder heilen kann. Ich weiß aber auch, dass dies nicht die Regel, sondern die Ausnahme ist. Zudem ist die Bandbreite psychische Erkrankungen weit und komplex. Für viele Problemstellungen ist ein lebendiger Glaube an Jesus Christus tatsächlich ein echtes Heilmittel. Wer verinnerlicht hat, dass er ein einmaliger, von Gott geliebter Mensch ist, gewinnt damit einen tiefgreifenden Ausgleich für destruktive Erfahrungen der Vergangenheit. Wer sich gewiss ist, dass der Vater im Himmel ihn kennt und sieht und immer noch ganz andere Möglichkeiten hat, als er sich vorstellen kann, gewinnt die Kraft Leiden auszuhalten und die Hoffnung nicht aufzugeben. Wer erkannt hat, dass ihm sein Leben von Gott geschenkt ist und er verantwortlich dafür ist, wie er es gestaltet, wird dieses Leben niemals leichtfertig wegwerfen. Dies alles sind Aspekte und Ansätze, die es unbedingt zu nutzen und zu stärken gilt.

> In vielen Lagen kann der Glaube an Jesus Christus heilsam wirken.

Eine Bilanzierungstat

Dennoch bin ich inzwischen überzeugt, dass jene Psychiaterin mit ihrer pointierten Aussage Recht hat. Es gibt Fälle, bei denen nach menschlichen Maßstäben keine Heilung mehr möglich ist und die für den Leidenden so unerträglich und perspektivlos sind, dass der Tod als einziger Ausweg erscheint. Der Arzt kann nicht immer erkennen, wie nah sein Patient dem Tode ist – dies gilt auch für Psychiater. Unser Sohn hat seinen Suizid sorgfältig geplant und hat alles dafür getan, dass sein Vorhaben nicht bemerkt wird. Er wusste natürlich, dass wir als Familie versucht hätten, ihn mit allen Mitteln davon abzubringen. Und er wusste auch, dass ein gescheiterter Suizidversuch für ihn eine Einweisung in eine Abteilung mit Freiheitseinschränkungen zur Folge gehabt hätte und eine höhere Dosis jener Medikamente, die ihn ruhigstellten, ihm jedoch nach zehn Jahren noch immer keine Besserung oder gar Heilung gebracht hatten.

> Auch psychische Krankheiten können zum Tode führen.

Im Abschlussgespräch erklärte uns die Ärztin: Es war eine Bilanzierungstat. Unser Sohn galt als austherapiert, alle Versuche einer Ausbildung oder auch nur stundenweisen Beschäftigung waren gescheitert. Seine Geschwister und viele seiner Freunde hatten inzwischen einen guten Beruf, teilweise auch Familie gegründet. Er aber würde sein Leben lang von einem Leistungsträger abhängig sein und nur über ein bescheidenes Taschengeld verfügen.

Es gibt Menschen, die sich mit einer solchen Situation abfinden, die damit durchaus zufrieden leben und alt werden können. Ohne Frage sollte man betroffene Angehörige auch darin bestärken, sich auf diesen Weg einzulassen. Ich verstehe jedoch auch, dass ein solches Leben auf halber Flamme für unseren Sohn keine Perspektive war. Dazu war er zu wach und zu intelligent.

Er nahm seine gesundheitliche und soziale Situation sehr bewusst wahr und reflektierte sie vermutlich ständig. Deshalb denke ich: Nein, wir hätten den Suizid nicht verhindern können. Bestenfalls hätten wir ihn bis zum nächsten Versuch verschieben können. Mir ist bewusst, dass sich dieser Satz als Versuch einer Selbstrechtfertigung deuten lässt. Für uns ist er aber kein vorschneller Schlussstrich unter ein bedrückendes Thema, sondern das Resultat eines langen inneren Ringens mit uns selbst und mit Gott.

Kommen „Selbstmörder" überhaupt in den Himmel?

Was sagt die Bibel eigentlich zur Selbsttötung? Die Frage klingt zunächst recht theoretisch, wird aber brisant, wenn Angehörige oder Menschen aus dem nahen Umfeld betroffen sind. Die Frage lässt sich auch folgendermaßen zuspitzen: Können Selbstmörder überhaupt in den Himmel kommen? Manche Fragen lassen sich schnell und scheinbar richtig beantworten, wenn man genügend Distanz zu ihnen hat. Sie werden aber kompliziert und herausfordernd, sobald konkrete Menschen und ihr Schicksal sich mit ihnen verbinden. Freitod bzw. Selbstmord oder Suizid gehören für mich zu diesen Fragen.

In der Bibel werden insgesamt sieben Selbsttötungen berichtet. Die bekanntesten sind die von Saul (vgl. 1. Samuel 31,4) und Judas (vgl. Matthäus 27,5). Es fällt auf, dass der Suizid als solcher nirgends in der Bibel kommentiert und bewertet wird. Es gibt keine Bibelstelle, die diese Frage ausdrücklich thematisiert. Dennoch haben Christen aus allgemeinen Erwägungen heraus die Selbsttötung immer abgelehnt und als Sünde gewertet. Bis ins frühe 19. Jahrhundert gab es deshalb für Menschen, die sich selbst töteten, kein christliches Begräbnis und keine Bestattung auf dem Kirchhof. Ausgangspunkt jeder geistlichen Bewertung ist dabei die Einsicht, dass unser Leben Gottes Geschenk an uns ist. Wir haben es uns nicht selbst gegeben und wir dürfen es uns nicht einfach selbst nehmen. Was bedeutet das nun im Blick auf einen Menschen, der sich dennoch selbst tötet?

Der Suizid unseres Sohnes war nicht meine erste Begegnung mit diesem Thema. Gut ein Jahr zuvor hatte ich eine Frau beerdigt, die sich von einer Brücke gestürzt hatte – eine entschiedene Christin, Ehefrau und Mutter mit einer echten, positiven Ausstrahlung. Was sollte ich einer Trauergemeinde sagen, die die gleichen Fragen wie ich selbst hatte? Im Nachhinein denke ich, diese Herausforderung war für mich eine Vorbereitung für unser eigenes Erleben, denn ohne die unmittelbare Betroffenheit als Angehöriger oder enger Begleiter wie z. B. als Seelsorger können Kopf und Herz leichter Antworten formulieren, die aber im Ernstfall nicht tragen.

Ich habe bei der Trauerfeier meine Überzeugung ausgesprochen, dass die Verstorbene dennoch bei Gott ist. Nicht, weil Selbsttötung legitim oder harmlos wäre. Ich habe mich zu dieser Aussage durchgerungen, weil ich fest an Gottes

Treue gegenüber seinen Kindern glaube. „Sind wir untreu, so bleibt er treu" (2. Timotheus 2,13; LUT). Wie könnten wir es sonst jemals bis in den Himmel schaffen? Ich legte meiner Traueransprache die bekannten Worte aus Römer 8,35.38-39 zugrunde, wo es unter anderem heißt: „Wer will uns scheiden von der Liebe Christi? Trübsal oder Angst oder Verfolgung oder Hunger oder Blöße oder Gefahr oder Schwert? (...) Denn ich bin gewiss, dass weder Tod noch Leben, weder Engel noch Mächte noch Gewalten, weder Gegenwärtiges noch Zukünftiges, weder Hohes noch Tiefes noch irgendeine andere Kreatur uns scheiden kann von der Liebe Gottes, die in Christus Jesus ist, unserm Herrn" (LUT).

> **Die Bibel sagt: Nichts kann uns trennen von der Liebe Gottes!**

Nichts kann uns von Gottes Liebe scheiden? Sollte Paulus unrecht haben und es doch eine Ausnahme geben – den Suizid? Ich glaube das nicht. Mir ist bewusst, wie gefährlich es ist, diese Gedanken auszusprechen und aufzuschreiben. Verringere ich damit nicht die Hemmschwelle zur Selbsttötung? Die Frage zeigt die Spannung, in der viele Betroffene wie wir stehen.

Es bleibt dabei: Das Leben ist ein wunderbares Geschenk Gottes, selbst dann, wenn es mit Schwierigkeiten beschwert ist. Gerade als Christen in einer säkularen Gesellschaft wollen wir Menschen in Krisen helfen, diese Wahrheit neu zu entdecken. Wir wollen alles Erdenkliche tun, um ihren Blick wieder auf Gottes unendliche Möglichkeiten zu lenken. Wenn ein Mensch dennoch für sich keinen anderen Ausweg mehr sieht, als sein für ihn unerträgliches Leben zu beenden, können wir den Suizid an sich immer noch nicht gutheißen, denn nach allem, was wir aus der Bibel wissen, ist er eine schuldhafte Handlung vor Gott. Das letzte Urteil darüber liegt jedoch bei Gott selbst. Wir hingegen dürfen und müssen den verzweifelten Menschen respektieren – in Liebe und im Vertrauen auf Gottes Gnade.

Das Leben schmeckt seitdem zartbitter

Was hat sich für uns dauerhaft geändert, seit jener Schreckensnachricht im Sommer 2012? Ich spüre, dass uns die Leichtigkeit des Lebens abhandengekommen ist. Wir sind nicht mehr so euphorisch und zuversichtlich nach dem Motto: „Alles wird gut". Nein, es wird nicht immer alles gut! Natürlich hoffen wir das bei jeder Krise und Herausforderung weiterhin, zum Glück sind wir keine melancholischen Pessimisten geworden. Wir nehmen es jedoch nicht mehr als selbstverständlich, dass sich immer alles zum Guten wenden wird.

> **Es ist nicht selbstverständlich, dass „alles gut" wird.**

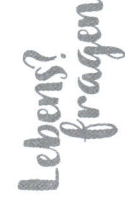

Die Bibel sagt: Gott spricht frei von aller Schuld.

Wir sind weiterhin davon überzeugt, dass nichts ohne Gottes Wissen und Zulassen geschieht. Dennoch stehen wir einem naiven Optimismus skeptischer gegenüber und sehen die Dinge differenzierter. Natürlich beten wir auch weiterhin dafür, dass eine Krise gut ausgeht. Aber das Leben ist vielfältig und auch das Leid gehört dazu. Heute schmeckt unser Leben zartbitter. Eigentlich stehe ich mehr auf süß und sahnig, aber inzwischen kann ich auch Zartbitter etwas abgewinnen – nicht nur als Schokoladensorte, sondern auch beim Umgang mit den Erinnerungen, denn ich weiß: Es wird nie wieder wie früher sein.

Wie geht man also mit solchen Fragen um? Wie geht man mit Schuld um? Es hilft nicht, alles wegzuerklären und sich selbst reinzuwaschen. Der einzig hilfreiche Weg besteht darin, sich der Schuld zu stellen und sie zu bekennen – vor Menschen und vor allem vor Gott. Er ist ohnehin der Einzige, der unseren Anteil beurteilen kann, und zugleich ist er der Einzige, der uns von Schuld befreien kann. Er schaut hinter die Kulissen und weiß, wer wir sind und was uns antreibt. Er weiß auch, wie kompliziert unser Leben und das unserer Nächsten ist und dass es nicht ohne Schuld und Versagen abgeht. Vor ihm dürfen wir aussprechen, was uns belastet und blockiert. Er spricht uns frei von unserer Schuld, auch von der verborgenen, die uns gar nicht bewusst ist, und auch von den Verstrickungen, die wir nicht durchschauen. Was für eine Alternative zum ewigen Grübeln!

Wolfgang Kraska

Pastor im Ruhestand, verheiratet mit Dorothea, 4 Kinder, 9 Enkel; Referent und Buchautor, Verfasser von Zeitschriftenartikeln und SWR-Andachten; Mitglied im Arbeitskreis Theologie der Bundesleitung des Bundes FeG, Teil der FeG Karlsruhe.

---

[1] Weitere Ausführungen zur Thematik und zur Frage, was unseren Glauben widerstandsfähig und krisenfest macht, sowie Überlegungen zu dem, worauf wir nach dem Sterben hoffen dürfen, sind in meinem Buch „Auf Wiedersehen im Paradies! Wenn liebe Menschen von uns gehen" zu finden. Die Originalausgabe (SCM R. Brockhaus) ist vergriffen, ist aber noch als E-Book erhältlich oder kann als gekürzter Nachdruck unter wolfgang.kraska@feg.de bestellt werden.

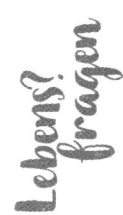

Suizid in Deutschland: Fakten und Zahlen

Anzahl der Suizide in Deutschland im Jahr 2019

Altersgruppen	Insgesamt	Männlich	Weiblich
bis 25 Jahre	471	367	104
25 bis 50 Jahre	2307	1817	490
50 bis 75 Jahre	3893	2877	1016
ab 75 Jahren	2370	1781	589

Die Tabelle zeigt ein Maximum der Suizide in den Altersgruppen der 50- bis 75-Jährigen. Insgesamt zeigt sich, dass Männer etwa dreimal häufiger Suizid begehen als Frauen.

[1] https://www.destatis.de/DE/Themen/Gesellschaft-Umwelt/Gesundheit/Todesursachen/Tabellen/sterbefaelle-suizid-erwachsene-kinder.html;jsessionid=3479820565 2E6 8D0A29B1562801BB9B4.live7412?nn=375478, zuletzt abgerufen am 21. Juni 2021.

Anzahl der Suizide pro 100.000 Einwohner in Deutschland im Jahr 2019

	Gesamt	Männlich	Weiblich
Suizidrate	12,3	18,6	6,2
Absolute Zahl	9041	6842	2199

Die Gesamtrate pro 100.000 Einwohner lag in den letzten zehn Jahren zwischen 12,3 und 13,4.[2] Zum Vergleich: In absoluten Zahlen ist die Rate der Suizidenten dreimal höher als die der Verkehrstoten (3059 im Jahr 2019).[3]

[2] https://apps.who.int/gho/data/node.main.MHSUICIDE?lang=en, zuletzt abgerufen am 21. Juni 2021.
[3] https://www.destatis.de/DE/Presse/Pressemitteilungen/2020/02/PD20_061_46241.html

Ursachen von Suizid
Auslöser sind oft aktuell belastende Situationen, z. B.:[4]
- Verlusterlebnisse, Trennungen
- Erlebte Kränkungen
- Drohende Beschämung oder Bestrafung
- Versagen
- Enttäuschungen
- Krebsdiagnose

Motive bzw. mit dem Gedanken an Suizid verbundenen Wünsche, Bedürfnisse, Impulse oder Ziele:

- Appell („cry for help")
- Beenden von Hilflosigkeit und Ohnmacht
- Die Sehnsucht nach Ruhe bzw. einer (Lebens-)Pause
- Flucht aus einer als unerträglich empfundenen Situation
- Selbstbestrafung
- Rache oder Bestrafung anderer
- Manipulation („etwas erreichen wollen")
- Opfer („für etwas oder andere sterben")
- Wiedervereinigung mit einem Verstorbenen
- Psychotische Motivation (Wahn, Angst, Halluzinationen)

Ursache oder Hintergründe für einen Suizid sind neben persönlichen Erfahrungen und der individuellen psychische Konstitution auch Belastungsfaktoren wie:

- Abhängigkeitserkrankung
- Psychische Erkrankung wie Depression, Psychose, Persönlichkeitsstörung
- Traumata
- Soziale Belastungen

---

[4] https://www.dioezese-linz.at/dl/tuLtJKJNKmokJqx4LJK/SCHMERMER_Skript_17_-Ma_rz_2017.pdf und https://link.springer.com/article/10.1007/s15006-012-0405-8, zuletzt abgerufen am 21.06.2021.

Suizide bei Kindern und Jugendlichen:

Suizid ist die zweithäufigste Todesursache bei Jugendlichen. In der Literatur werden folgende Ursachen für Suizidalität beschrieben:[5]

- Gestörte Familienverhältnisse
- Gewalt, Missbrauch, Misshandlung, Vernachlässigung
- Unerwarteter Tod einer geliebten Person
- Vorangegangene Suizide oder Suizidversuche der Eltern oder engster Verwandter (Nachahmung)
- Schulprobleme
- Freundschaftskonflikte, Beziehungskonflikte
- Einsamkeit, Außenseitertum
- Drogen
- Psychische Störungen (Depression, Schizophrenie, Manie, Persönlichkeitsstörungen, insbesondere Borderline)
- Probleme mit der eigenen sexuellen Identität, Schwangerschaft
- Ausbildungsprobleme, Arbeitslosigkeit, Armut

---

[5] https://www.econstor.eu/bitstream/10419/39189/1/621635014.pdf, zuletzt abgerufen am 21. Juni 2021.

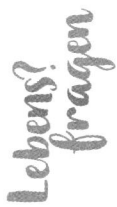

Unterschiedliche Begriffe und ihre Hintergründe[6]

Selbstmord: Dieser klassische Begriff legt eine deutliche moralische/rechtliche (Ab-)Wertung nahe. Als Mord wird im Strafgesetzbuch eine Tötung aus niederen Motiven beschrieben und ist strafbar. Beides trifft auf den Selbstmord nicht zu, wird aber über den Begriff „Mord" impliziert.

Suizid: (lateinisch sui = sich; cadere = hauen, schlagen, töten) neutraler, wertfreier Begriff

Selbsttötung: neutraler, beschreibender, im Vergleich insbesondere zum Selbstmord nicht wertender Begriff

Freitod: Wird gerne von Vertretern eines Rechts auf Suizid gebraucht, beispielsweise für Suizide, „die mit Überlegung und aus moralisch nicht verwerflichen Motiven erfolgt". Dieser Begriff wird allerdings vielfach kritisiert, da sich die meisten Menschen mit Suizidabsichten in einer Not- oder Zwangslage befinden und damit keineswegs in der Lage sind, eine „freie", völlig selbstverantwortete Entscheidung zu treffen.

Hilfsangebote für Betroffene und Angehörige

- Telefonseelsorge, Tel. 0800 1110111, https://www.telefonseelsorge.de
- Deutsche Gesellschaft für Suizidprävention, https://www.suizidprophylaxe.de

---

[4] http://www.suizidprophylaxe-online.de/pdf/04_heft170_2017.pdf, zuletzt abgerufen am 21. Juni 2021.

Organspende und die Forderung nach Nächstenliebe

Ein Plädoyer für die Wahrnehmung eines kaum beachteten Unbehagens

Dr. Wolfram Nagel

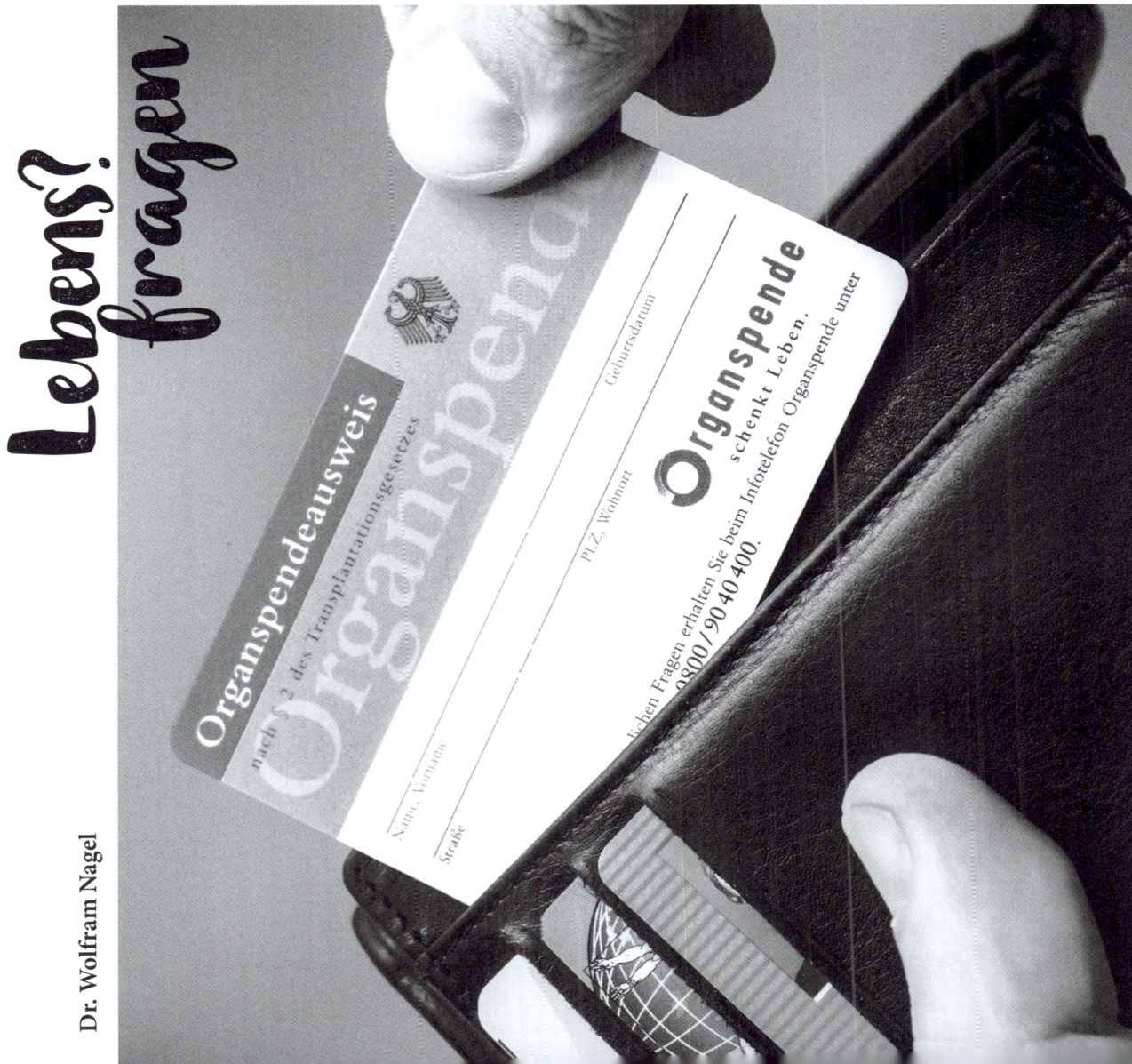

Die Lebenserwartung in Europa ist in den letzten Jahrzehnten deutlich gestiegen. Viele Menschen erreichen mittlerweile 90 Lebensjahre und mehr. Daran sind Wohlstand, Frieden und nicht zuletzt eine umfassende medizinische Versorgung ursächlich beteiligt. Allerdings sind damit auch die Erwartungen an die Medizin gestiegen, für ein gesundes und langes Leben zu sorgen.

Die Organtransplantation ist ein spezifisches Verfahren, durch das Leid und früher Tod gemindert oder hinausgezögert werden kann. Für den Einzelnen kann somit ein Spenderorgan zum Segen werden. Allerdings gibt es seit vielen Jahren einen bedeutend höheren Bedarf an Spenderorganen, als im Transplantationspool vorhanden sind.

Der Organspendeausweis

Um dem Mangel an Spenderorganen entgegenzuwirken, gibt es seit 1971 den Organspendeausweis. Damit kann der Träger seine Bereitschaft bezeugen, im Falle seines Todes eines oder mehrere Organe zu spenden, sodass eine langwierige Befragung der Angehörigen und die damit eventuell einhergehenden Gewissenskonflikte entfallen. Mehr als 70 % der Bevölkerung in Deutschland befürworten ausdrücklich die Organspende. Allerdings besitzt nur ein deutlich kleinerer Teil von knapp 30 % einen Organspendeausweis. Die Gründe für diese Diskrepanz werden vielerorts diskutiert. Die gängigen Argumente für und gegen eine Organspende tragen in ihrer Kontroverse seit Jahren zu keiner wesentlichen Veränderung dieser Situation bei. Selbst innerhalb einzelner Gesellschaftsgruppierungen wie Kirchen, Sozialverbänden oder auch Parteien findet sich ein Diskurs, den es wahrzunehmen lohnt. Ein besseres Verständnis für die offensichtlichsten Kontroversen ist notwendig, um letztlich eine eigene, ethisch begründete Position zur Organspende zu finden.

> **70 % aller Bürger befürworten den Organspendeausweis, doch nur 30 % besitzen ihn.**

Die Kontroverse

Die Transplantationsmedizin könnte sich deutlich stärker entwickeln, wenn die Ursachen für die Organknappheit erkannt und beseitigt würden. Die Verantwortlichen der Deutschen Stiftung Organtransplantation (DSO) zählen folgende Gründe auf: „Die Manipulationsskandale, die Angst, von den Ärzten zu früh aufgegeben zu werden, die Massenverschickung von Ausweisen durch die Krankenkassen, mangelnde Aufklärung, zu wenig Transparenz. Zu einem etwaigen ethischen Unbehagen – kein Wort."[1] Wie aber ließe sich dieses Unbehagen, sich als Organspender registrieren zu lassen, beschreiben?

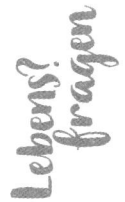

Organspende und die Forderung nach Nächstenliebe
Ein Plädoyer für die Wahrnehmung eines kaum beachteten Unbehagens

Welche Faktoren sind bei den entsprechenden Überlegungen wirksam, die möglicherweise in der Debatte zu wenig Beachtung finden?

Generell stellt sich in diesem Zusammenhang die sehr grundsätzliche Frage: Ab wann ist ein Mensch tot? Eine weitere wichtige Frage lautet: Wie kann ein Abschied in dem von technischen Erfordernissen beherrschten Rahmen einer Organentnahme für die Angehörigen gelingen?[2] Ein Beispiel für den öffentlichen Dissens spiegelt die Diskussion innerhalb der christlichen Kirchen wider. In einer gemeinsamen Erklärung der Deutschen Bischofskonferenz und des Rates der Evangelischen Kirchen in Deutschland (EKD) von 1990[3] unterstützen die Kirchen das Anliegen, die Bereitschaft zur Organspende zu fördern, sehr wirkmächtig. Wolfgang Huber und Nikolaus Schneider, einflussreiche ehemalige Vorsitzende des Rates der EKD, befürworten die Organspende mit starken Argumenten, wobei Huber u. a. die Aussage Jesu heranzieht: „Du sollst deinen Nächsten lieben wie dich selbst!"[4] Gegen solch eine rhetorisch nahezu unangreifbare Argumentation hat sich Widerspruch geregt u. a. in einer differenziert aufgestellten Positionierung der Evangelischen Frauen in Deutschland (EFiD). Darin weist die EFiD auf Aspekte hin, die in der Diskussion zu wenig beachtet werden, z. B. fehlende professionelle Begleitung der Angehörigen in dieser emotional schwierigen Zeit oder die Tatsache, dass die Hirntodkriterien keineswegs unwidersprochen sind.[5] Das Unbehagen über das intensive Eintreten für Organspende durch die offiziellen EKD-Verlautbarungen lässt sich zusammenfassen in dem Empfinden: „Wer als Christin oder Christ keinen Organspendeausweis besitzt, gerät nun in Erklärungsnot."[6]

> Das Zögern, einen Spenderausweis zu führen, beruht oft auf einem schwer greifbaren Unbehagen.

Gleichwohl mahnen so gut wie alle Veröffentlichungen und Diskussionsbeiträge zum Thema eine dringend notwendige Förderung der Organspendebereitschaft an. So formuliert sogar der Gesetzgeber im Transplantationsgesetz von 2013: „Ziel des Gesetzes ist es, die Bereitschaft zur Organspende in Deutschland zu fördern."[7]

Um das Problem mit der Organknappheit zu lösen, werden auch etliche Alternativen zur klassischen Organspende aus dem Körper Versterbender diskutiert, so etwa die Lebendspende, der Einsatz künstlicher Organe, Transplantationen von tierischen Organen oder Organ- und Zellentwicklung aus Stammzellen. Diese Alternativen sind jedoch noch nicht in der Lage, realistisch den Bedarf zu decken, zugleich werfen einige dieser Alternativen ihrerseits neue ethische Probleme auf.[8] Auf jeden Fall bestehen kaum Zweifel an der Notwendigkeit, die Organspendebereitschaft der Bevölkerung zu erhöhen. Die Erklärungsmodelle für die o. g. Diskrepanz und die entsprechenden Gegenmaßnahmen scheinen aber bisher nicht auszureichen.

Grundlegende Begriffe und Fakten

Organspende

Im Jahr 2010 spendeten in Deutschland über 1200 Menschen, d.h. als „Verstorbene" ein oder mehrere Organe. Bis 2014 reduzierte sich nach den öffentlich gewordenen „Transplantationsskandalen" die Zahl der Spender auf unter 900. Im Jahre 2014 warteten in Deutschland 10.585 Menschen auf ein Spenderorgan. Am häufigsten werden in Deutschland Nieren transplantiert, danach folgen Leber, Lunge, Herz, Bauchspeicheldrüse und Dünndarm. Außer diesen klassischen Organen wird Haut sowie die Cornea (Hornhaut vom Auge) transplantiert.

Das Spenden mehrerer Organe an unterschiedliche Empfänger ist möglich. Deutschland, Österreich, Belgien, Niederlande, Luxemburg, Kroatien, Ungarn und Slowenien arbeiten im Rahmen von Eurotransplant⁹ zusammen. Vom Lebenden können Niere, Leberteile, Knochenmark und Blut übertragen werden.

> Mehr als 10.000 Menschen warten jährlich auf ein Spenderorgan.

Hirntod

In den meisten Ländern gilt für die Organspende die „dead-donor-rule", also die Entnahme der Organe aus dem Körper eines Verstorbenen. Demnach gilt der potenzielle Spender als tot, wenn die Hirntodkriterien erfüllt sind. In manchen Ländern gilt nicht nur der Hirntod, sondern auch der Herzstillstand („Non heart-beating donor") als Kriterium. In Deutschland dürfen allerdings Organe von Menschen, denen Organe ausschließlich aufgrund von Herzstillstand entnommen wurden, nicht implantiert werden. Auch die Hirntodkriterien werden nicht in allen Ländern auf die gleiche Weise formuliert und umgesetzt. In Deutschland muss nachgewiesen werden, dass Groß-, Klein- und Stammhirn abgestorben sind. Dazu müssen von fachlich besonders qualifizierten Ärzten, die nicht an der Transplantation beteiligt sind, verbindliche neurologisch-klinische Untersuchungen durchgeführt werden; diese können durch medizintechnische Untersuchungen ergänzt werden. Die Kriterien werden nach dem jeweils aktuellen Erkenntnisstand regelmäßig von der Bundesärztekammer aktualisiert.

> Bei der Feststellung des Todes kommen verschiedenen Kriterien zum Einsatz.

Personalität und deren individuelle Wahrnehmung

Eine Intensivmedizinerin schildert ihre Erfahrungen mit der Organspende so: „Für mich persönlich ist der Gedanke, dass die Seele im Herzen wohnt, emotional naheliegend und beruhigend. Als Ärztin sehe ich aber den irreversiblen Funktionsverlust des Gehirns als den Endpunkt des Lebens. Ich empfinde das nicht als Widerspruch."[10]

Hier wird deutlich, dass naturwissenschaftliche Perspektive und eigene Intuition manchmal auseinandergehen. Es gibt sehr unterschiedliche Ansichten davon, wo etwa die Seele sitze und was den Menschen als Person ausmache, wie sich diese Vorstellungen auf die Sicht vom menschlichen Tod auswirken und wie sich daraus ein Todeszeitpunkt begründen lässt.

> Die naturwissenschaftliche Definition des Todes und die persönliche Intuition können auseinandergehen.

Schaut man in die Religionsgeschichte, wird deutlich, dass es mit rein naturwissenschaftlichen Erkenntnissen zum Thema Tod und Organspende nicht getan ist. In der jüdischen Tradition z. B. lassen sich die Begriffe, die „Leben" beschreiben, nicht exakt abgrenzen. Für das Verständnis von Personalität sind vier verschiedene hebräische Begriffe wichtig, die annähernd mit „Seele" (näfasch), „Fleisch" (basar), „Geist" (ruach) und „Herz" (leb) wiedergegeben werden können. Die gebräuchliche Definition von Hirntod entspricht in diesem Zusammenhang am ehesten dem Begriff ruach. Zudem spielt die Gottesebenbildlichkeit in der jüdischen Tradition eine entscheidende Rolle. Dabei wird deutlich, dass zur Würde des Sterbenden seine „Vollständigkeit" gehört. Überdies wird der Tod als Prozess betrachtet, der die Tage vor und nach dem eigentlichen Todeszeitpunkt einschließlich aller biologischen, sozialen und spirituellen Komponenten umfasst.[11] Heute befassen sich philosophische Ansätze damit, die personale Identität in das Bestehen des menschlichen Organismus einerseits und die biografische Identität der Persönlichkeit andererseits zu trennen.[12]

Zustimmungslösung vs. Widerspruchslösung

In ca. einem Viertel der europäischen Staaten gilt eine Art von Zustimmungslösung, die restlichen Staaten haben Widerspruchslösungen. Deutschland hat eine „Entscheidungslösung" als Sonderform einer „erweiterten Zustimmungslösung". Dies bedeutet, dass entweder der Spender zu Lebzeiten ausdrücklich einer postmortalen Organentnahme zugestimmt haben muss, oder dass die Angehörigen zustimmen können, wenn über den mutmaßlichen Willen des Sterbenden nichts bekannt ist. Zusätzlich soll in Deutschland jeder Bürger mindestens einmal in seinem Leben dazu aufgefordert werden, sich mit dem Thema Organspende auseinanderzusetzen. Dazu werden alle Krankenversicherten von ihren Krankenkassen entsprechend angeschrieben. In diesem Zusammenhang ist erwähnenswert, dass gut informierte Bürger häufiger einen Organspendeausweis besitzen als weniger gut informierte.[13] Jede weitere Beschäftigung mit dem Thema und eine mündliche oder schriftliche Zustimmung oder Ablehnung der Organspende sowie gegebenenfalls das Ausfüllen eines Organspendeausweises

> In Deutschland gilt eine erweiterte Zustimmungslösung.

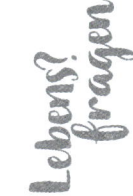

Transplantationsgesetz

Um die Rahmenbedingungen einer Transplantation z. B. in Bezug auf Organhandel oder den Verwandtschaftsgrad bei Lebendspendern zu regeln, wurde im Jahre 1997 das Transplantationsgesetz[14] (TPG) in Deutschland veröffentlicht. 2007 wurde es revidiert und ist nun in der letzten Revision von 2020 gültig. Etliche Abläufe und Rechtspositionen konnten geklärt werden und die Bedingungen und Voraussetzungen für eine Organentnahme wurden konkretisiert. Jeder Form von Organhandel wurde eine deutliche Absage erteilt.

Auch die gesetzlich vorgeschriebene Begleitung der Betroffenen wurde verbessert, indem z. B. Transplantationsbeauftragte die Angehörigen von Spendern „in angemessener Weise" begleiten sollen. In dem Paragrafen[15] über die zu erfolgende Aufklärung der Bevölkerung vermisst man allerdings die Verankerung einer Aufklärung über mögliche Folgen der Organtransplantation bei Spendern und Angehörigen. Eindeutiges „Ziel des Gesetzes ist es, die Bereitschaft zur Organspende in Deutschland zu fördern."[16] Transparenz, Verhinderung des Organhandels und andere wichtige Ziele erscheinen an dieser Stelle eher als Mittel zum Zweck.

Allgemein werden in der öffentlichen Kommunikation des Gesetzgebers und der Fachleute die emotionalen und psychischen Komponenten im Rahmen der Organspende offensichtlich immer noch unterschätzt.

> **Das Transplantationsgesetz verbietet jegliche Form von Organhandel.**

Bei der Widerspruchslösung muss der Bürger einer Organentnahme aktiv widersprechen, um nicht Organspender zu werden. In den entsprechenden Ländern fällt die Organknappheit weitaus geringer aus. Da es sich also bei der Zustimmungslösung offensichtlich um ein Trägheitsmoment ohne bewusste und freie Entscheidung handeln dürfte, bleibt diese Regelung ethisch unbefriedigend. Andererseits trägt sie aus gleichem Grund zur beschriebenen Organknappheit bei, was ethisch als ebenso unbefriedigend zu betrachten ist. Diese Debatte kann hier nur angedeutet werden. Der in Deutschland beschrittene Weg mit erweiterter Zustimmungslösung, obligater Information und Entscheidungsaufforderung mag hier ein Kompromissweg sein.

bleiben ausdrücklich freiwillig. Mit dieser Regelung soll verhindert werden, dass potenzielle Spender sich nur deshalb nicht äußern, weil sie nie gefragt wurden. An dieser Stelle ist darauf hinzuweisen, dass selbstverständlich die Möglichkeit besteht, einen Organspendeausweis auszufüllen und darin ausdrücklich eine Organspende abzulehnen. In diesem speziellen Fall müsste dann diskutiert werden, ob konsequenterweise auch der Empfang eines Organes damit ausgeschlossen ist.

So regelt das Transplantationsgesetz z. B. Folgendes: „Die Entnahme von Organen oder Geweben bei einem toten Embryo oder Fötus ist nur zulässig, wenn [...] die Frau, die mit dem Embryo oder Fötus schwanger war, durch einen Arzt über eine in Frage kommende Organ- oder Gewebeentnahme aufgeklärt worden ist und in die Entnahme der Organe oder Gewebe schriftlich eingewilligt hat [...]"[17] Eine solche Regelung dürfte die Betroffene allerdings eher emotional überfordern, als sie zur Freigabe der Spenderorgane zu motivieren.

> In der öffentlichen Kommunikation werden die emotionalen Aspekte oft unterschätzt.

Lebendspende

Die Organspende von Hirntoten muss in mancherlei Hinsicht deutlich von der Lebendspende abgegrenzt werden. Von letzterer sei an dieser Stelle nur deshalb die Rede, um die Argumente im Rahmen der Organspende von Hirntoten besser auszuleuchten. Prominenter Vertreter einer Lebendspende ist Frank-Walter Steinmeier[18], der im Jahre 2010 seiner Ehefrau eine Niere spendete. Die Möglichkeit einer Lebendspende ist im TPG für nahe Angehörige geregelt. Auch die Frage, ob ein potenzieller Lebendspender im persönlichen Nahbereich wirklich eine freie Entscheidung treffen kann, muss an anderer Stelle intensiver diskutiert werden. In jedem Fall muss auch in diesen Fällen eine umfangreiche Aufklärung erfolgen.[19]

Die Diskussion

Die vorgestellten Positionen und Fakten müssen letztlich von jedem persönlich eingeordnet werden und nach Abwägung zu einer durchtragenden Entscheidung für oder gegen die eigene Bereitschaft zur Spende führen. An dieser Stelle sollen die Argumente für und gegen eine Organspende unter ethischen Gesichtspunkten abgewogen und mit der EKD-Position abgeglichen werden.

Argumente für die Organspende

Das wichtigste Argument für eine Organspende ist m. E. die zu gewinnende *Lebensqualität* des Empfängers. In manchen Fällen wird der baldige Tod verhindert (Herz), in anderen gewinnt der Empfänger Unabhängigkeit, z. B. von einer belastenden Dialyse. Durch eine Transplantation der Augenhornhaut kann das Sehen mit allen wunderbaren Folgen wieder neu möglich werden. Leiden wird gemindert, die Lebensqualität in einem Maße gesteigert wie bei wenigen anderen Therapieformen. In den Stellungnahmen der EKD leitet sich daraus das überaus wirkmächtige Argument der Nächstenliebe ab.[20] Der Begriff der Nächstenliebe ist innerhalb der Kirche und im christlich geprägten Abendland

> Eine Transplantation ermöglicht eine entscheidende Verbesserung der Lebensqualität.

Das Argument der Nächstenliebe ist zweischneidig.

ein dichter Begriff, der nicht nur die gesamte Tradition des ‚Guten' im Gepäck hat, sondern an dem oft sogar das ewige Heil hängt. Wolfgang Huber[21] verankert die Organspendebereitschaft geradezu in der Person Jesu. Je nach Ausgestaltung könnte das Argument der Nächstenliebe damit sogar in der Gefahr stehen, zu einer Art Ablasshandel zu werden.

Das Argument der Nächstenliebe ist also daraufhin zu durchleuchten, ob es sich im Wortsinn um echte Motivation aus altruistischem Antrieb handelt, oder ob es die wohlklingende Legitimation eines Handels darstellt, der durch verborgene, eventuell gar unbewusste Gewinnabsichten motiviert ist.[22]

Auch unabhängig von der Gruppenethik z. B. einer Kirche lassen sich gute Argumente für ein dem anderen zugewandtes Handeln finden. So lässt sich z. B. die Nächstenliebe als ein sozialer Affekt, ein positives moralisches Gefühl verstehen, das eine Zustimmung zur Organspende motiviert.[23]

Auch die wirtschaftlichen Folgen der Organtransplantation können und müssen ethisch betrachtet werden. Dies sei in diesem Zusammenhang aber nur erwähnt und in eine Fußnote verwiesen.[24]

Kritische Positionen

Wenn gegen Organspende argumentiert wird, ist dabei häufig die Rede von „Intransparenz, Vertuschung, Vetternwirtschaft".[25] Tatsächlich haben die Skandale an deutschen Universitätskliniken zu einer großen Verunsicherung geführt. Sie offenbaren auch, dass die Aussicht auf eine wissenschaftliche Karriere mitunter die Handelnden mehr antrieb als altruistische Motive, Fürsorge und ein nachvollziehbares Berufsethos. Das Vertrauen in die behandelnden Ärzte wurde nachhaltig erschüttert und Befürchtungen wuchsen,

Transparenz bei den handelnden Personen und Institutionen kann Vorbehalte entkräften.

ob im Behandlungsfall wirklich das Wohl des Einzelnen oberste Priorität habe. Es wurde deutlich, dass „tief verwurzelte Ängste gegenüber der medizinischen Betreuung potenzieller Organspender, ethisch-religiöse Bedenken sowie Überlegungen zur Gerechtigkeit der Organ-Allokation"[26] entscheidende Hindernisse zur Bereitschaft darstellten, ein Organ zu spenden. Diese Fragen müssen dringend geklärt und durch entsprechende gesetzliche Regelungen und Kontrollmechanismen entkräftet werden. Durch Transparenz und klare Regeln ließen sich solche ‚ethischen' Herausforderungen weitgehend klären und so die Vorbehalte auflösen.

Der Verein der Evangelischen Frauen (EFiD) wies zudem auf das Problem des ‚anonymen Todes' hin. Wollen wir den Sterbeprozess human gestalten, müssen wir dieses Argument ernst nehmen.²⁷ In der alltäglichen Praxis verabschieden sich die Angehörigen auf der Intensivstation von dem beatmeten Patienten („warmer Abschied"), der daraufhin in den OP geschoben wird. Sobald die verwendbaren Organe entnommen sind, wird die Beatmung abgestellt. Die nächste Begegnung der Angehörigen mit dem Verstorbenen findet außerhalb des OPs statt, ohne Beatmung und ohne Kreislauf („kalter Abschied"). Manche haben im Nachhinein das Gefühl, ihren Angehörigen beim Sterben allein gelassen zu haben. Hier sollte man Wege suchen, bei allen hygienischen Erfordernissen die Begleitung eines Angehörigen in den OP zu ermöglichen, sofern das gewünscht ist. Dazu müssten entsprechende organisatorische und gegebenenfalls auch räumliche Bedingungen geschaffen werden.

> **Der Sterbeprozess muss auch bei einer Organspende human gestaltet werden können.**

Die Hirntod-Problematik

Eine solche Begleitung von Organspendern und ihren Angehörigen wird noch bedeutsamer angesichts der Frage, wann der Mensch wirklich tot ist. Die in Deutschland geltenden Hirntodkriterien sind nicht unwidersprochen. Kritiker weisen z. B. darauf hin, dass bei einem nachgewiesenen Hirntod noch 97 % der menschlichen Zellen leben.²⁸ So bemerkt eine Bestatterin, der Hirntod sei vielleicht in seiner medizinischen Definition stimmig, aber er „lässt die emotionale, die spirituelle und die ethische Komponente des Todes außer Acht".²⁹ Selbst der frühere Präsident der Bundesärztekammer lässt sich zitieren: „Der umgangssprachliche Begriff ‚Hirntod' hat zu Missverständnissen geführt."³⁰ „Wir haben gesehen, dass die Auffassungen und Empfindungen darüber, ob die menschliche Seele, der menschliche Geist, personales Leben tatsächlich mit der anatomischen Struktur des Gehirns korrelieren, auseinandergehen.

> **Die Kriterien für den Hirntod sind umstritten.**

Um dieser Unschärfe Rechnung zu tragen, spricht die revidierte Richtlinie der Bundesärztekammer in ihrem Titel von „Verfahrensregeln zur Feststellung des endgültigen, nicht behebbaren Ausfalls der Gesamtfunktion des Großhirns, des Kleinhirns und des Hirnstamms".³¹

Diese Begrifflichkeit kommt all jenen entgegen, die auf die 97 % lebenden Zellen schauen, das Herz als Mittelpunkt des Geschehens begreifen oder eine Auffassung von personalem Leben haben, die z. B. der jüdischen nahe kommt.³²

Die Gesellschaft muss sich also damit auseinandersetzen, dass Ärzte, Pflegende und Angehörige daran beteiligt sind, dass ein verbliebener Teil des menschlichen Lebens abstirbt, nachdem die verwendbaren Organe entnommen sind. Pointiert bedeutet das: „Statt der ‚Tote-Spender-Regel' mittels einer fragwürdigen Todesdefinition zu genügen, ist es m. E. angemessener, von ‚gerechtfertigter Tötung'

Der Tod kann als Prozess des Sterbens verstanden werden.

zu sprechen, mit der sich die/der Sterbende zu Lebzeiten einverstanden erklärt hat."33 Der Philosoph Dieter Birnbacher formuliert es so: „Wir müssen anerkennen, dass hirntote Menschen eben noch nicht tot sind und dass wir sie zwar hirntod akzeptieren, aber dennoch als Organspender heranziehen können."34 Diese Diktion mag ehrlicher sein und für viele auch akzeptabel, dass in den üblichen Patientenverfügungen eine ähnliche Annäherung an den Prozess des Zu-Tode-Kommens geschieht. Für viele mag es eine Hilfe sein, den Tod eben nicht als scharfkantigen Zeitpunkt, sondern als Wegstrecke zu sehen, an dessen Ende der Mensch verstorben ist. Dennoch bleibt damit das Dilemma, an einer Art Tötung beteiligt zu sein, die ethisch abgesichert werden müsste.

Das Recht auf Unversehrtheit

Das Grundgesetz garantiert jedem Menschen das Recht auf körperliche Unversehrtheit, das in diesem Zusammenhang ein starkes ethisches Argument darstellt. Manch potenzieller Spender empfindet den Gedanken an eine Postmortalspende als vorweggenommene „Versehrung". Der Gedanke, nach dem Tod ein Organ abzugeben, für einen unbekannten Menschen an einen unbekannten Ort, entgrenzt das unversehrte Körperempfinden, das nicht anders als kohärent und zuverlässig gedacht werden kann. Jeder gesunde Mensch braucht die Urerfahrung der Geborgenheit. Offensichtlich wird dieser Mantel der Geborgenheit zuweilen aufgerissen, wenn man gezwungen ist, über die Verteilung seiner Organe nachzudenken und darüber zu entscheiden.

Eine postmortale Organentnahme kann als Eingriff in die körperliche Unversehrtheit empfunden werden.

Ähnliche Irritationen erleben wir bei Schwerstkranken z. B. nach einer Herzoperation. Die Selbstverständlichkeit im Umgang mit dem eigenen Körper, das selbstverständliche Vertrauen auf seine Funktionszuverlässigkeit ist erschüttert worden. So mag auch die vorgedachte Organentnahme, das Zur-Disposition-Stellen eines Organs, irrationale Ängste provozieren.35 Dieses Phänomen tritt offensichtlich bei einer „nicht verbrauchenden Spende", also einer Lebendspende (Blut, Knochenmark, Leber, Niere) nicht auf.

Diese Wahrnehmung eines körperlichen Prozesses ist mit der Wahrnehmung eines psychischen Prozesses vergleichbar. Eine Organspende kann auch als Entgrenzung der eigenen Persönlichkeit erlebt werden, da tatsächlich zumindest intuitiv die Person nicht nur im Hirn erlebt wird. Dabei ähnelt das Empfinden dem Erleben psychisch kranker Menschen, die sich von sich selbst entfremdet fühlen

Wer die Organentnahme als Versehrung empfindet, muss sie ablehnen dürfen.

(Depersonalisation). Werden solche Beeinträchtigungen wahrgenommen, ist eine Organspende eine unzumutbare „Versehrung". Empfindet der potenzielle Spender bei der Organspende, dass seine Unversehrtheit angetastet wird, muss er die Freiheit haben, nicht zu spenden. Vielleicht muss gerade dieser Punkt in der Diskussion stärker bedacht und respektiert werden, um das Unbehagen zu (er)klären.[36]

Fazit und Ausblick

In Bezug auf das Thema Organspende liegen zwei zutiefst menschliche Bedürfnisse miteinander in Konflikt. Auf der einen Seite erhoffen sich Erkrankte, möglichst früh ein Spenderorgan zu erhalten, um noch möglichst lange ein Leben mit einer angemessenen Lebensqualität führen zu können. Auf der anderen Seite stehen Bedenken potenzieller Spender, die oft weniger auf sachlicher Kritik als auf emotionalen bzw. psychologischen Reaktionen auf einen wahrgenommenen Eingriff in ihre eigene Unversehrtheit beruhen.

Dabei sind Argumente wie die oben angerissene Position der EKD nur begrenzt hilfreich. Sie trägt deutliche Merkmale einer Gruppenethik. Sie trägt deutliche Merkmale einer Gruppenethik, die ihre Ergebnisse für die Angehörigen ihrer Gruppe verallgemeinert. Die Wirkmacht von Glaubensinhalten darf nicht unkritisch genutzt werden, um Gesellschaftsprozesse zu befördern. Dieses sensible Thema verträgt keinen moralischen Druck. Stattdessen muss die Aufklärung aller Beteiligten (Empfängern, Spendern, Angehörigen) umfassend und ergebnisoffen geschehen. Auch der Aspekt der möglichen Versehrtheit durch vorweggenommene Entgrenzung muss bedacht werden. Es darf kein Rechtfertigungsdruck entstehen.

Moralische Appelle sind kontraproduktiv.

Um den Bedenken möglicher Spender zu begegnen, sind mehrere Ansätze denkbar. Vielleicht gelingt die Förderung der Organspende am besten, wenn man das den Transplantierten geschenkte Glück sichtbar macht – Freude schafft eher Solidarität als Schmerz.[37] Dieser Ansatz könnte auch dem christlichen Gedanken der Nächstenliebe Rückenwind geben.

Den Vorgang des Todes als Sterbeprozess zu verstehen, könnte helfen, die unterschiedlichen Erlebnisweisen des Todes zu respektieren. Zudem kann so der medizinische Hirntod bzw. der endgültige, nicht mehr umkehrbare Ausfall aller Hirnfunktionen als „point of no return" verstanden werden.

Transparenz, Ehrlichkeit und Respekt gegenüber dem Andersdenkenden können die Bereitschaft zur Organspende erhöhen.

Für die Angehörigen können Hürden abgebaut werden, wenn ihnen ermöglicht wird, den Sterbenden in den OP zur Organentnahme zu begleiten. So könnte die Schwere des ‚kalten Abschieds' gelindert werden. Zudem könnte es hilfreich sein, ein Bewusstsein für das eigene Verständnis des Sterbeprozesses zu schaffen. Viele Menschen unterschreiben in ihrer Patientenverfügung, dass sie in entsprechenden Situationen einer sehr ungünstigen Prognose „nicht mehr an Maschinen" wollen. Damit begeben sie sich wissentlich in eine Situation, die unweigerlich zum Tode führt. Wer dies ohne Bedenken unterschreibt, braucht andererseits keine Angst vor den Hirntodkriterien zu haben.

Letztlich bleibt eine unauflösliche Unschärfe, die uns wiederum lehren kann, mit dem Phänomen Tod und dem Sterbenden respektvoll umzugehen. Von diesem Respekt sollte auch der Umgang der Vertreter der unterschiedlichen Positionen untereinander geprägt sein.

Die Beschäftigung mit dem eigenen Tod, dem Sterbeprozess und einer eventuellen Organentnahme ruft bei den meisten Menschen Unbehagen und manchmal Ängste hervor. Die Perspektive eines Christen, der an Auferstehung und Ewigkeit glaubt, weist aber weit über den irdischen Tod hinaus. Insofern kann die begründete und gelebte Auferstehungshoffnung der Angst den Stachel ziehen. Weder Arzt noch Technik, weder Krankheit noch Medizin, weder Hirntodkriterien noch Organentnahme haben für ihn das letzte Wort. Christen wissen sich auch im Sterbeprozess geborgen in Gottes Hand.

Dr. Wolfram G. Nagel, MAE

Jahrgang 1960, verheiratet mit Anne, 3 Kinder, Facharzt in einer Gemeinschaftspraxis für Allgemeinmedizin und Familienmedizin mit Zusatzausbildungen u. a. in Psychotherapie, Rettungsmedizin und Manueller Medizin, Studium Angewandte Ethik (MAE), Lehrauftrag an der European Medical School (EMS) in Oldenburg, Vorsitzender Beraternetzwerk leben:helfen.

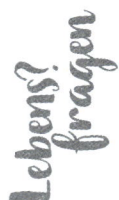

Literaturnachweise

Ach, J.S., Bayertz, K., Siep, L. (Hrsg.), Grundkurs Ethik. Band 1, mentis Verlag, 3. Auflage 2014

Birnbacher, Dieter, bei: Josuweit, Frauke, Auf Leben und Tod, EFiD Mitteilungen 450, 2012, unter www.evangelischefrauen-deutschland.de, zuletzt abgerufen am 12. Juni 2021.

Bleuel, Nataly, Organspende Herzenssache, ZEITmagazin Nr. 21/2014.

Bundesärztekammer, 2015. Richtlinie gemäß § 16 Abs. 1 S. 1 Nr. 1 TPG für die Regeln zur Feststellung des Todes nach § 3 Abs. 1 S. 1 Nr. 2 TPG und die Verfahrensregeln zur Feststellung des endgültigen, nicht behebbaren Ausfalls der Gesamtfunktion des Großhirns, des Kleinhirns und des Hirnstamms nach § 3 Abs. 2 Nr. 2 TPG, Vierte Fortschreibung, unter www.bundesaerztekammer.de, zuletzt abgerufen am 12. Juni 2021.

Deutsche Bischofskonferenz (DB), Rat der EKD, Organtransplantation – Erklärung der Deutschen Bischofskonferenz und des Rates der EKD, 1990, unter www.ekd.de, zuletzt abgerufen am 12. Juni 2021.

Evangelische Frauen in Deutschland, Friebe, Katharina et al., Organtransplantation, Positionspapier, 2013, unter www.evangelischefrauen-deutschland.de, zuletzt abgerufen am 12. Juni 2021.

Huber, Wolfgang, Organspende – „Was würde Jesus dazu sagen?", Kolumne in der BZ, 2009, unter www.ekd.de, zuletzt abgerufen am 12. Juni 2021.

Josuweit, Frauke, Auf Leben und Tod, EFiD Mitteilungen 450, 2012, unter www.evangelischefrauen-deutschland.de, zuletzt abgerufen am 12. Juni 2021.

Kaiser, Gernot M. et al., Tief verwurzelte Ängste. Über die Notwendigkeit von Kampagnen zur Förderung der Organspendebereitschaft in Deutschland, Deutsches Ärzteblatt, Jg. 108, Heft 9, 4. März 2011, A444.

Montgomery, Ulrich, bei: Klinkhammer, Gisela, Richter-Kuhlmann, Eva, Neuer Titel, präzisierte Regeln, Deutsches Ärzteblatt, Jg. 112, Heft 27-28, 6. Juli 2015, A1231.

Poser, Ruth, Du nimmst ihre Geistkraft zurück. Arbeitshilfen der Evangelischen Frauen in Deutschland, 2013, unter http://www.ahzw-online.de/htdocs/index.php?totalRows_ab_search=2&pageNum_ab_search=0&sart=full&search=du nimmst ihre geistkraft&ma=0701&in=2&aID=2136, zuletzt abgerufen am 12. Juni 2021.

Quante, Michael, Personales Leben und menschlicher Tod, Suhrkamp Taschenbuch Wissenschaft 1573, Frankfurt 2002.

Quante, Michael, Wiedebusch, Silvia, Overcoming the shortage of transplantable organs: ethical and psychological aspects, Swiss Med Wkly 2006, 136: 523-528.

Radunz, S., Hertel, S., Schmidt KW, et al., Attitude of Health Care Professionals to Organ Donation: Two Surveys Among the Staff of a German University Hospital, Transplant Proc 2010, 42(1): 126-9, bei: Kaiser, Gernot M. et al., Tief verwurzelte Ängste. Über die Notwendigkeit von Kampagnen zur Förderung der Organspendebereitschaft in Deutschland, Deutsches Ärzteblatt, Jg. 108, Heft 9, 4. März 2011, A444.

Schneider, Nikolaus, Geistliches Wort zur Organspende, 2012, unter www.ekd.de, zuletzt abgerufen am 12. Juni 2021.

Smith, Adam, Theorie der moralischen Gefühle, 1759, bei: Ballestrem, Karl Graf, Adam Smith, Beck' Reihe denker, München 2001.

TPG, Gesetz über die Spende, Entnahme und Übertragung von Organen und Geweben (Transplantationsgesetz – TPG), Fassung vom 15. Juli 2013, Bundesministerium der Justiz, unter www.juris.de, zuletzt abgerufen am 12. Juni 2021.

Weber, F., Philipp, T., Broelsch, C.E., Lange, R., The Impact of Television an attitudes towards organ donation – a survey in a German urban population sample, Nephrol, Dial Transpl 1999, 14(10): 2315-8; bei: Kaiser, Gernot M. et al., Tief verwurzelte Ängste. Über die Notwendigkeit von Kampagnen zur Förderung der Organspendebereitschaft in Deutschland, Deutsches Ärzteblatt, Jg. 108, Heft 9, 4. März 2011, A444.

[1] Bleuel, 2014
[2] Bleuel, 2014
[3] DB, EKD
[4] Huber, 2009
[5] Josuweit 2012
[6] Evangelische Frauen, 2013
[7] TPG, Transplantationsgesetz von 2013, Abschnitt 1, §1, Abs. 1, Satz 1
[8] Quante 2006, S. 527
[9] Eurotransplant, unter www.eurotransplant.org (zuletzt abgerufen am 10. Juni 2021)
[10] Bleuel, 2014
[11] s. a. Poser, 2013
[12] Quante, 2002. In dieser sehr grundlegenden Arbeit setzt sich Quante höchst differenziert u. a. mit diesen Fragen auseinander. Sein Vorschlag führt jedoch weit über die in dieser Arbeit verwendete Begrifflichkeit hinaus.
[13] Vgl. Radunz 2010
[14] Vgl. TPG, 2013
[15] Vgl. TPG, 2013, § 2
[16] TPG, 2013, § 1
[17] TPG, 2013, § 4a, Abs. 1, Satz 2
[18] Frank-Walter Steinmeier, Deutscher Außenminister 2005–2009 sowie seit 2013.
[19] S. a. Quante 2006, S. 525
[20] Vgl. DB, EKD S. 2: „… Möglichkeit, über den Tod hinaus sein Leben in Liebe für den Nächsten hinauszugeben."; DB, EKD S. 15: „Zugleich kann in der Organspende noch über den Tod hinaus etwas spürbar werden von der „größeren Liebe" Joh 15,13, zu der Jesus seine Jünger auffordert."; DB, EKD S. 16: „In diesem Zusammenhang wird deutlich, wie wichtig es ist, das allgemeine Bewusstsein für die Notwendigkeit der Organspende zu vertiefen. Es warten viele Schwerkranke bzw. Behinderte auf ein Organ, weit mehr als Organe für Transplantationen zur Verfügung stehen. Die Ärzte und ihre Mitarbeiter, aber auch die christlichen Gemeinden, sind aufgerufen, ihren Beitrag zur sachlichen Aufklärung der Bevölkerung zu leisten, um mehr Möglichkeiten der Transplantation zu verwirklichen. Aus christlicher Sicht ist die Bereitschaft zur Organspende nach dem Tod ein Zeichen der Nächstenliebe und Solidarisierung mit kranken und Behinderten."
[21] Huber, 2009
[22] Ein solcher Handel wird eindrücklich in dem Film „Sieben Leben" von Gabrielle Muccino aus dem Jahr 2008 erzählt, in dem der Protagonist sieben Organe spendet, um sich für einen von ihm verursachten Unfall mit sieben Todesopfern zu exkulpieren.
[23] Smith, 1759, S. 66
[24] Eine Nierentransplantation kostet zwischen 50.000 und 65.000 Euro. Allerdings verursacht eine Dialyse pro Jahr ebenfalls Kosten von bis zu 50.000 Euro. Selbst unter Einrechnung der teuren Immunsuppressiva, die eine Abstoßungsreaktion gegen das transplantierte Organ verhindern sollen, spart eine erfolgreiche Transplantation spätestens nach dem zweiten Jahr gegenüber der Dialyse. Bei anderen Transplantationen, bei denen die Alternative der „kostengünstigere" frühzeitige Tod wäre, sieht die Rechnung natürlich völlig anders aus. Manche Transplantation hat aber nicht nur Auswirkung auf die Gesundheitskosten, sondern ermöglicht auch eine Erwerbsfähigkeit und damit Einsparungen bei den Renten-Kostenträgern. Hier kommt der hohe Wert der sozialen Gerechtigkeit ins Spiel. Letztlich kann aus solchen Kostenrechnungen kein einheitliches Argument abgeleitet werden. Eine konsequentialistische Ethik, die Entscheidungen aus dem Nutzen der Folgen einer Handlung ableitet und jeweils „größten Nutzen für die größte Zahl" anstrebt, könnte folgern, dass Organtransplantationen mit ungünstiger Kostenbilanz abzulehnen wären. Dem steht eine Perspektive gegenüber, die von einem Gefühl der Angemessenheit von Motiven und Handlungen ausgeht, „welches von der Wahrnehmung ihrer Nützlichkeit ganz verschieden ist" (Adam Smith, S. 60) und damit unabhängig von den Kosten entscheidet. Kostenrechnungen liefern keine hinreichenden Argumente.

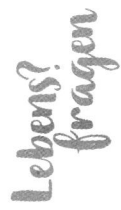

[25] Josuweit, 2012, S. 8
[26] Weber et al., 1999
[27] Gerade in der Corona-Pandemie von 2020/21 wurde der einsame Tod in Pflegeheimen und Krankenhäusern sehr schmerzlich deutlich.
[28] Josuweit, 2012
[29] Bleuel, 2014
[30] Montgomery, 2015
[31] Bundesärztekammer, 2015
[32] Wie gehen wir mit Empfängerberichten um, die davon erzählen, dass sich eben doch entscheidende Erlebnisweisen durch das fremde Organ geändert haben? Können wir wirklich so sicher sein, wie es in der Erklärung der Kirchen heißt: „Der Empfänger eines Organs braucht keine Änderung seines Wesens zu befürchten …" (DB, EKD S. 3.)
[33] Poser, 2013
[34] Birnbacher, 2012
[35] So brauchte eine Mutter eines 5-jährigen Kindes psychotherapeutische Hilfe, weil sie während der Schwangerschaft eine Amniozentese durchführen ließ. Obwohl – vielleicht auch gerade weil – sie ihr Kind liebte, kam sie nun nicht damit zurecht, dass sie ihr Kind damals gedanklich „zur Disposition gestellt" hatte.
[36] Völlig anders wird übrigens die Lebendspende empfunden, da in diesem Fall bekannt ist, wer das Organ bekommt. Einen Teil von sich einem geliebten Gegenüber zu geben, entspricht dabei geradezu dem Wesen einer solchen Liebesbeziehung. Vergleichbar beschreibt auch Bleuel in ihrem geschilderten Fall das große Bedürfnis, den Empfänger kennenlernen zu können; vgl. Bleuel, 2014. Die Anonymität des Spendevorganges vom Leichnam sollte hierauf erneut geprüft werden, um mehr Sympathie zu ermöglichen.
[37] Vgl. Smith, 1759, S. 67

10. Kapitel

Altwerden ist nichts für Feiglinge! Was tun, wenn die Spielräume enger werden?

Von Konflikten, Pflegebedürftigkeit und Demenz

Dr. Heike Fischer

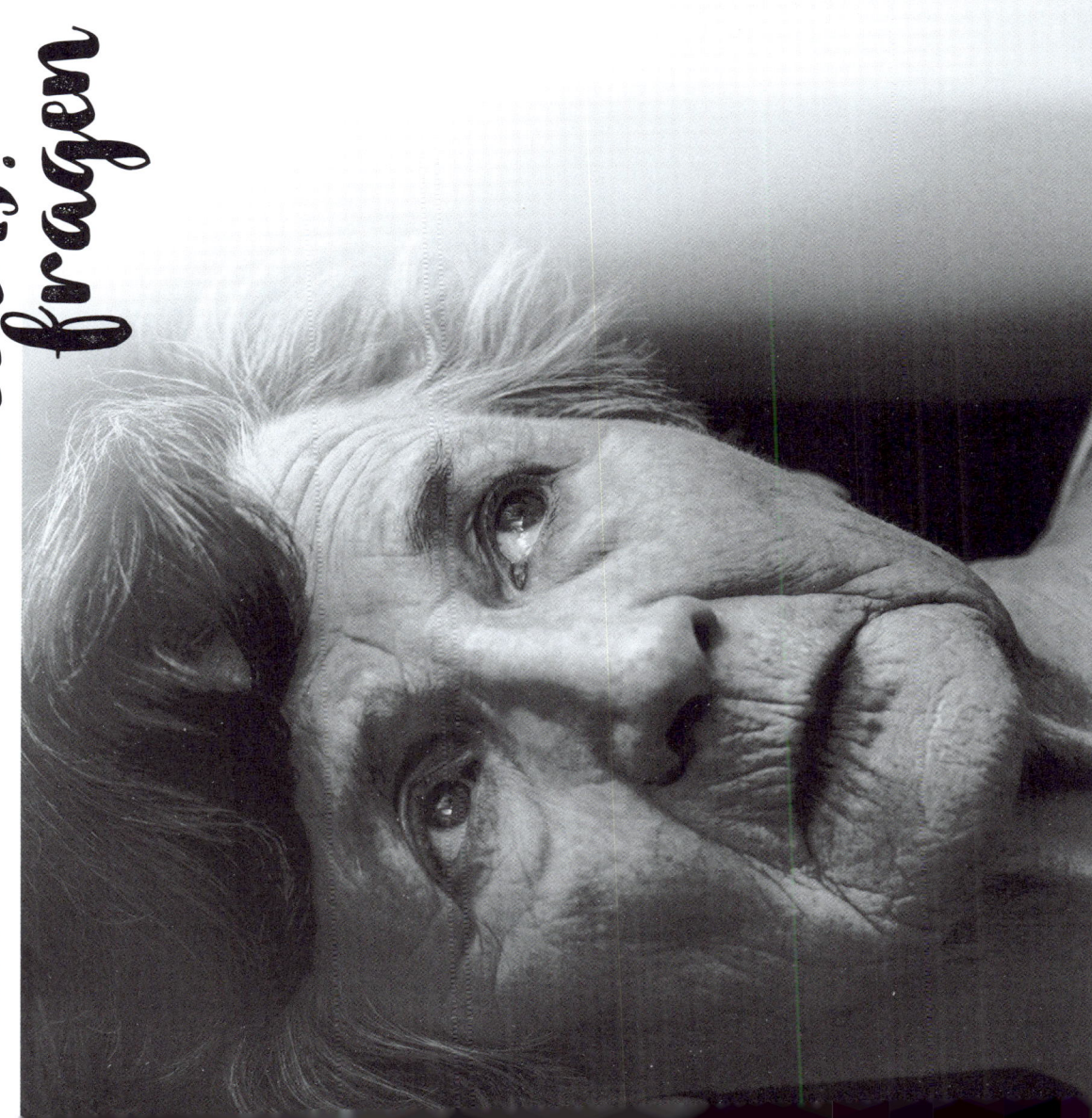

Lebens?fragen

Unsere Lebensumstände beeinflussen, wie wir das Altern erleben.

Als meine Tochter begeistert von ihrer neuen Grundschullehrerin erzählte, fragte ich sie, wie alt die Lehrerin denn wäre. „Schon alt! Ungefähr 30!", lautete ihre Antwort. Meine 75-jährige Mutter dagegen nannte mich selbst noch mit meinen damals 42 Jahren jung, und sich selbst hielt sie natürlich auch für viel zu jung, um in den Seniorenkreis unserer Gemeinde zu gehen: „Da sind ja nur alte Leute."

Das Empfinden für das eigene Lebensalter ist sehr subjektiv und hängt von mehr Faktoren ab als dem biologischen Alter. Es wird auch von der körperlichen Gesundheit, dem Lebenswillen, der geistigen Beweglichkeit, den Perspektiven und der sozialen Einbindung geprägt. Alle diese Faktoren haben Komponenten, die nicht beeinflussbar sind, jedoch auch einige, die wir beeinflussen können. So ist z. B. die körperliche Gesundheit zum Teil genetisch bestimmt, teilweise wird sie aber auch von unserer Ernährung und körperlichen Bewegung geprägt. Ähnlich verhält es sich mit der geistigen Beweglichkeit. Der Eigenanteil besteht hier vor allem in einem aktiven Interesse für die verschiedensten Themen, die bei hinreichender Offenheit das Denken bereichern und neue Gedanken anstoßen können.

Es geht also darum, die Einflüsse zu bejahen oder sich zu hinterfragen, sich eventuell verändern und zuweilen sogar neu definieren zu lassen. Nicht zuletzt spielt auch die soziale Einbindung eine wichtige Rolle. Wir können nicht beeinflussen, in welche Familie wir hineingeboren werden, in welche sozialen und ökonomischen Umstände, mit welcher Hautfarbe oder in welchem Land. Wir haben jedoch in der Hand, mit welchen Menschen wir uns umgeben, wie wir mit ihnen umgehen und in gewisser Weise sogar, wie sehr sie uns prägen dürfen. Habe ich beispielsweise nur Umgang mit Menschen in meinem Alter, die dieselben Überzeugungen haben wie ich, oder habe ich auch Kontakt zu mehreren Generationen mit ihren jeweils recht unterschiedlichen Ansichten und Bedürfnissen?

All diese genannten Umstände und die Entscheidungen, die wir in unserem Leben entsprechend getroffen haben, prägen uns umso mehr, je länger wir mit ihnen leben, und sie prägen ebenfalls unser Empfinden vom eigenen Lebensalter.

Dem gegenüber steht die offizielle, gesellschaftliche Zuschreibung von Alterskategorien für die verschiedenen Lebensphasen. Nach der heute gültigen Einordnung sind Menschen ab dem 55. Lebensjahr Senioren. Bis zum 65. Lebensjahr gehört man zu den „jungen Alten", danach zu den „Alten" und ab dem 75. Lebensjahr zu den „Hochaltrigen". Dagegen wird sich aber bei vielen innerer Protest regen, denn eigenes Empfinden und Zuschreibung durch andere passen oft nicht zueinander, selbst wenn man sich ehrlicherweise eingestehen muss, dass auch die eigene Wahrnehmung nicht immer angemessen ist. Wenn man das eigene Empfinden nicht immer wieder abgleicht mit dem Eindruck, den nahestehende Menschen von der eigenen individuellen Verfasstheit haben, täuscht man sich schnell selbst in Bezug auf das eigene Alter. Wir empfinden uns vielleicht als jünger, vitaler und selbständiger, als wir wirklich sind – die Menschen jedoch, die es aufrichtig gut mit uns meinen, werden uns nüchterner und ehrlicher einschätzen, als wir es selbst zu tun vermögen.

Es ist nicht leicht zuzugeben, dass man vielleicht an Kraft und Leistungsfähigkeit eingebüßt hat, und damit anzuerkennen, dass man älter wird und dass schließlich das Lebensende deutlich näher ist als der Lebensanfang. Ja, alt werden ist nichts für Feiglinge. Altwerden braucht den Mut, ehrlich mit sich selbst zu sein, und dafür benötigen wir unsere ganze, bis dahin gewonnene Lebenserfahrung.

> **Altwerden braucht Mut.**

In Würde alt werden – wie geht das?

Mit dem Altern geht für viele Menschen eine besondere Hoffnung, oftmals gar ein bestimmter Anspruch einher: Sie wollen in Würde alt werden. Aber was bedeutet das konkret und was verbinden wir mit dem Begriff der Würde?

„Die Würde des Menschen ist unantastbar", spricht uns Artikel 1 des Grundgesetzes zu. Unter diesem Schutz steht jeglicher Entwicklungstand unseres Menschseins vom Beginn des Lebens bis zu seinem Ende. Christen glauben darüber hinaus, dass Gott dem Menschen Würde verleiht, einfach weil er Mensch ist und deshalb von Gott gewollt und geliebt ist.

Konkret erkennt man diese Würde an Selbstbestimmung, Entscheidungsfreiheit, Bewegungsfreiheit und weiteren individuellen Prioritäten. In Würde altern zu können heißt also, dass uns diese Kennzeichen dabei möglichst nicht verloren gehen. Wenn wir annehmen müssen, sie zu verlieren oder sie nur noch eingeschränkt erleben zu können, wird dies Ängste erzeugen.

> **Menschliche Würde ist durch Selbstbestimmung, Entscheidungsfreiheit und Bewegungsfreiheit gekennzeichnet.**

Zwar müssen wir unsere freie Persönlichkeitsentfaltung im Laufe des Lebens immer wieder verteidigen, wenn sie beispielsweise durch Bildungsferne, Krankheit, Unterernährung, Unterdrückung, Armut, Unfreiheit, Behinderungen oder durch von anderen verantwortete Einflüsse bedroht wird. Dieses lebenslange Phänomen betrifft uns jedoch im Alter verstärkt.

Diese Kennzeichen der Würde dürfen jedoch nicht mit der Würde an sich verwechselt werden. Würde ist nicht verhandelbar, nicht teilbar, nicht nur

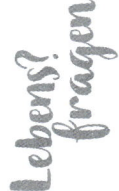

> „Würde bedarf der Resonanz anderer. Damit Würde wachsen kann, müssen Menschen gewürdigt werden."

bedingt oder nur zeitweise vorhanden. Würde besteht, wo Menschen leben und solange sie leben. Und sie besteht auch da weiter, wo Selbstbestimmung, Entscheidungsfreiheit, Bewegungsfreiheit und individuelle Prioritäten nicht mehr oder nur eingeschränkt vorhanden sind. Das Erleben von Würde jedoch hängt für uns Menschen als Beziehungswesen unbedingt auch von unseren Mitmenschen ab. Dr. Gabriele Frick-Baer und Dr. Udo Baer formulieren es so: „Würde bedarf der Resonanz anderer. Damit Würde wachsen kann, müssen Menschen gewürdigt werden."[1] Diese gegenseitige Würdigung bekommt einen ganz neuen Stellenwert, wenn man im Alter zunehmend auf Hilfe angewiesen ist. Das Zusammenspiel von Hilfe bedürftigem und Hilfe anbietendem Menschen kann nur dann konfliktarm und effektiv gelingen, wenn jeder darauf bedacht ist, die Würde des anderen zu bewahren.

Alt werden – ungewollt, und doch unaufhaltsam

Die ersten Anzeichen des Alterns entdecken manche in sich vertiefenden Gesichtsfalten und den ersten grauen Haar. Langsamere Zellerneuerung, verlangsamter Stoffwechsel und hormonelle Veränderungen vermitteln zunehmend das Gefühl, dass es ab jetzt „bergab" geht. Die Menschen kämpfen damit, dass ihre Kraft nicht mehr so weit reicht wie früher. Einige versuchen zunächst noch, die kleinen Zipperlein und Unzulänglichkeiten zu vertuschen. Einigen Wenigen gelingt dies durchaus über einen längeren Zeitraum, doch die allermeisten Menschen altern eher schneller, als sie es möchten.

Manchmal höre ich im Gespräch Gleichaltrige untereinander scherzen, wenn der eine einzuschätzen versucht, ob es den anderen inzwischen auch so ergeht wie ihm selbst oder ob der eine oder die andere vielleicht doch noch besser dran ist und bei gleichem Alter doch noch nicht so viel Spannkraft eingebüßt hat. An diesem Punkt reift dann die Erkenntnis, dass wir nicht alles in der Hand haben, dass es unausweichliche Prozesse gibt, denen wir nur mit unserer inneren Einstellung begegnen, die wir aber in letzter Konsequenz nicht aufhalten können. Dann stellt sich die Frage: Wie verhalte ich mich dazu? Der Wunsch vieler Menschen ist es, in Würde weise und alt zu werden. Wie kann das gelingen?

Würdevoll und weise – ein erreichbarer Wunsch?

Entgegen aller negativer Ansichten über das Altwerden hat eine Befragung des Sozio-ökonomischen Panel (SOEP) des Deutschen Instituts für Wirtschaftsforschung 2014[2] ergeben, dass die Lebenszufriedenheit ab einem Alter von etwa 20 Jahren bis zu 55 Jahren stetig sinkt und dann zumindest bis zu einem Alter von etwa 70 Jahren wieder ansteigt. Erworbene Eigenschaften wie Erfahrung,

Gelassenheit und Resilienz gepaart mit relativer Beweglichkeit scheinen eine hohe Lebenszufriedenheit zu erzeugen. Ein Freund erzählte von dem großen Glück, das wir heute haben, viel länger und mit hoher Lebensqualität das Rentenalter zu genießen; waren doch seine Eltern bereits mit 55 Jahren viel gebrechlicher und kränker als er selbst und dann auch beide früh verstorben. Wer in Würde alt werden will, darf die neuen Chancen und Freiheiten wahrnehmen. Alterssymptome lassen sich bedingt hinauszögern, wenn wir unser erworbenes Lebenswissen nutzen und achtsam mit uns umgehen. Dazu gehören z. B. gesunde Ernährung, Bewegung und soziale Kontakte, eine innere Motivation zu Veränderungsbereitschaft, der Wille, neuen Ideen gegenüber offen zu bleiben und sich inhaltlich ernsthaft mit der jungen Generation auseinanderzusetzen.

> Bis zu einem Alter von etwa 70 Jahren steigt die Lebensqualität und Lebenszufriedenheit wieder an.

Was bedeutet nun Weisheit in diesem Zusammenhang? Weisheit entsteht da, wo Erfahrungen – vielleicht sogar traumatische Erfahrungen – gewinnbringend reflektiert und in das eigene Leben integriert werden konnten. Das Gegenteil wäre die Verbitterung, denn diese entsteht besonders dann, wenn Verletzungen nicht verarbeitet werden konnten. Wo aber diese Art der Lebensweisheit gewachsen ist, ist sie die beste Art von Vorbereitung auf den unvermeidlichen „worst case" (schlimmsten Fall), den eigenen Tod.

Weise und in Würde alt zu werden, bedeutet schließlich, sich rechtzeitig auf die schwierigeren Aspekte des Altwerdens vorzubereiten. Das setzt den schwierigsten Teil des Altwerdens voraus: Akzeptanz. Wir müssen akzeptieren, dass wir alt werden, dass wir weniger leistungsfähig und stärker hilfebedürftig werden. Wir müssen akzeptieren, dass unser Leben ein Ende haben wird.

> Wir müssen akzeptieren, dass unser Leben ein Ende haben wird.

Mutig alt werden

Damit aus Mut nicht Selbstzerstörung wird, muss er zuallererst von Ehrlichkeit begleitet werden. Hochmut, Übermut und Wagemut sind keine Kennzeichen nachhaltigen Alterns. Dabei muss ich mich der herausfordernden Frage stellen: Kann ich mir und meinem Altern ehrlich ins Gesicht sehen?

Die schlimmste Vorstellung vom Ende des Alterungsverlaufs ist wohl für die meisten dement zu werden. Nahezu jeder Mensch definiert seinen Selbstwert durch das, was ihm oder ihr am Herzen liegt: die Lebensleistung im Beruf und in der Familie, Besitz, Ansehen, Status und häufig auch die jeweilige Weltanschauung. Die Demenz zerstört nach und nach die Erinnerung an all diese prägenden Lebensleistungen, an damit verknüpfte Erlebnisse, an wichtige

Was hat mich wie geprägt und gefällt es mir überhaupt?

Menschen und ihre Wirkung auf uns. Was bleibt übrig, wenn all diese Herzensanliegen keine Rolle mehr spielen, nicht mehr wahrgenommen werden?

Auch wenn die Erinnerungen verschwinden – die Prägung der Persönlichkeit bleibt größtenteils bis zum Schluss. Daher ist es sinnvoll, sich schon früh mit der Frage zu beschäftigen: Wer bin ich jetzt und wer möchte ich sein, wenn von mir vielleicht nicht mehr als meine geprägte Persönlichkeit übrig bleibt? Wen sollen meine Angehörigen dann noch in mir sehen können? Wie gehe ich heute mit meiner Familie um, damit das Morgen vertrauensvoll und respektvoll gestaltet werden kann?

Die Persönlichkeit zu prägen, benötigt viel Zeit, und im Alter verstärken sich die bis dahin vorhandenen Persönlichkeitsmerkmale noch einmal. Bin ich dann dankbar oder verbittert? Vertrauensvoll oder misstrauisch? Egoistisch oder beziehungsorientiert? Bin ich geistig unbeweglich geworden oder kann ich flexibel auf Situationen und Menschen reagieren? Bin ich von sozialem Konsumdenken oder von einem Leben in Eigeninitiative geprägt?

Wenn ich eine Vorstellung davon habe, wer ich am Ende meines Lebens sein möchte, muss ich jetzt, mitten im Leben, anfangen, diese Persönlichkeit zu leben und zu entwickeln. Wenn wir in Würde alt werden wollen, müssen wir schon heute die Zukunft vorbereiten.

Wenn wir in Würde alt werden wollen, müssen wir schon heute die Zukunft vorbereiten.

Zwei-Generationen-Herausforderung

Irgendwann bringt das Altwerden immer mehr Einschränkungen mit sich. Dann muss Hilfe in Anspruch genommen werden und das ist nicht leicht. Es kratzt am Selbstbewusstsein. Man will den Angehörigen nicht zur Last fallen, man will sich nichts schenken lassen müssen, doch Gegenleistung ist nicht mehr in vergleichbarer Weise möglich. Festzustellen, dass man in manchen Situationen keine Wahl mehr hat und die Selbstbestimmung an Grenzen stößt, ist schwer hinzunehmen und noch schwerer auszuhalten.

Wenn man sich jedoch bewusst macht, dass zugelassene Unterstützung dazu beiträgt, noch einige echte Freiheiten zu erhalten, fällt es vielleicht leichter, auch diese emotionale Hürde zu nehmen. Zunächst bleibt bei begrenzten körperlichen Einschränkungen und nur anfänglich geistigen Schwächen auch noch einiger Spielraum für Entscheidungsfreiheit. Spätestens an diesem Punkt steht jedoch die Entscheidung an: Will ich unter allen Umständen ohne Veränderungen so weiter machen wie bisher, oder will ich die neuen Lebensumstände annehmen, eigeninitiativ darauf reagieren und sie bewusst gestalten können?

Altwerden ist nichts für Feiglinge! Was tun, wenn die Spielräume enger werden?
Von Konflikten, Pflegebedürftigkeit und Demenz

Diese Entscheidung ist weitreichender, als es zunächst scheint, denn mit zunehmender Hilfebedürftigkeit spielen Helfer und Helferinnen zwangsläufig eine immer größere Rolle in unserem Leben und auch ihre Lebensgestaltung wird von unseren Entscheidungen betroffen. Dies gilt sowohl für die eigenen Kinder oder andere Familienangehörige als auch für professionelle Hilfs- bzw. Pflegekräfte. Somit wird unser Altwerden mit zunehmender Pflegebedürftigkeit zu einer Zwei-Generationen-Herausforderung, bei der sich eine Rollenveränderung im Miteinander vollzieht. Gebende und Empfangende, Versorgende und Versorgte und schließlich Eltern und Kinder tauschen zunehmend die Rollen.

Eltern und Kinder tauschen zunehmend ihre Rollen.

Immer mehr Aufgaben und Kompetenzen abgeben und der jüngeren Generation anvertrauen zu müssen, fällt den Älteren nicht leicht. Häufig begeben sie sich damit in eine sehr verletzliche Lage. Hinzu kommt der wahrgenommene Verlust des selbst erarbeiteten Status. Der Selbstwert leidet, wird er doch durch manche Kleinigkeit scheinbar infrage gestellt. Auch steht man vor der Herausforderung, die nun frei gewordene Zeit sinnvoll zu füllen. Mancher verweigert sich dieser Aufgabe, sei es aus Trotz oder einem unbewussten Festhalten an alten Mustern, sei es, um die eigene Opferrolle zu stärken, von der man sich irgendwie einen Vorteil erhofft.

Auch für die jüngere Generation ist diese Entwicklung nicht leicht. Zunächst muss sie sich damit auseinandersetzen, dass die eigenen Eltern oder auch Tanten, Onkel, Großmütter und Großväter schwächer werden. Gleichzeitig hat sie vielfach auch eigene Familien zu versorgen. Häufig sind die Kinder noch nicht selbstständig, der Beruf lässt wenig Zeit oder es bestehen bereits eigene körperliche Einschränkungen. Heutzutage stehen Pflegende selbst vor den unterschiedlichsten Herausforderungen. Dennoch wollen die meisten Kinder für ihre pflegebedürftigen Eltern da sein, sie unterstützen und ihre Dankbarkeit für deren vormalige Mühen ausdrücken.

Vertrauen ist die Lösung.

Die Lösung für eine zunächst unlösbar erscheinende, häufig komplexe Alltagsgestaltung alternder Menschen liegt im gegenseitigen Vertrauen. Ein liebevoller, vertrauensvoller Umgang muss jedoch erarbeitet werden, er braucht Aufbauzeit und gemeinsame Erlebnisse. Wer als Vertreter der älteren Generation die Kontrolle nicht einmal stückweise abgeben will, wer den jüngeren nichts zutraut, sondern ihnen beständig misstraut, belastet die Beziehung. Alle Bemühungen der jüngeren Generation würden so ungerechtfertigt als lästiges, ungeliebtes, missachtetes Einmischen abgewertet. Die Hilfeleistung würde zu einer reinen Pflichtübung des vom Hilfsbedürftigen verletzten Menschen.

Wenn die ältere Generation jedoch aus freiem Entschluss die neuen Lebensumstände annimmt, wird sie auch in der Lage sein, sich über die Jungen, über ihre Familie und deren Engagement ganz bewusst zu freuen, und darin neue Lebensqualität entdecken und erleben.

Es ist ein Geschenk, wenn die jüngere Generation die zwischenmenschliche Beziehung pflegt und ungezwungen Aufgaben übernimmt.

Jeder ist beides – jung und alt –, nur zu verschiedenen Zeiten.

Dabei gilt es, sich daran zu erinnern: Die jetzt zur älteren Generation Zählenden waren auch einmal jung und hatten die Aufgabe, sich um ihre Eltern zu kümmern. Ebenso werden die jetzt Jungen einmal alt werden und wollen dann ebenfalls liebevoll von ihren Kindern unterstützt werden. Dabei kann es sehr hilfreich sein, sich hin und wieder in die Rolle der jeweils anderen Generation hineinzuversetzen, denn: Jeder ist beides – jung und alt –, nur zu verschiedenen Zeiten.

Für diese Situation, aufeinander angewiesen zu sein, ist es so wichtig zu entscheiden, wer und wie wir im Alter sein wollen. Hier macht sich unsere bewusst gewählte Lebensprägung bemerkbar. Hier ist es gut, wenn in der eigenen Familie schon ein vertrauensvolles Miteinander aufgebaut wurde, sodass es den Betroffenen und ihren Kindern leichter fällt, auch neue, schwierige Situationen liebevoll mit Sensibilität, Achtsamkeit und Warmherzigkeit zu meistern.

Wird es mit der Pflegebedürftigkeit ernst, sind vor allem Warmherzigkeit und Wertschätzung gefragt.

Wird es mit der Pflegebedürftigkeit ernst, sind vor allem Warmherzigkeit und Wertschätzung gefragt.

„Die entscheidende Ressource ist menschliche Wärme. Ideen, Motivation und Wissen gibt es genug in unserer Gesellschaft. Was sie braucht, ist mehr Warmherzigkeit, das größte Mangelgut. Das macht alte Menschen wieder attraktiv. Eine weise Kultur ist eine warme Kultur."[3]

Ein persönliches Wort an die ältere Generation

In den letzten Jahren konnte ich mehrere pflegebedürftige und teilweise auch an Demenz erkrankte Menschen kennenlernen oder im engeren familiären Umfeld begleiten. Dabei habe ich sehr unterschiedliche Beobachtungen machen können. Es gab die demente, dankbare, vertrauensvolle und zufriedene Frau und es gab die demente, egozentrische, misstrauische und unzufriedene Frau.

Die Begleitung der einen war leicht durch das, was sie mir mit ihrer Dankbarkeit und Liebe, mit ihrer Freude über meinen Einsatz zurückgab, wenn sie mich immer wieder mit den Worten empfing: „Dich schickt der Himmel!" Der Abschied von ihr war schwer. Die Begleitung der anderen war unvergleichlich mühsamer und sehr kräftezehrend. Allein ein Besuch wurde zur pflichterfüllenden Qual. Bei allen meinen Bemühungen begegnete sie mir mit ständigem Misstrauen,

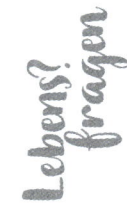

immer ging es nur um ihre Bedürfnisse ohne Rücksicht auf die Möglichkeiten der anderen. Man hörte kaum ein gutes Wort von ihr, nur Vorwurf und Klage. Zwischen diesen beiden Polen menschlicher Prägung und Beziehungsfähigkeit gibt es sicher sehr viele unterschiedliche Schattierungen.

Die grundsätzliche Frage ist jedoch: Welche Art der Beziehung will ich eher leben und was bin ich bereit dafür zu tun? Bei dieser Frage spielt nicht nur die generelle Beziehung zu der jüngeren Generation eine Rolle, sondern diese wird von der persönlichen Verfassung mitbeeinflusst. Stets bringe ich mein Selbstbild und meine Gefühle mit in die Beziehung. Dabei spielt vor allem die Frage nach der Selbstannahme eine Rolle: Mit welchen Einstellungen begegne ich meinen eigenen Einschränkungen? Kann ich sie annehmen (lernen) oder hadere ich unzufrieden und unglücklich täglich mit meinem Schicksal?

Hilfe anzunehmen ist nicht leicht. Plötzlich fühlen wir uns schwach, obwohl wir scheinbar gestern noch die starken Eltern waren, die ihr Wissen, ihre Erfahrung und ihre Liebe den anderen zur Verfügung gestellt hatten, und dies ganz selbstverständlich. Sich schwach zu fühlen ist eine neuartige Erfahrung, unerwartet erlebt man sich als verletzlich.

Die junge Generation hilft und unterstützt in der Regel sehr gerne. Sie hat nicht vergessen, wie viel Einsatz die Eltern in der Erziehung und Versorgung geleistet haben. Dankbarkeit ist sicher eine starke Motivation für die Hilfeleistung im Alter, und das ganz selbstverständlich.

Ein persönliches Wort an die jüngere Generation

Ich habe in den letzten Jahren beobachtet, wie sich Kinder ganz selbstverständlich um ihre Eltern kümmerten. Manchmal waren die Belastungen der Einzelnen durch die eigene Familie und den Beruf selbst schon sehr hoch, und dennoch war die Unterstützung der Eltern selbstverständlich. Das ist umso leichter, je vertrauensvoller die Beziehung miteinander ohnehin schon ist. Selbst in schwierigen Situationen wurde dann dem persönlichen Einsatz häufig keine alternative Fremdhilfe vorgezogen.

Es gab aber auch den Sohn, der mit den mütterlichen Eigenarten und Verhaltensweisen so sehr haderte, dass er den Kontakt mit der Begründung abbrach: „Sie ändert sich einfach nicht." Der Abbruch dieser Beziehung zieht sich nun schon über viele Jahre hin und die alleinstehende Mutter ist inzwischen über 80 Jahre alt. Auch diese beiden Fälle stehen für die zwei Pole, zwischen denen es durchaus viele unterschiedliche Antworten auf die Frage gibt: Welche Beziehung möchte ich leben? Was bin ich bereit dafür zu tun? Wie erwachsen kann ich mit Schwierigkeiten umgehen? Wo muss ich Grenzen ziehen? Wie weit dürfen die Grenzen gehen?

Hilfebedürftig zu sein macht verletzlich.

Schwierigkeiten sollten dabei unbedingt offen angesprochen werden, z. B.: „Wir haben es schwer miteinander (gehabt), aber du kannst dich auf mich verlassen. Ich wünsche mir einen respektvollen Umgang miteinander."

Selbst wenn eine gute Eltern-Kind-Beziehung besteht, ist es eine echte Herausforderung für die persönliche Entwicklung und das eigene Wachstum, Hilfeleistende und Hilfeleister der eigenen Eltern zu sein. Angehörige kommen oft aus dem prallen Leben, mitten aus dem Alltagsstress noch mal eben bei den Eltern vorbei, die vielleicht schon seit geraumer Zeit auf den Besuch warten und an diesem Tag viel ungefüllte Zeit hatten, vielleicht zu viel Zeit. Allein diese banale Situation zeigt das Konfliktpotenzial auf, aber auch das Angewiesensein und damit die scheinbar schwächere Position der Eltern, die durch ihre Hilfs- oder gar Pflegebedürftigkeit verletzlich werden.

Genau deshalb ist es für die Hilfe leistende jüngere Generation so wichtig, der verletzlichen Person sensibel zu begegnen, ihre Würde zu bewahren und bewusst anzuerkennen, dass auch sie noch etwas für das Miteinander zu geben hat. Die Hilfebedürftigen wollen selbst noch gebraucht werden und nicht nur vermeintlich zur Last fallen. Das bedeutet, sie in den Bereichen zu unterstützen, in denen Defizite aufgetreten sind, in allem anderen aber Entscheidungsfreiheit und Selbstbestimmung zu respektieren und nicht alles infrage zu stellen.

Für die jüngere Generation bedeutet das auch, dass die Eltern Entscheidungen treffen dürfen, von denen sie selbst nicht unbedingt überzeugt sind. Verantwortung und Konsequenzen müssen von den Hilfebedürftigen getragen und von den Hilfegebenden akzeptiert werden, solange sie mündig sind, und eingeschränkt sogar auch noch darüber hinaus.

Entscheidungsfreiheit und Selbstbestimmung zu respektieren, kann ganz einfach geschehen, indem wir beispielsweise nachfragen: „Darf ich das? Willst du das? Ich plane ... zu tun. Ist das in Ordnung für dich? Bitte hilf mir, indem du mir sagst, was du möchtest." Das gilt sowohl bei körperlicher Pflege als auch bei der Erledigung von Einkäufen, Bearbeitung von Papieren, Abwicklung von Bankgeschäften und anderes mehr. Denn sowohl unterstützende Maßnahmen im körperlichen Bereich von Alltagsaufgaben können einen Eingriff in die Privatsphäre darstellen. Entscheidungsfreiheit und Selbstbestimmung zu

„Bei der Betreuung gilt es, die Würde des Gegenübers zu wahren."

als auch bei der Organisation

respektieren bedeutet also auch, darauf zu achten, sein Gegenüber nicht zu beschämen, schon gar nicht mit Forderungen, von denen zu erwarten ist, dass sie so nicht mehr erfüllt werden können.

Gerade Demenzkranke haben zu Beginn ihrer Erkrankung noch ein sehr feines Gespür für den sich schleichend einstellenden Verlust ihres Gedächtnisses. Gleichzeitig stellt sich große Trauer über den unaufhaltsamen Schwund der Erinnerungen ein. Dieser Verlust erstreckt sich irgendwann auch auf die Einschätzung dessen, was die Kinder oder andere Betreuungspersonen für das Elternteil tun und wie viel Zeit sie investieren. Dann fragt sich der Demenzkranke bald: „Wofür sollte ich dankbar sein?", wo er doch jeden Tag neu ihm fremde Menschen und Situationen kennenlernen muss und er immer mehr vergisst, welchen sicheren Halt diese Menschen ihm eigentlich boten oder gerade bieten. Da gilt es für den Pflegenden, Hilfe zu leisten, ohne Dankbarkeit einzufordern.

Fazit 1: Warmherzigkeit und Wertschätzung

Wie bereits oben ausgeführt, benötigen alle Beteiligten im Zusammenspiel der Generationen, in dem sich mit der Zeit sogar noch die Rollen vertauschen, echte Warmherzigkeit und Wertschätzung im Umgang miteinander.

Warmherzigkeit öffnet unsere Herzen, sie sieht das Gute und verzeiht. Jeder fühlt sich angenommen. Mit Warmherzigkeit als Grundton kann manche Irritation auch mit Humor oder einem Augenzwinkern betrachtet werden. Schweres wird ein wenig leichter. In einer warmherzigen Atmosphäre lassen sich kreative Lösungen sowohl für kleine Alltagsprobleme als auch größere Herausforderungen finden.

> **Warmherzigkeit öffnet das eigene Herz, Wertschätzung respektiert den anderen.**

Wertschätzung ist ebenso unendlich wichtig, denn neben einem offenen Herzen benötigen wir auch Klarheit für das Miteinander. Sie entsteht, wenn wir dem Gegenüber seine eigene Meinung zugestehen, ihn oder sie respektieren und als wertvolle Person wahrnehmen. Jeder hat in diesem Zusammenspiel eine Rolle und seine ganz eigene Aufgabe und ist darin ein vollwertiges Mitglied dieser Gemeinschaft. So werden sowohl die Lebensleistung der Eltern als auch die Hilfeleistung der Kinder anerkannt und wertgeschätzt.

Mit einer solchen Haltung von Warmherzigkeit und Wertschätzung lassen sich dann auch die schwierigsten Themen ansprechen, die wehtun, weil sie mit Endgültigkeit und Endlichkeit zu tun haben.

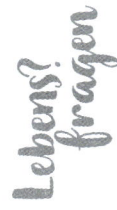

Fazit 2: Alt werden ist nichts für Feiglinge

Auch im Alter müssen wir uns noch großen Herausforderungen stellen, vor allem, wenn wir uns den berechtigten Anspruch haben, in Würde alt zu werden. Alt werden ist Teil unseres Lebens und will bewusst gestaltet werden. Dabei den Mut zu haben, den sich einstellenden Einschränkungen nicht die Macht über das eigene Leben zu überlassen, und die Weisheit zu entwickeln, auch die schmerzlichen Erfahrungen in das eigene Leben zu integrieren und sich so mit dem Leben zu versöhnen, das lässt das Altwerden gelingen.

Alt werden gelingt, wenn wir den Mut haben, den Einschränkungen nicht die Macht über unser Leben zu überlassen und uns mit unserem Leben versöhnen.

Dr. Heike Fischer

Chemikerin, unterrichtete an der Universität zu Köln und einem Berufskolleg. Seit einigen Jahren außerdem als Pädagogin an einem Gymnasium. Seit 1996 verheiratet mit Jörg und Mutter einer Tochter. Geschäftsführerin im Vorstand der PROVITA Stiftung.

---

[1] Baer, Dr. Udo, Frick-Baer, Dr. Gabriele, unter https://www.baer-frick-baer.de, zuletzt aufgerufen am 15. Juni 2021.

[2] Enste, Dominik, Ewers, Mara, Lebenszufriedenheit in Deutschland: Entwicklung und Einflussfaktoren, IW-Trends – Vierteljahresschrift zur empirischen Wirtschaftsforschung, Institut der deutschen Wirtschaft (IW), Köln, Vol. 41, Iss. 2, 2014, S. 43-58, unter http://dx.doi.org/10.2373/1864-810X.14-02-04, zuletzt abgerufen am 2. Juni 2021.

[3] Michael Lehofer im Interview mit David Mock, unter https://www.zukunftsinstitut.de/artikel/alter-ist-eine-illusion-interview/, zuletzt abgerufen am 2. Juni 2021.

11. Kapitel

Ohne Koffer, ohne Handy, ohne Geld … Wie gelingt die letzte Reise?

Von der Kunst, menschenwürdig Abschied nehmen zu können

Lebens?fragen

Pastor Ulrich Kühn

Für alle Lebensphasen und ihre Krisen gibt es Ratgeber. Sie wollen zum Gelingen des Lebens beitragen. Sterben ist ein Teil des Lebens und so lässt sich hier konkreter fragen: Gibt es auch ein gelingendes Sterben und was wäre dabei zu raten? Wie sollte man sich auf die letzte Reise vorbereiten? Worauf gilt es zu achten?

Solche existenziellen Fragen können manchem auch Stress und Druck machen. Muss man jetzt auch noch dafür sorgen, dass das Sterben gelingt? Hat das Leben bisher nicht schon genug Mühe gekostet? Steht nun auch der letzte Abschied unter dem Diktat, dass er gelingen soll?

Auch der letzte Lebensabschnitt will bewusst gestaltet werden.

Geht es letztlich um Kontrolle bis zum letzten Atemzug? Und – entzieht sich nicht gerade das Sterben der für die Lebensgestaltung so wichtigen Kontrolle und ist deshalb das Ansinnen, es möglichst gelingend zu meistern, nicht völlig fehl am Platz? Und überhaupt: Wann gelingt ein Sterben, wann nicht und wer beurteilt das? Andererseits kann gerade der Wunsch bestehen, ein Leben zu einem guten Ende zu bringen, es gut abzuschließen. Das gilt wohl vor allem, wenn es als ein wertvolles, erfülltes Leben gelebt wurde. Gerade wenn uns die Einmaligkeit des letzten Lebensabschnitts bewusst ist, mag ein gelingender Abschied für einen selbst als Betroffenen, wie für die, die man zurücklässt, etwas abrunden und zu einem guten Ende bringen. So bleibt Platz für Erinnern und gegenseitige Wertschätzung unter geliebten Menschen.

Tatsache ist und bleibt, im Leben wie im Sterben, dass wir als Menschen dazu bestimmt sind, unser Leben eigenverantwortlich zu gestalten. Aus dieser Nummer kommt keiner raus. Und da Sterben ein Teil des Lebens ist, gehört auch dieser Abschnitt der Lebensreise mit dazu. Wie kann der Lebensreisende auch das letzte Stück seines Weges so gestalten, dass es für ihn zu einer guten Etappe werden kann? Auf was wäre dabei zu achten? Freilich sind die folgenden Anregungen nicht so gemeint, dass nun auch das Sterben dem in unserer Gesellschaft üblichen Optimierungswahn genügen soll.

Die letzte Reise beginnt mit der Ahnung, dass es nicht mehr lange dauern wird, bis das Leben zu Ende geht. Manchmal tritt diese Ahnung mit dem Gedanken ins Bewusstsein, dass dies vielleicht der letzte Sommer war. Ein anderer sagt, dass er den nächsten Geburtstag wohl nicht mehr erleben wird. Mancher nimmt die Natur oder familiäre Feste und Ereignisse in dem Bewusstsein wahr, sie nun vielleicht das letzte Mal zu erleben. Jemand anderes kommt ins Krankenhaus und spürt, dass er es nicht mehr lebend verlassen wird. Nicht immer werden solche Ahnungen ausgesprochen und nicht immer treten sie ein.

Für manche ist diese letzte Wegstrecke von körperlichen Beschwerden begleitet oder gar durch eine Krankheit veranlasst. Immer wieder schaffen es Sterbende auch, aus ihrem Bewusstsein zu verdrängen, dass sie sich längst auf dem Weg ins Grab befinden. Selbst in der so genannten pränfinalen Sterbephase machen sie noch Pläne für die Zukunft.

Wie genau bestimmt man aber, wer als Sterbender zu bezeichnen ist? Ein Sterbender ist ein Mensch, bei dem zwei Faktoren zusammenkommen: a) Es liegen organische Schädigungen oder andere Umstände vor, aufgrund derer er mit größter Wahrscheinlichkeit in absehbarer Zeit sterben wird. b) Der Mensch ist sich dessen bewusst, d.h. er begreift, dass dieses Sterbe-Bewusstsein sein Erleben und Verhalten bestimmt. Bei dieser Bestimmung sind mit dem zugefügten Hinweis „oder andere Umstände liegen vor" auch Suizidenten (Selbstmord-Willige) miterfasst. Auch sie gelten als Sterbende, obwohl keine Krankheit ihren Tod verursacht, sondern dieser selbst herbeigeführt werden soll.

Das war mein Leben!

Wer sein bevorstehendes Lebensende in den Blick nimmt, der schaut zurück. Er will sich vergewissern, was das für ein Leben war, das nun zu Ende gehen wird. Das Bedürfnis, das bisher gelebte Leben noch einmal anzuschauen und als Ganzes zu betrachten, rückt in den Vordergrund. Um das Ende unseres Lebens aushalten oder gar annehmen zu können, bedürfen wir der Vergewisserung, dass wir unser Leben gelebt haben. Um aushalten und annehmen zu können, dass ich bald nicht mehr sein werde, bedarf es der vergewissernden Erinnerung, dass ich war und dass ich der geworden bin, der ich nun bin. Zur Bewältigung des Sterbens gehört Erinnerungsarbeit. Um das Leben loslassen zu können, muss ich mir bewusst machen, was ich durch Sterben loslassen werde. Wir möchten verstehen, wer wir sind, indem wir verstehen, wer wir waren und nunmehr geworden sind, und indem wir fragen: Wer werde ich sein?

Im Rückblick kann sich der Sterbende vergewissern, wer er im Leben gewesen ist.

Der Weg der Vergewisserung geht über Worte und Sprache. Das Leben will noch einmal „in den Mund" genommen werden. Sterbende haben das Bedürfnis, von ihrem Leben zu erzählen. Dabei kommen besonders die Erlebnisse zur Sprache, von denen sie bisher nicht gesprochen haben, weil sie zu schmerzlich und zu belastend waren. Erfahrungen der frühen Jugend, z. B. Flucht, Vertreibung, Gewalterfahrungen und Leid, das auch anderen zugefügt wurde, treten ins Bewusstsein und wollen an- und ausgesprochen werden.

Bei meinen Besuchen als Klinikseelsorger lerne ich Herrn Kreiner (84) kennen. Bei meinem ersten Besuch begrüßt er mich: „Gut, dass Sie kommen, Herr Pastor. Ich möchte Ihnen etwas zeigen." Er holt aus dem Nachttisch ein Foto seiner verstorbenen Frau hervor. Mit glänzenden Augen erzählt er: „Sie war Künstlerin. Was hat sie für tolle Bilder gemalt. Wunderbar." Dann fügt er

Da, wo das Geschehene ausgesprochen und wohl‑wollend wahrgenommen wird, kann Abschiednehmen gelingen.

traurig hinzu: „Sie hat mich vor ein paar Jahren verlassen. Dieses Bild trage ich immer bei mir." Er schiebt die Schublade wieder zu, schaut mich kurz an, macht eine Pause und fängt an zu weinen. Wie von selbst bricht es aus ihm heraus: „Was haben wir damals für ein Unheil angerichtet. Es war Krieg, ja, aber wir haben viel Leid über die Menschen gebracht. Wenn ich nur daran denke. Ich kann es immer noch nicht fassen. Was waren wir dumm, damals. Das kann man niemandem wirklich erzählen." Er erzählt dann doch von Kriegserlebnissen. Er schämt sich nicht seiner Tränen, Selbstvorwürfe und Erschütterung. Nach einer Weile hat er sich wieder beruhigt. Bei meinem zweiten Besuch ein paar Tage später fügt er noch einige Erlebnisse als Soldat hinzu, ist aber nicht mehr so von seinen Erinnerungen ergriffen. Mein Eindruck bei beiden Besuchen war, dass er endlich über das sprechen konnte, was er bisher nicht losgeworden ist, und dass er nun bald sterben würde. Er hatte einen Menschen gebraucht, der diese Schilderungen mit ihm aushält. Herr Kreiner wurde noch einmal in ein anderes Krankenhaus verlegt und starb dort zwei Wochen später.

Das Aussprechen hat eine seelisch heilsame Bedeutung, eine integrierende Funktion. Indem ich mich mitteile, erfahre ich, was zu mir gehört und wer ich bin. Indem ich mich äußere, werde ich mir dessen bewusst, was in mir ist. Im Aussprechen begegne ich mir selbst und erfahre, wer ich bin. Sterbende brauchen Menschen, die ihnen zuhören und bereit sind, mit ihnen auszuhalten, was so lange in der Seele verborgen gehalten wurde. Aufmerksamkeit und Interesse des Zuhörers ermöglichen diesen wertvollen und notwendigen Prozess des Abschiednehmens. Sterbende benötigen Begleiter auf dieser letzten Strecke, jemanden, der mit ihnen auch durch die schmerzlichen Erinnerungen geht.

Sterbende benötigen Begleiter auf der letzten Wegstrecke.

Häufig sind das gerade nicht Angehörige und Freunde, sondern Menschen, die außerhalb des sozialen Netzwerkes stehen. Seelsorger und Hospizmitarbeiter werden deshalb bevorzugt von Sterbenden als Wegbegleiter gewählt. Ein solches Gespräch ist aber kein einseitiger Gewinn, sondern eine beidseitige Bereicherung. Wohl dem, der einen verständnisvollen und anteilnehmenden Gesprächspartner für seine Selbstvergewisserung findet.

In der Lebensbilanz angesichts des nahenden Todes tauchen nicht nur schmerzhafte Erlebnisse aus der Erinnerung auf, sondern auch das sogenannte ‚ungelebte Leben'. Ungelebtes Leben gehört zum Menschsein dazu.[1] Es zeigt sich als Versagung, Versäumnis und als ein Verpassen. Manche Menschen erinnern sich daran, dass sie Lebenschancen nicht genutzt haben, weil sie sich ihnen aus Angst verschlossen haben. Das Bewerbungsgespräch von damals tritt vor das innere Auge und die Absage des reizvollen und lukrativen Jobs meldet sich schmerzhaft als Selbstvorwurf. „Ich hätte es zu weit mehr bringen können, wenn ich damals nur nicht so ängstlich und zaghaft gewesen wäre. Hätte ich die Chance ein paar Jahre später noch einmal bekommen, ich hätte sofort zugesagt."

Andere spüren noch einmal deutlich, dass sie hinter ihren Erwartungen an das Leben zurück geblieben sind. Ein bisschen mehr Mühe und Anstrengung, und man hätte mehr aus dem Leben machen können. So blieb es nur bei der zweiten Wahl. Manchmal waren es äußere Umstände, die verhinderten, den eingeschlagenen Weg weiterzugehen. Eine Krankheit kam dazwischen, und das Verpasste lässt sich nicht mehr nachholen. Vorwürfe gegen das Schicksal, die Gesellschaft oder auch gegen Gott machen sich breit.

Es ist möglich, auch mit verpassten Chancen Frieden zu schließen.

Nur eine schonungslose Aufrichtigkeit und die ungeschminkte Anerkennung („Ja, das war ich!") helfen hier weiter. Trauern ist angesagt. Im Trauern um die nicht gelebten Lebensmöglichkeiten kann die Seele loslassen. Trauern ist das Gefühl, das den Verlust annimmt und die Kraft entfaltet, mit dem Verlorenen zu leben und nun auch sterben zu können.

Die Kraft der Versöhnung erleben

Das Ende unseres Lebens fordert uns heraus, Stellung zu beziehen. Je näher es rückt, umso dringender wird die Auseinandersetzung damit. Das Sterben kann als ein unabänderlich naturgegebenes Schicksal bejaht oder bis zuletzt geleugnet, überspielt und verdrängt werden. Ein Bejahen mag dabei auf der Einsicht beruhen, Teil einer größeren Ordnung von Leben und Sterben zu sein. Man fügt sich in den Lauf der Natur ein. Für viele Sterbende ist die letzte Wegstrecke mit Krankheit verbunden oder gar durch eine solche veranlasst. Die körperlichen Veränderungen zu bejahen und sich mit dem Verfall des Körpers zu versöhnen, ist die besondere Herausforderung, aber auch Chance und Aufgabe in dieser Lebensphase. Dabei kann es manchen sehr schwerfallen, diesen Zustand auszuhalten, vor allem dann, wenn unterschiedliche körperliche Schmerzen ihn begleiten und die Lebensqualität bestimmen. Auch kann es sehr viel Kraft kosten, immer wieder neu Frieden zu schließen mit den stetig enger werdenden Grenzen der Beweglichkeit und der schwindenden Selbstständigkeit. Dennoch lohnt es sich, diese Wegstrecke versöhnlich zu beschreiten und immer wieder neu anzunehmen, was jetzt im jeweiligen Moment Tatsache ist.

Wo Schmerzen und Begrenzungen die Lebensrealität bestimmen, kostet das oft Kraft.

Längst vergessene und weit zurück liegende Schuld meldet sich noch einmal. Was in familiären Beziehungen misslungen ist, schiebt sich als noch nicht

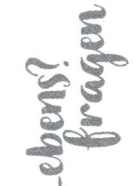

Vergebung als Ja zum Menschen mit seiner Schuld ermöglicht Versöhnung.

vergebene Schuld in den Vordergrund. Man ist einander etwas schuldig geblieben und aneinander schuldig geworden. Über Jahre geschürter Streit über verletzende Ungerechtigkeiten oder als Unrecht empfundene Behandlung erhalten in dieser Phase die Chance auf einen versöhnlichen Abschluss. Nicht nur der Sterbende, der an anderen schuldig geworden ist, hofft auf Vergebung und Frieden in der Beziehung. Auch die betroffenen Familienmitglieder wünschen sich häufig, dass endlich Friede einkehrt in das Verhältnis z.B. zur sterbenden Mutter oder Schwester, zum sterbenden Vater, Bruder oder Onkel. Vergeben bedeutet nicht vergessen! Wer vergibt, hält die Vergangenheit des anderen nicht als einen Vorbehalt fest, diesen Menschen anzunehmen. Vergebung heißt nicht das Ja zu einer vergangenen Schuld, wohl aber das Ja zu einem Menschen mit seiner vergangenen Schuld.

Manchem fällt es leichter, auf dem Sterbebett anstatt mitten im Leben um Verzeihung zu bitten und diese auch für sich selbst anzunehmen. Nicht immer gelingt das rechtzeitig. Es ist daher ratsam, den Zeitpunkt für ein versöhnliches Gespräch nicht zu lange aufzuschieben.

Versöhnung kann sich im Zuge der Lebensbilanz auf das ganze Leben ausdehnen. Frieden zu schließen mit dem, was war, und mit dem, was nicht gewesen ist, hilft, auf das Ende zuzugehen. Über manche Entscheidungen in unserem Leben sind wir glücklich, andere machen uns Mühe. Wollen wir uns vor allem mit den eigenen ‚Fehlentscheidungen' versöhnen, oder wollen wir uns kraft der Erinnerung daran innerlich immer wieder wund reiben? Fühlen wir uns, als wären wir an unseren Plänen und Zielen endgültig gescheitert, oder können wir Frieden mit dem nicht mehr korrigierbaren Lebensverlauf schließen?

Christen kann hier ihr Glaube eine Kraftquelle sein, ist er doch für sie ein Ausdruck der Versöhnung, die Jesus Christus als Sohn Gottes gestiftet hat. Gott spricht dem Menschen als Geschöpf seinen Frieden zu. Der christliche Glaube kann so auch in die Versöhnung mit dem gelebten Leben führen, gerade auch an seinem Ende. Wer sich auf diese Bedeutung des Glaubens im Sterben stützen kann, dem fällt es oft leichter, ein Ja zu seinem Lebensende zu finden.

Für das christliche Bekenntnis gilt, dass die Beziehung zu Christus auch im Sterben und im Tod, ja, über diesen hinaus erhalten bleibt. Diese Hoffnung gründet in der Beziehung zu Jesus Christus, wie sie in der Taufe angenommen wird. Mit der ganzheitlichen Zueignung des Heils teilt der Täufling fortan Jesu Schicksal in Leben und Tod. In der Verbindung mit Jesus Christus liegt die tröstliche Hoffnung, auch im Tod bei ihm gut aufgehoben zu sein. Der Christ lebt hingegeben an den dreieinen Gott und vertraut seiner Barmherzigkeit (vgl. Römer 12,1). Die im Taufritual vollzogene Übereignung an

Christus löst dabei die leibliche Erfahrung von Tod und Sterben als den letzten Bezugspunkt seines Lebens ab. Der Getaufte ist Eigentum Gottes, solange er lebt, und bleibt es gerade auch dann, wenn er stirbt. Beides, Leben und Sterben, sind in Christus aufgehoben.[2] In dieser Gewissheit kann ein Christ, eine Christin persönlich bekennen: „Meine Todesstunde ‚gehört‘ jenem, dem auch mein Leben ‚gehört‘, dem schöpferischen und dem Menschen gnädig zugewandten Gott. Meine Todesstunde gehört insofern mir, als mein Tod zu mir gehört. Ich aber gehöre Gott. Mei Leben und mein Sterben sind in Gott aufgehoben." Sterben bedeutet nun, in die offenen Arme Gottes hinein zu sterben, der eine Hoffnung auf ein Leben in seiner heilsamen Gegenwart, ohne Trauer, Leid und Tod verheißt.

Auch Menschen mit anderem religiösen Hintergrund versuchen sich zum Ende ihres Lebens mit dem, was hinter ihnen liegt, zu identifizieren. Die Gesamtheit des Erlebten und Gelebten hat letztlich das eigene Sein ausgemacht, in irgendeiner Form vielleicht sogar ein Ganzes ergeben, das nun abgeschlossen werden kann.

Das Leben als ein Ganzes betrachten

Im Laufe des Lebens versuchen die Menschen ihr Leben zu verstehen. Sie suchen nach dem Sinn von oftmals zufälligen und sinnlos erscheinenden Ereignissen, die ihr Leben prägen. Manchmal bleibt einem der Sinn verschlossen. Manchmal wird er erst nach Jahren, wenn überhaupt, entdeckt. Warum musste ich mein Kind verlieren? Warum ist der Partner schon so früh gestorben? Warum habe ich diese Behinderung? Und warum, warum, warum …? Die Liste ist bei manchen Menschen recht lang geraten. Blicken sie aus einem größeren Abstand, aus dem Blickwinkel einer späteren Lebensphase auf unverstandene Lebensereignisse und Schicksalsschläge, so erwächst im Nachhinein häufig eine Antwort auf die Frage nach dem Warum. Manche Wege und Umwege erscheinen rückblickend durchaus sinnvoll, manche bleiben bis zuletzt unverständlich.

> Im Rückblick liegt die Chance, das eigene Leben als sinnvolles Ganzes zu begreifen.

Diese so genannte „Sinnerfassungskapazität" wächst oft mit zunehmendem Alter und reift im Angesicht des Todes bei manchem zu ihrem Höhepunkt. Aus dieser letztmöglichen Perspektive lässt sich das Leben rückblickend als ein Ganzes betrachten. Sinn entsteht, wenn Dinge miteinander in einen Zusammenhang gebracht werden. Der Blick auf das Leben als Ganzes stellt biografische Ereignisse in diesen Gesamtzusammenhang des Lebens und ein bisher verschlossener Sinn in den Erfahrungen erschließt sich. Das ist natürlich nicht immer zwingend der Fall. Bei entsprechendem geistigem Vermögen und kognitiver Klarheit enthält ein solcher Rückblick jedoch die Chance, sich selbst und sein gelebtes Leben besser als bisher zu verstehen und Sinn auch dort zu erkennen, wo er bisher verschlossen blieb.

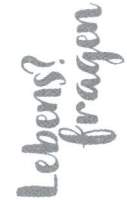

Dennoch bleibt das Leben auch aus dieser Perspektive immer ein Fragment, ein unvollständiges und unvollendetes diesseitiges Geschehen. Es bleibt letztlich Gott vorbehalten – so beschreibt es der christliche Glaube –, irdisches Leben in ein vollkommenes, vollständiges und dann himmlisches Leben zu verwandeln.³

Angst bewältigen und Abschied nehmen

Wer vor den Toren der Ewigkeit steht, kann es auch mit der Angst zu tun bekommen. In der Angst des Sterbenden vor seinem Tod dominiert die Verlustangst, nun das eigene Leben zu verlieren und nicht mehr da zu sein. Diese existenzielle Bedrohung des eigenen Lebens wird in der Begegnung mit dem Tod in seiner ganzen Dramatik durchlitten. Viel mehr noch als die Angst vor dem Tod kann jedoch die Angst vor dem Sterben quälen. Angst vor körperlichen Schmerzen, vor Ohnmacht, vor Kontrollverlust, vor dem Angewiesensein auf andere Menschen, vor Hilflosigkeit und Ausgeliefertsein treten in das Bewusstsein und bestimmen das emotionale Geschehen im Sterbeprozess.

> **Angst mit ihren vielfältigen Gesichtern kann ein Hinderungsgrund zu gelingendem Abschiednehmen sein.**

Dabei kann die Angst je nach biografischer Vorerfahrung individuell sehr unterschiedlich intensiv erlebt werden. Am Lebensende kann die Angst vor den drohenden Verlusten den Sterbeprozess bestimmen.

Sterben bedeutet Abschied nehmen. Und Abschied nehmen bedeutet Verlust und das macht Angst. Dass dieser kommende Verlust ein endgültiger ist, wird dem Sterbenden im Angesicht des Todes besonders bewusst. Die emotionale Verbundenheit mit den Allerliebsten, der Familie, den Freunden wird keinen Ausdruck mehr finden können und daher für immer abreißen.

Auch hier kann der christliche Glaube eine Trost- und Kraftquelle sein. Der Evangelist Lukas berichtet davon, wie Jesus um seine Einwilligung ins Sterben rang, als er den Tod auf sich zukommen sah: „Todesangst überfiel ihn und er betete noch angespannter. Dabei tropfte sein Schweiß wie Blut auf den Boden" (Lukas 22,44; Basisbibel). Sogar für Christus war sein Ja zum Sterben nicht einfach selbstverständlich, sondern er hat es durchlitten, und so kann sich jeder, der sich ihm anvertraut, in seinem eigenen Kampf um ein Ja zum Sterben seiner Gegenwart, seines Verständnisses und seines Beistandes gewiss sein.

> **Christus kann mit seinem eigenen Ja zum Sterben ein stärkender Beistand sein.**

Abschiednehmen kann aber auch sehr konflikthaft als ein Pendeln zwischen Festhalten und Loslassen erlebt werden. Manchem gelingt es eben nicht, diesen Konflikt bewusst zu lösen. Die Seele hat durch das Träumen die Möglichkeit, einen unbewussten Weg zu wählen. Träume treten häufiger in Übergangsphasen des Lebens auf, so wie es bei Heinz (82) der Fall war. Er lebte allein in der oberen Etage seines Hauses; die untere bewohnte die Tochter mit ihrem Mann. Heinz war sehr krank, und es schien, dass er nicht mehr lange zu leben hat. Als Pastor besuchte ich ihn gelegentlich. Er erzählte aus seinem Leben und immer wieder stolz von seinem Haus, das er mit eigenen Händen gebaut hatte. Ich gewann den Eindruck, dass mein Besuch zunehmend den Charakter einer Sterbebegleitung annahm. Auf der beiwussten Ebene schien er bereit zu gehen, und manchmal freute er sich sogar auf den Himmel. Die Rührung in seinen Augen bei diesem Ausblick war nicht zu übersehen.

Nach einem Krankenhausaufenthalt – die Angehörigen rechneten schon nicht mehr damit, dass er ihn überleben würde – erholte er sich jedoch wieder ein wenig. Dabei kam mir die Frage, was ihm den Abschied aus diesem Leben so schwer machte, zumal er eine große Erleichterung für ihn wäre. Ob er doch zu sehr an seinem Leben, an seinem Haus, seinem Lebenswerk festhielt und es nicht loslassen konnte? Befand er sich möglicherweise in einem Loslösungskonflikt? Einerseits stand er vor der Aufgabe, sich von seinem Leben zu verabschieden, und andererseits wollte er festhalten, was ihm lieb und teuer war – sein Haus. Wieder zu Hause erzählte er mir einen Traum, den er vor ein paar Tagen träumte: Ich gehe noch einmal durch jedes Zimmer meines Hauses und sehe es mir genau an. Ich erinnere mich dabei noch einmal daran, wie alles entstanden ist. Wenige Tage nach diesem Besuch starb Heinz. Als ich davon erfuhr, fiel mir sofort sein Traum ein. Die Nachricht bestätigte, was ich bei meinem letzten Besuch nur ahnte.

Im Traum hatte Heinz sich von seinem Haus verabschiedet. Bewusst war er dazu nicht in der Lage. Bewusst hatte er seinen Abschiedskonflikt nicht gelöst. Diese Aufgabe hatte sein Unterbewusstsein übernommen. Dieser Teil seiner Seele hatte für ihn geschafft, was er im Wachbewusstsein nicht vermochte. Der Traum löste den inneren Konflikt.

> Loslassen ist der wichtigste Schlüssel zum Abschiednehmen.

> Manches Loslassen gelingt nur im Unterbewusstsein – aber es kann gelingen.

Den Weg eigenverantwortlich zu Ende gehen

Nach christlichem Verständnis ist das Leben ein Geschenk des Schöpfergottes an den Menschen. Mit der Gabe des Lebens ist die Aufgabe einer verantwortlichen Gestaltung verbunden. Wir sind dazu bestimmt, unser Leben als Menschen zu bestimmen, d.h. immer wieder Entscheidungen zu treffen, die auf uns selbst zurückwirken bzw. Folgen haben. Gott traut dem Empfänger des Lebens zu, dieser Verantwortung und Aufgabe gewachsen zu sein. Dies gilt auch für die Gestaltung des letzten Weges, insbesondere solange wir mental dazu in der Lage sind, doch auch Demenz-Kranke haben eine Ahnung von diesem letzten Schritt. Dabei kann die Selbstbestimmung auch in Situationen hineinreichen, in denen wir faktisch nicht mehr ansprechbar und entscheidungsfähig sind. Der Gesetzgeber hat dazu die rechtlich verbindliche

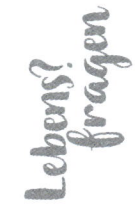

Wir Menschen sind dafür verantwortlich, auch den letzten Lebensabschnitt bewusst zu gestalten.

Möglichkeit der Vorausverfügung (Patientenverfügung) und die Übertragung der Entscheidungsbefugnis an einen dazu Bevollmächtigten (Vorsorgevollmacht, Generalvollmacht) geschaffen. Beides sind mögliche Formen, die Eigenverantwortung zu gestalten, aber keine notwendigen oder gebotenen Möglichkeiten.

Zuweilen beobachte ich, dass Patienten und vor allem Patientinnen die Verantwortung für die Gestaltung des letzten Weges an Angehörige abgeben, obwohl sie selbst sehr wohl noch in der Lage sind, diese wahrzunehmen. Die Motive dazu sind unterschiedlich. Bei manchen ist es Bequemlichkeit. Es ist unangenehm und beschwerlich, sich Behandlungen und Therapien erklären zu lassen, um dann zu entscheiden, was man will oder auch nicht will. Manche fühlen sich auch überfordert und allein gelassen mit dieser Verantwortung. Die Auseinandersetzung aber ganz zu verweigern und sie z. B. unreflektiert an die Kinder zu delegieren oder ihnen oder der Verantwortung aufzubürden, trägt nicht nachhaltig zum Gelingen des eigenen letzten Weges bei. Immer wieder fällt mir auf, wie anstrengend es für alte Patienten ist, sich entscheiden zu müssen – vor allem dann, wenn das bisherige Lebenskonzept, Verantwortung für sich selbst möglichst abzugeben, lange Zeit gut funktioniert hat. Viele der heute hochaltrigen Frauen durften zudem erst im Lauf ihres Lebens erleben, dass sie in machen Lebensbereichen eigenständige Entscheidungen treffen konnten, wo vorher die Verantwortung für ihre Lebensgestaltung direkt vom Vater auf den Ehemann überging.

Für die letzte Reise gibt es vielfältige Unterstützung.

Die letzte Reise braucht häufig Hilfe und Unterstützung. Dabei geht es nicht nur um professionelle medizinische und pflegerische Hilfeleistungen, sondern auch um Unterstützung durch Familienangehörige. Wer in die letzte Lebensphase eingetreten ist, sollte spätestens jetzt ein klärendes Gespräch mit seinen Angehörigen darüber führen, welche Hilfen er durch Dienste (z. B. Fußpflege) und andere bereits erfährt und welche Hilfe er noch benötigt und sich wünscht. Dabei kann man sich dann darüber verständigen, welche Formen von eventuell benötigter Hilfe und Unterstützung Familienmitglied in welchem Umfang zu leisten bereit und auch in der Lage ist.

Wenn nun aber familiäre und selbst organisierte Hilfe nicht mehr ausreicht, was dann? Wer kann helfen, wenn der Punkt gekommen ist, sich in andere Hände zu begeben? Ist ggf. eine Pflegeeinrichtung der notwendige Schritt, um den Bedürfnissen aller Beteiligten gerecht werden zu können? Solche Fragen werden besonders akut, wenn es zusehends auf die letzte Wegstrecke zugeht, und vor allem, wenn keine Aussicht auf eine medizinische Verbesserung der Lage mehr zu erwarten ist und letztlich eine sogenannte palliative Situation entsteht. Palliativ heißt „um-manteln" und meint in diesem Zusammenhang,

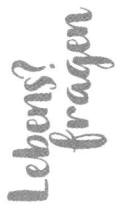

dass ein Mensch gut geschützt, d.h. versorgt seine letzten Tage erlebt. Die Hospizbewegung hat es sich zur Aufgabe gemacht, Menschen in der Sterbephase durch umfassende Versorgung Lebensqualität zu geben. Sie wurde von der Ärztin Cicely Saunders in den 1960er-Jahren in England gegründet. 1986 wurde das erste stationäre Hospiz in Deutschland eröffnet. Als Grundprinzip der Hospizarbeit gilt, dass „der Sterbende und seine Bedürfnisse" im Mittelpunkt stehen. Sein Leben darf weder gewaltsam verkürzt noch verlängert werden. Dabei sind alle Ebenen menschlichen Daseins – die körperliche, psychische, soziale und spirituelle Ebene – zu berücksichtigen. Angehörige und nahe Bekannte werden grundsätzlich in das Versorgungsnetz miteinbezogen; ihnen wird auch nach dem Tod des Angehörigen Unterstützung in der Trauer angeboten.

Hospizeinrichtungen bieten Begleitung auch in der Sterbephase.

Ein besonderer Schwerpunkt der Hospizarbeit liegt auch in der Begleitung des Sterbenden zu Hause oder in entsprechenden spezialisierten Pflegeeinrichtungen. Solche ambulanten Pflegedienste arbeiten mit Palliativmedizinern, d.h. mit Hausärzten mit einer entsprechenden Zusatzqualifizierung, in der Region zusammen. Dadurch sind Anpassungen an den sich oft rasch ändernden Dosierungsbedarf bei der Gabe von Schmerzmitteln zeitnah möglich und unnötiges Leiden kann so vermieden werden. Das Hilfsangebot steht vielerorts meist rund um die Uhr zur Verfügung.

Auch in den Krankenhäusern leisten die ärztlichen und pflegenden Mitarbeitenden der Palliativstationen sowie der psychologische Dienst und die Klinikseelsorge diese besondere Form der Sterbebegleitung. Häufig geht es palliativmedizinisch um so genannte Symptomkontrolle. Durch die Gabe von Schmerzmitteln und die ggf. erforderliche Atemunterstützung wird erreicht, dass die letzten Schritte nicht zu einer unerträglichen körperlichen Qual werden müssen. Zu der professionellen Unterstützung gehört ein Netz von Ehrenamtlichen, die Sterbende zu Hause und in Einrichtungen begleiten. Ihr Dienst wird fachlich begleitet, sodass dieser auf einem hohen Niveau stattfinden kann und auch die ehrenamtlichen Mitarbeiter nicht überfordert sind.

Wenn keine Heilung mehr möglich ist, bedeutet dies also nicht, dass man nichts mehr für den Betroffenen tun kann. Es ist daher unbedingt ratsam, die Segnungen der palliativen Begleitung eigenverantwortlich und selbstbestimmt in Anspruch zu nehmen oder auf Initiative der Angehörigen sich darauf einzulassen. Es besteht ein breiter Konsens darüber, dass das Angebot palliativer Versorgung weithin bekannt gemacht wird und ihr Ausbau flächendeckend vorangetrieben werden sollte. Eine zusätzliche Aktualität gewinnt die palliative Versorgung in den Diskussionsbeiträgen rund um die Suizidassistenz auf politischer und kirchlicher Ebene und den aktuell zur Debatte stehenden Gesetzesentwürfen für die parlamentarische Abstimmung.

Gehen Eigenverantwortung und Selbstbestimmung noch über die Inanspruchnahme dieser letzten Hilfestellungen hinaus? Gehen sie möglicherweise so weit, dass der Zeitpunkt des Todes selbst bestimmt werden kann, darf oder sogar soll? Gehört er nur in Gottes Hände oder doch auch in die Hand des Menschen? Im theologischen und noch mehr im gesellschaftlichen Diskurs ist es umstritten, ob und inwiefern die Bestimmung des Lebensendes allein in Gottes Hand gehört.

Das eigene Leben loslassen

Christen glauben, dass das Leben sich dem Willen und dem Schöpfungshandeln Gottes verdankt. Gottes Wille hebt den Menschen aus der gesamten übrigen Schöpfung insofern heraus, als dass er zu einem verantwortlichen Handeln im Spannungsfeld von Autonomie und Abhängigkeit, von Fürsorge für sich selbst und für andere fähig ist. Das gilt auch in den Blick auf seine eigene Todesstunde. Er steht in der Verantwortung vor Gott, seinem Schöpfer. Vor ihm ist nach christlichem Verständnis auch jede selbstbestimmt herbeigeführte Beendigung des Lebens zu verantworten.

Nicht zuletzt steht für Christen der gesamte Sterbeprozess unter den Verheißungen Gottes. Für sie ist der Tod keine endgültige Grenze, sondern ein Grenzübergang in ein anderes, ein neues Leben.[4] Deshalb ist das Sterben nicht nur mit Abschied, sondern auch mit neuer Zuversicht verbunden. Der Tod und die Lebensphase davor können eine Chance sein, einen gelungenen Übergang von dieser Wirklichkeit in die neue Wirklichkeit zu finden. Je gewisser die Jenseitshoffnung eines sterbenden Menschen ist, desto tröstender kann sie ihre Kraft entfalten und diesen Menschen zu einem gelingenden Abschluss des eigenen Lebens anleiten und ermächtigen.

Ulrich Kühn

Pastor, Gestaltsoziotherapeut, Klinikseelsorger und Leiter des Referates Theologie der Diakonie Bethanien, Solingen.

---

[1] Vgl. Thomas Fuchs, Versöhnung mit dem Ungelebten – Zum Gelingen des Lebens im Sterben, in: Olivia Mitscherlich-Schönher (Hrsg.), Gelingendes Sterben, Zeitgenössische Theorien im Interdisziplinären Dialog, Berlin/Boston 2019, S. 85–100.
[2] „Leben wir, so leben wir dem Herrn; sterben wir, so sterben wir dem Herrn. Darum: wir leben oder sterben, so sind wir des Herrn." (Römer 14,8; LUT)
[3] 1. Korinther 13 und 15.
[4] Vgl. Offenbarung 21,3–4.

12. Kapitel

Hilft es, wenn wir beim Sterben helfen?

Vom Ringen um das Leben, Sterbebegleitung und Sterben auf Verlangen

Dr. Michael Schröder

Lebens?fragen

Wer in einer Internetsuchmaschine die Redewendung „in die Schweiz fahren" eingibt, der erhält auf den ersten Seiten zahlreiche Tipps zu touristisch interessanten Zielen. Hinweise zu Einreiseformalitäten sind ebenfalls rasch zu finden. Doch schon einige Suchergebnisse weiter stößt man auf Ergebnisse, die so gar nichts mehr mit einem Urlaubserlebnis zu tun haben. Da geht es um Berichte von Menschen, die ihrem Leben selbstbestimmt ein Ende setzen wollen, und zwar ausdrücklich in der Schweiz. Damit das gelingt, können sie nämlich in der Schweiz ganz offiziell die Hilfe von Organisationen in Anspruch nehmen, die zu diesem Zweck ihre Dienstleistungen anbieten. Anders als in Deutschland ist es dort möglich, die entsprechenden Medikamente (z. B. Pentobarbital) zu erhalten, die einen schnellen und relativ sanften Tod verheißen. So ist die Redewendung „in die Schweiz fahren" hierzulande inzwischen zu einem Ausdruck geworden, um selbstbestimmt aus dem Leben zu scheiden.

Gesetzliche Rahmenbedingungen

In den letzten Jahren hat es in Bezug auf die Frage nach dem assistierten Suizid auch in anderen europäischen Ländern eine deutliche Liberalisierung gegeben. Vor allem in den Niederlanden wurden vor Jahren entsprechende rechtliche Rahmenbedingungen geschaffen, und inzwischen wird dort das Recht, sich beim Suizid helfen zu lassen, häufig in Anspruch genommen. Deutschland ist in dieser Frage bislang einen anderen Weg gegangen. Hier wurde 2015 die Palliativ- und Hospizversorgung als Regelfall gesetzlich verankert. Mit diesem Gesetz ist ein Kontrapunkt zu den Entwicklungen in anderen Ländern gesetzt worden. Es soll der Hilfe zum Leben und im Sterben und nicht der Hilfe zum Sterben den Vorrang geben. In diesem Zusammenhang wurde ein Gesetz zum assistierten Suizid mit dem § 217 Strafgesetzbuch verabschiedet. Darin wurde die „geschäftsmäßige Förderung der Selbsttötung" unter Strafe gestellt. Gegen diese Regelung gingen von privater Seite aus Klagen beim Bundesverfassungsgericht (BVerfG) ein. Das Gericht entschied im Februar 2020, dass der Paragraf nach seiner Auffassung gegen das Grundgesetz verstößt und damit nichtig ist. Seitdem ist der deutsche Bundestag aufgerufen, eine Neuregelung zu verabschieden. Dieses Urteil hat in vielen gesellschaftlichen Kreisen eine breite Diskussion ausgelöst.

§ 217 Strafgesetzbuch stellt die „geschäftsmäßige Förderung der Selbsttötung" unter Strafe.

Doch der Eindruck, um diese Frage werde erst in jüngster Zeit so intensiv gestritten, trügt. Bereits in den 1970er- und 80er-Jahren wurde darum heftig gerungen. Ein Auslöser war der Alternativmediziner Prof. Julius Hackethal, der mithilfe von Zyankali aktiv einem Patienten beim Suizid half.

Er konnte seine Motive anschließend im Nachrichtenmagazin „Der Spiegel" ausführlich darlegen. Darin forderte er, dass jeder Patient das Recht auf einen würdigen Tod haben müsse und dass der Arzt ihm dabei Beistand leisten solle.

Begriffsbestimmungen

Das Thema wurde damals unter dem Stichwort „Tod auf Verlangen" breit diskutiert. Dabei zeigte sich in den folgenden Jahren, dass der Sachverhalt mit einem einzigen Begriff kaum präzise zu erfassen ist. „Freitod" oder „Selbstmord" waren und sind angesichts ihrer inbegriffenen Wertung wenig angemessen. Deshalb greifen andere eher auf die Begrifflichkeit „aktive Sterbehilfe" zurück, während in anderen Ländern immer wieder von „Euthanasie" („guter, sanfter Tod") die Rede ist. Dieser Begriff wird in Deutschland weitgehend vermieden, was vor allem mit der Geschichte und den Ereignissen im sogenannten Dritten Reich zu tun hat. Damals brachte man durch den „sanften Tod" ungefragt viele Menschen aus Selektionsgründen ums Leben, einfach um sie loszuwerden. Da es in der momentan anhaltenden Diskussion um die Frage geht, ob und wie man die Hilfe Dritter in Anspruch nehmen könne, um sein Leben zu beenden, beschreibt die Wendung „assistierter Suizid" den Sachverhalt wohl am besten.

> „Assistierter Suizid" beschreibt den Sachverhalt am angemessensten.

Argumente für eine Zulassung der Beihilfe zum Suizid

Gibt es Gründe, die tatsächlich nachvollziehbar dafürsprechen, diese Art von Beihilfe zu einem selbstbestimmten Sterben zu ermöglichen? Das folgende Beispiel der Erfahrungen eines Seelsorgers mag einige Aspekte dazu verdeutlichen: „Bei meinen Besuchen als Klinikseelsorger lerne ich Frau S. (67) kennen. Sie kommt immer wieder mal ins Krankenhaus, um sich in Akutphasen vorübergehender Verschlechterung behandeln zu lassen. Sie leidet schon seit Jahren an einer COPD-Erkrankung. Dabei verengen sich die Atemwege; ein Prozess, der sich nicht stoppen lässt, der aber therapeutisch verlangsamt werden kann. Ein Leben mit wachsender Luftnot ist ein Leben mit Erstickungsängsten. Nun ist Frau S. wieder mal auf der Station. Sie berichtet, dass die Sauerstoffzufuhr über die sogenannte ‚Nasenbrille' inzwischen fast ausgereizt ist. Sie weiß, was auf sie zukommen wird. Als Nächstes wäre die Atemmaske nötig, um der Lunge ausreichend Sauerstoff zuzuführen. Sie hat erlebt, wie die letzten Lebenswochen ihrer Mutter, die an derselben unheilbaren Krankheit litt und schließlich verstarb, nur noch eine einzige Qual waren. Das möchte sie sich auf jeden Fall ersparen. Sie fragt mich, woher sie wohl ein tödliches Medikament bekommen könne, um diesen Leidensweg zu vermeiden. Um die Berechtigung ihrer Frage zu untermauern, fügt sie empört und kopfschüttelnd hinzu: ‚Jedem Hund erspart man solche Qualen, aber

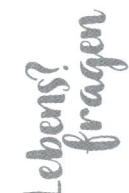

„Jedem Hund erspart man solche Qualen."

Wenn an einer unheilbaren Krankheit leiden, bringt diese nicht für uns Menschen ist das in Deutschland nicht erlaubt!' Frau S. ist bei klarem Verstand, weder depressiv noch lebensmüde. Sie sucht einen Ausweg aus dem Leid, das zumindest nach ihrer Vorstellung und Erwartungen auf sie zukommt."[2]

Wenn Menschen an einer unheilbaren Krankheit leiden, bringt diese nicht nur zunehmende Einschränkungen mit sich. Häufig nehmen auch die Schmerzen überhand und können durch entsprechende Mittel kaum eingedämmt, geschweige denn völlig unterdrückt werden. Manche berichten von „Höllenqualen", die man Tieren aus Barmherzigkeit ersparen würde. „Niemand möchte einen Menschen so leiden sehen" – so oder so ähnlich kann man es immer wieder hören und lesen. Andere haben große Sorge, dass sie durch eine fortschreitende Erkrankung wie Alzheimer zunehmend die Kontrolle verlieren und nicht mehr Herr ihrer Sinne sind. Diesem Abgleiten in eine andere Welt möchten sie unbedingt zuvorkommen und vorher selbstbestimmt aus dem Leben scheiden. Auch die Angst, bei

Wer schwerkranke Menschen begleitet, wird vorsichtig mit vorschnellen Urteilen sein.

einer Erkrankung ganz auf Apparate angewiesen zu sein und keine Aussicht mehr auf ein normales Leben zu haben, kann den Wunsch nach einem selbstbestimmten Suizid verstärken. Wer Menschen in solch schwierigen und oftmals ausweglos erscheinenden Situationen begleitet, der kann sich solch einem Anliegen nur schwer verschließen. Schließlich wünscht man sich, dass der Kranke endlich von seinem Leiden erlöst wird. Zugleich wird man dafür sensibel, nicht zu schnell ein Urteil über die zu fällen, die diesen Weg beschreiten und ihrem Leben ein Ende setzen. Wer kann sich schon in die Lage derjenigen versetzen, die von unerträglichen Schmerzen geplagt werden?

Argumente gegen eine Zulassung der Beihilfe zum Suizid

Gleichzeitig gibt es eine ganze Reihe von Einwänden, die gegen die Erlaubnis eines assistierten Suizids sprechen. Zum einen lässt sich auf die enormen Fortschritte in der Palliativmedizin verweisen. Palliativmediziner haben sich

Die Palliativmedizin hat heute effektive Möglichkeiten, intensives Leiden zu lindern.

auf die Linderung von Leiden und Schmerzen spezialisiert. Sie gestehen zwar ein, dass die Geschichten von Menschen, die unerträgliche Schmerzen zu erleiden hatten, wahr sind, fügen aber hinzu, dass dies heute in dieser Form nicht mehr zutrifft. Inzwischen hat sich die Palliativmedizin weiterentwickelt, und es existieren vielfältige medikamentöse Möglichkeiten, das Leiden und Siechen der Patientinnen und Patienten zu mindern oder ganz aufzuheben. Zudem lösen Zuwendung, kontinuierliche Begleitung sowie eine adäquate Betreuung vielfach den Wunsch nach Ausscheiden aus dem Leben wieder auf.

Möglichkeiten der Palliativmedizin

Mediziner wie Sven Gottschling[3] machen jedoch darauf aufmerksam, dass das Feld der Palliativmedizin noch recht jung ist und dass es erst seit wenigen Jahren Pflichtprogramm im Studium der Medizin ist. Daher bringen zwar junge Ärzte, die gerade erst ihr Studium der Medizin beendet haben, im Bereich der Palliativmedizin grundlegende Kenntnisse mit. Ältere Ärzte verfügen jedoch teilweise nicht über entsprechende Kenntnisse, wenn sie sich nicht in diesem Bereich weitergebildet haben.

Es ist also nicht erstaunlich, dass Berichte kursieren, wie leidenden Menschen wenig oder nur unzureichend geholfen wurde, Palliativmediziner aber davon ausgehen, dass heute bei nahezu jedem Menschen die Schmerzen entsprechend gelindert werden könnten.[4] Bis vor wenigen Jahren war es üblich, starke Schmerzmittel nur in geringen Dosen zu verabreichen. Es wurde bzw. es wird immer noch darauf hingewiesen, dass Schmerzmittel abhängig bzw. süchtig machen, daher seien z.B. Morphine nur sehr eingeschränkt einzusetzen. Von diesem Standpunkt aus ist die Palliativmedizin inzwischen weit abgerückt. Es geht darum, den leidenden Menschen in den Blick zu nehmen und ihm soweit irgend möglich die Schmerzen zu lindern. Die Schwierigkeit besteht zunächst einmal darin, entsprechend ausgebildete Ärzte zu finden, die sich über die bisherigen Einstellungen hinwegsetzen und moderne Therapieformen anwenden. Gottschling formuliert provokativ: „Die meisten Ärzte in Deutschland sind heute in punkto Schmerztherapie noch auf Drittweltniveau von vor 30 Jahren!"[5] Ehrlicherweise müssen selbst die engagiertesten Vertreter der Palliativmedizin zugeben, dass man auch heute nicht jedem mit hundertprozentiger Sicherheit helfen kann. Im Einzelfall wird es weiterhin Patienten geben, bei denen entsprechende Therapien nicht anschlagen.

> In manchen Einzelfällen ist eine angemessene Linderung des Leidens auch heute noch nicht möglich.

Der Sterbeprozess hat sein eigenes Ziel

Einen weiteren relevanten Einwand hat Elisabeth Kübler-Ross formuliert. Sie hat sich wie kaum ein anderer Forscher mit dem Sterben und dem Tod auseinandergesetzt. Dabei begleitete sie viele Sterbende, auch solche, deren letzter Lebensabschnitt durch starke Schmerzen gekennzeichnet war.[6] Dennoch hält sie fest: „Jemandem das Leben abzukürzen, ist für mich genauso, als wenn man einen Schüler zwei Wochen vor dem Abitur aus der Schule nimmt. Man gibt ihm dann nicht die Möglichkeit, das Leben fertig abzuschließen, die letzten Prüfungen zu überstehen und die letzten Lektionen zu lernen." Das Sterben gehört zum Leben dazu, und gerade die letzten Stationen – so Kübler-Ross – hielten wichtige Lektionen bereit. Sie macht damit auf einen Punkt aufmerksam, der in der Diskussion um das Urteil des BVerfG zu kurz kommt. Das Gericht hatte in seiner Urteilsbegründung die Autonomie des Menschen, sein Recht auf Selbstbestimmung betont; dieses gelte es zu achten. Recht besteht aber nicht nur in der Möglichkeit, selbstbestimmt aus dem Leben zu scheiden. Es umfasst für den kranken Menschen auch die Chance, sich aktiv mit seinem Sterben, mit der letzten Phase seines Lebens auseinanderzusetzen und diese selbstbestimmt zu gestalten. In diesem Zusammenhang ist auch auf die Hospize zu verweisen. In den letzten Jahren wurden etliche Einrichtungen gegründet, in denen Menschen umfassend geholfen wird, den letzten Lebensabschnitt würdevoll zu gestalten, sodass sie die Möglichkeit haben, die letzten Tage ihres Lebens aktiv und durchaus selbstbestimmt und dennoch im Kreise ihrer Familie und Freunde zu verbringen.

Der Sterbeprozess gehört zum Leben dazu.

Druck zur Selbsttötung?

Der Philosoph Robert Spaemann (1927–2018, u. a. Professor für Philosophie an der Universität München) setzte sich in vielen Beiträgen mit der Thematik „assistierter Suizid" und den damit verbundenen weiteren Themenstellungen auseinander. Im Jahre 2013 erschien von ihm ein Beitrag mit dem Titel „Die Vernünftigkeit eines Tabus". Darin führt er aus, dass unbedingt an dem Verbot zur Sterbehilfe festzuhalten sei. Eine mögliche Erlaubnis bezeichnet er als „Einstiegsdroge". Damit profiliert er seine Kritik an einer möglichen Erlaubnis des assistierten Suizids mit einem sehr drastischen Bild und verschärft damit den immer wieder zu lesenden Vorwurf, dass mit der Freigabe der Beihilfe zur Selbsttötung ein dramatischer Dammbruch zu erwarten sei. Spaemann weist darauf hin, dass eine Erlaubnis des assistierten Suizids nur der erste Schritt in einer viel weiterreichenden Entwicklung sei.

Auf Menschen in ihrer letzten Lebensphase darf kein Druck ausgeübt werden.

Er hält es für folgerichtig, dass aus der Erlaubnis, einem Menschen dabei zu helfen, freiwillig aus dem Leben zu scheiden, zunehmend ein Druck auf diejenigen entsteht, die trotz gleicher Lebensumstände lieber am Leben bleiben möchten. Es könne so schleichend ein Zwang entstehen, sterben zu müssen, um anderen nicht zur Last zu fallen. Zudem sei es gut vorstellbar, dass es „zunächst" nur um diejenigen geht, die selbst für sich keine Lebensperspektive mehr sehen. Daraus würde aber eine Entwicklung entstehen, die auch die Tötung von Menschen erwägt, deren Leben nicht mehr als sinnvoll erachtet wird, sodass sie besser sterben sollten, um ihnen selbst oder vielleicht auch den Angehörigen weiteres Leid zu ersparen. Man argumentiere hier zwar mit Barmherzigkeit, spreche aber letztlich denen, die mit erheblichen

Einschränkungen zu leben und zu kämpfen haben, das Lebensrecht indirekt und dennoch unmissverständlich ab.

Lebensqualität ist subjektiv und erfahrungsabhängig

Wie kann man ernsthaft behaupten, dass Barmherzigkeit letztlich dahinführt, dass Menschen andere Menschen umbringen? Dieser Gedankengang erscheint auf den ersten Blick ungewöhnlich, ja, geradezu radikal zu sein. Doch Spaemann weist auf etwas ganz Wichtiges hin. Es geht darum, dass Menschen, die gesund sind, auf Menschen mit Einschränkungen blicken und deren Leben jede Lebensqualität absprechen. Diese beurteilt jedoch jeder Mensch aus seiner eigenen Lebenslage heraus. Wenn z. B. ein gesunder und eher jüngerer Mensch die Lebenssituation anderer Menschen, die mit starken Einschränkungen, Behinderungen und Krankheiten zu leben haben, betrachtet, kann ihm durchaus der Gedanke kommen, dass dieses Leben doch abgekürzt bzw. beendet werden müsse, um dessen – von außen betrachtet – unsäglichem Leid ein Ende zu bereiten. Letztlich sei doch dem anderen zu seinem Besten zu wünschen, endlich von seinem Leid erlöst zu werden. Dabei machen die beurteilenden Menschen sich nicht klar, dass sie selbst in einer völlig anderen Situation leben, und dennoch meinen sie urteilen und vor allem entscheiden zu können, wie es dem anderen gehe, wenn sie auf dessen Einschränkungen blicken.

> **Die eigene Lebensqualität kann nur jeder für sich beurteilen.**

Erst im Laufe des Lebens und im Zuge zunehmender kleiner Einschränkungen, die das Alter mit sich bringt, erkennen wir, mit welchen und wie vielen Einschränkungen wir doch leben und auch erfüllt und glücklich leben können. Dieses Empfinden verändert sich im Laufe des Lebens und häufig auch im Verlauf einer Krankheit. Deshalb ist es z. B. wichtig, eine Patientenverfügung spätestens alle zwei Jahre erneut zu unterschreiben, um zu dokumentieren, dass deren Aussagen immer noch gelten sollen, oder entsprechende Veränderungen daran vorzunehmen.

Der Blick eines gesunden Außenstehenden auf die Leiden eines Kranken gilt zunächst den Menschen, die den Tod vor Augen haben und vielleicht sogar tatsächlich unter unsäglichen Schmerzen zu leiden haben. Aber der Schritt, dieses Denken auch auf andere Personen zu beziehen, zum Beispiel auf solche, die alt und dement sind, die in ihrer eigenen Welt leben und keinen Kontakt mehr zur Außenwelt haben, ist nicht mehr weit. Dasselbe gilt für Menschen, die im Wachkoma liegen oder für Kinder, die mit Missbildungen auf die Welt kommen und/oder kognitive Einschränkungen haben. In der Folge kommen ungeborene Kinder in den Blick, bei denen eine schwerwiegende Erkrankung diagnostiziert wurde. Wie schnell ist man dann manchmal bei der Hand, solches Leben als eine unerträgliche Belastung für die Personen selbst und für deren Angehörige anzusehen. Aus *scheinbarem*? Mitgefühl wird dann auch schon einmal den Angehörigen geraten, dieses Leid abzukürzen und zu beenden.

Solche Argumente sind auch in unserem Land schon längst Realität. Wird heute zum Beispiel in der Schwangerschaft eine sogenannte Trisomie 21 diagnostiziert, so wird in über 90 % der Fälle ein Schwangerschaftsabbruch durchgeführt. Man meint, den Ungeborenen selbst „*Das kann doch kein lebenswertes Leben sein!*" und den Angehörigen eine scheinbar unerträgliche Last abnehmen zu müssen. Diese scheinbar barmherzige Vorsorge vor Leiden vor Augen zu haben, argumentiert Spaemann, bewirke eine beschleunigte Entwicklung in Richtung einer Tötung auf Verlangen.

Nur Mensch oder auch Person – eine angemessene Unterscheidung?

In diesem Zusammenhang wird häufig argumentiert, Ungeborene oder auch demente Menschen seien nicht im Vollsinn des Wortes Personen, sondern eben „nur" Menschen. Wesentliche Aspekte, die eine Person ausmachen, seien nicht festzustellen. Dazu gehört unter anderem ein klares Denken, ein erkennbares und von außen wahrnehmbares Selbstbewusstsein oder die Fähigkeit, den Lebenswillen deutlich zu artikulieren. Daraus folge: Wenn sich jemand in Folge einer Erkrankung oder auch eines Unfalls gar nicht mehr oder nicht mehr klar äußern kann, oder wenn man den Eindruck hat, er sei sich seiner nicht mehr bewusst, so sei er zwar ein Mensch, aber keine Person mehr! Diese scheinbar harmlos klingende Unterscheidung zwischen „Mensch" und „Person" ist in Wahrheit elementar und höchst abwertend.

Wie reden wir also von kranken und leidenden Menschen bzw. Menschen mit Einschränkungen? Sind sie Personen im umfänglichen Sinne oder fehlen ihnen bestimmte Eigenschaften, sodass sie wir sie nur Menschen nennen? Oder um es mit der grundlegenden Frage zu sagen, die wir bereits in Formulierungen aus der Bibel finden: „Was ist der Mensch?" / „Was ist der Mensch, dass du seiner gedenkst?"[7]

Eine Unterscheidung zwischen „Mensch" und „Person" führt mehr in die Irre, als dass sie helfen würde.

Die Unterscheidung zwischen Mensch und Person ist gerade heute im medizinethischen Bereich von großer Bedeutung. Der bekannte australische Philosoph und Ethiker Peter Singer macht in seinen Veröffentlichungen mit aller Klarheit darauf aufmerksam, dass für ihn selbst neugeborene Kinder noch keine Personen sind, sondern erst in den ersten Lebensmonaten dazu werden. Singer meint, ihnen fehlen wesentliche Eigenschaften, sodass es auch einer Gesellschaft möglich und erlaubt sein müsse, Kinder mit Behinderungen nicht nur sterben zu lassen, sondern diese auch aktiv zu töten. Gleiches sagt er auch von Menschen, die zum Beispiel unter schwerer Demenz leiden oder im Wachkoma liegen. Führt also die Erlaubnis des assistierten Suizids letztlich dazu, dass man sich auch für die Tötung derjenigen einsetzt, die von außen betrachtet viel Leid zu ertragen haben und deren Leben als einzige Qual erscheint?

> Führt die Erlaubnis zum assistierten Suizid automatisch zur Tötung derer, die von außen betrachtet kein lebenswertes Leben als Person mehr führen können?

Die Entwicklung in den Niederlanden spricht für eine solche Vermutung. Der niederländische Journalist Gerbert van Loenen hält in diesem Zusammenhang fest: „Das niederländische Gesetz zur Regelung der aktiven Sterbehilfe und der Beihilfe zur Selbsttötung regelt ausschließlich die Lebensbeendigung ‚auf Verlangen'; in der Praxis allerdings kommt es jährlich auch in 300 bis 1000 Fällen zu ‚unverlangten' Lebensbeendigungen. Diese Praxis wurde nicht vom Parlament, sondern von Ärzten ermöglicht, die Gutachten zur Zulässigkeit solcher Maßnahmen verfassten, an denen sich die Richter in ihren Urteilsbegründungen orientierten... Begründet wird sie mit Mitleid – oder für alle, denen ‚Mitleid' zu altmodisch klingt, Mitgefühl. Mit Selbstbestimmung hat die niederländische Praxis der Lebensbeendigung ohne Verlangen daher auch wenig zu tun."[8]

Ängste nehmen, Nähe schenken

Was ist zu tun? Die Gründe, die für einen assistierten Suizid sprechen, haben oft mit der Angst vor unerträglichen Schmerzen, mit der Angst vor Kontrollverlust oder auch mit der Sorge zu tun, seelenlosen Apparaten ausgeliefert zu sein. Diesen – berechtigten – Ängsten kann man wohl kaum mit allgemeinen Ratschlägen begegnen. Ebenso hilft es den Betroffenen nicht, wenn man ihnen Literatur an die Hand gibt oder auf entsprechende Medien verweist. Beziehungen und Kontakte sind gerade in existenziellen Krisen durch nichts zu ersetzen. Die Erfahrung zeigt, dass wir durch Krankheit vereinsamen. Man ist an das Bett „gefesselt", man kommt nicht mehr aus dem Haus und kann an gesellschaftlichen Ereignissen nicht mehr teilnehmen. Die Einschränkungen lassen sich nicht leugnen! Wie wichtig ist es, wenn Freunde den Kontakt nicht abreißen lassen und einen regelmäßig besuchen. Sie vermitteln: „Du bist mir wichtig, ich stehe dir bei, auf mich kannst du dich verlassen!" Das gilt in besonderer Weise, wenn der Sterbeprozess eingesetzt hat.

> Menschliche, wertschätzende Kontakte sind gerade in der Sterbephase elementar.

Bis vor Kurzem war es vor allem im städtischen Umfeld noch üblich, dass Sterbende ins Krankenhaus geradezu „abgeschoben" wurden. Der Tod wurde ausgeblendet, man hat sich nicht mit ihm beschäftigt, und so hat man ihn auch kaum erlebt. In dörflichen Strukturen sah es dagegen noch lange Zeit anders aus. Die Menschen blieben bis zuletzt zu Hause, sie starben im Kreise

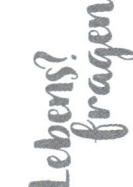

ihrer Familie. Kinder und Enkel konnten Abschied nehmen. Es gab immer jemanden, der bis zum Schluss die Hand hielt. Nun können alte Strukturen nicht einfach wiederbelebt werden, und wir können auch die Zeit nicht zurückdrehen. Wir können jedoch die Vereinsamung abwenden. Wir können Beziehungen aufbauen und immer wieder mit Leben füllen, sodass wir ein Beziehungsgeflecht haben, das uns trägt und in dem wir anderen Halt und Stabilität geben, denn die aktuell gelebten Familienverbände werden aufgrund der gesellschaftlichen Veränderungen immer kleiner und lockerer.

Fazit 1: Ängste ernst nehmen und lindern

Die Frage nach einem selbstbestimmten Sterben ist komplex und auf keinen Fall einfach zu beantworten. Wir wissen, dass es menschliche Schicksale gibt, die uns unfassbar erscheinen und die uns fragen lassen, wie es möglich ist, dass manche Menschen solches Leiden zu ertragen haben. Wir haben ferner gesehen, dass es vor allem Schmerzen und die Aussicht, Schmerzen erleiden zu müssen, zu der Überlegung führen, selbstbestimmt aus dem Leben scheiden zu wollen. Selbst wenn die palliativmedizinische Betreuung in den letzten Jahren deutliche Fortschritte gemacht hat, so wird es immer auch solche Einzelschicksale geben, bei denen die Schmerzbehandlung versagt. Der Wunsch, diesem Leiden ein Ende zu setzen, ist menschlich verständlich und nachvollziehbar.

Doch bei allem Verständnis ergeben sich Rückfragen, die die Absicht, selbstbestimmt aus dem Leben zu scheiden, in einem kritischen Licht erscheinen lassen. Viele Ängste, ausgelöst durch Berichte aus der Vergangenheit, können zum Beispiel durch moderne Schmerztherapien und hilfreiche Angebote wie Pflegedienste und Hospizeinrichtungen überwunden werden – auch wenn letzte Unsicherheiten bleiben. Es lohnt sich daher, entsprechende Initiativen und Einrichtungen zu unterstützen und sich ggf. dort ehrenamtlich einzusetzen. So kann man diejenigen, die sich auf dem letzten Abschnitt ihres Lebens befinden, begleiten und zur Seite stehen.

Moderne Schmerztherapien und Hospizdienste können viele Ängste vor einem qualvollen Sterben nehmen.

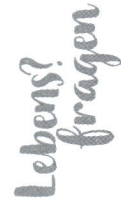

Fazit 2: Das Leben rechtfertigen müssen?

Es hat sich weiterhin gezeigt, dass eine gesetzliche Änderung der Sterbehilfe weitreichende Konsequenzen nach sich ziehen wird. Es ist nicht von der Hand zu weisen, dass aus der Möglichkeit, seinem Leben ein Ende zu setzen, ein zunehmender Zwang für die Kranken wird, diese Möglichkeit auch in Anspruch zu nehmen. Kranke und andere Personen mit Einschränkungen könnten sich gezwungen sehen, ihr Leben mit Krankheit zu rechtfertigen. Ihnen droht unter Umständen die Entsolidarisierung der Gesellschaft.

Fazit 3: Einen Menschen an der Seite haben

Vor Kurzem erschien ein Buch, in dem der frühere Ratspräsident der EKD, Nikolaus Schneider, mit seiner Frau Anne über dieses Thema diskutiert. Beide sind Theologen und kommen doch zu unterschiedlichen Antworten. Anne Schneider möchte sich als letzte Option offenhalten, unter bestimmten Umständen in der Schweiz ihrem Leben ein Ende zu setzen. Ihr Mann kann sich das für sich nicht vorstellen, würde aber seine Frau bei einem entsprechenden Vorhaben begleiten. Dieses Gespräch verdeutlicht noch einmal, wie komplex diese Fragestellung ist, und wie schwer es ist, zu einer eindeutigen Antwort zu kommen, selbst unter langjährigen Ehepartnern. Dennoch wird deutlich, dass ein selbstbestimmter Tod immer nur die allerletzte Option sein kann. Für eine vorschnelle Entscheidung sind die Gefahren zu offensichtlich und die Folgen zu gravierend. Anne Schneider, die sich „ein Ende in der Schweiz" durchaus vorstellen kann, stellt am Ende fest: „Ich habe gesagt: Wenn gar nichts mehr geht, werde ich in die Schweiz fahren. Das war aber nur ein politisches Statement. Ich wollte zu Hause sterben."⁹

> **Hilfe beim Sterben und nicht Hilfe zum Sterben!**

Diese Aussage macht auf etwas Wichtiges aufmerksam: Das gesellschaftliche Umfeld und die familiären und freundschaftlichen Beziehungen sind für alle Menschen, für die Kranken aber im Besonderen wichtig. Wie werden Menschen mit ihren Einschränkungen wertgeschätzt, als Personen anerkannt und auf ihrem schweren Lebensweg begleitet? Es stellt sich die Frage, wie wir in unserer Gesellschaft mit denen, die – aus welchem Grund auch immer – am Rande stehen, umgehen. Betrachten wir sie weiter als wertvolle Menschen, die in ihrer Situation und mit ihren Einschränkungen eine Bereicherung sind? Wie gehen wir am Ende des Lebens miteinander um?

Es geht damit letztlich um die Frage, welches Bild vom Menschen wir in uns tragen und welches wir nach außen vermitteln. Hier gibt es gerade aus christlicher bzw. aus jüdisch-christlicher Sicht wesentliche Einsichten, die uns helfen, den Menschen als Gottes Gegenüber zu begreifen, dessen Leben von seinem Anfang bis zu seinem Ende wertvoll, würdevoll und unantastbar ist.

Abschließend ist im Blick auf die grundlegende Fragestellung noch hinzuzufügen: Die christlichen Kirchen haben sich nicht umsonst auf das Wort geeinigt: „Hilfe beim Sterben und nicht Hilfe zum Sterben!" Darauf kommt es letzten Endes an: Dass Menschen auf ihrem Lebensweg andere Menschen an ihrer Seite haben, die ihnen helfen und denen sie vertrauen.

Dr. Michael Schröder

Theologe, 20 Jahre Dozent für Neues Testament, danach Gemeindepastor und vier Jahre lang Bereichsleiter in der PROVITA Stiftung, jetzt Gemeindepastor in der Nähe von Marburg.

---

[1] DER SPIEGEL 18/1984, abgedruckt in: Arrott, Hans Henning, Eibach, Ulrich, Kübler-Ross, Elisabeth, Sterbehilfe – Mitleid oder Mord?, Wiesbaden 1984, S. 7-11.

[2] Gesprächskreis für soziale Fragen im Bund Freier evangelischer Gemeinden (Hrsg.), Von dem Wunsch nach selbstbestimmten Sterben, Beziehungen und Barmherzigkeit, unter 2021_03_FeG_GSF_Selbstbestimmtes_Sterben.pdf, zuletzt abgerufen am 31. Mai 2021.

[3] Gottschling, Sven, Leben bis zuletzt. Was wir für ein gutes Sterben tun können, Frankfurt 2016.

[4] Siehe dazu auch die Lektion 7 des Kurses „Lebens?fragen" und vor allem die Basisinformation, die von der Palliativmedizinerin Prof. Dr. Birgitt van Oorschot erstellt wurde, unter www.initiative-lebensfragen.de. Die entsprechenden Materialien stehen kostenfrei zur Verfügung.

[5] Gottschling, Leben bis zuletzt, S. 37.

[6] Kübler-Ross, Elisabeth, Leben bis wir Abschied nehmen, in: Sterbehilfe. Mitleid oder Mord, Wiesbaden 1984, S. 13-19, 16f.

[7] Als grundlegende Stellen sind 1. Mose 1,26f und Psalm 8 zu nennen. Ganz grundsätzlich geben folgende Werke Auskunft über eine alttestamentliche Lehre vom Menschen („Anthropologie"): Wolff, Hans Walter, Anthropologie des Alten Testaments, München 1973, sowie Janowski, Bernd, Anthropologie des Alten Testaments. Grundfragen – Kontexte – Themenfelder, Tübingen 2019.

[8] Gerbert van Loenen, Das ist doch kein Leben mehr! Warum aktive Sterbehilfe zu Fremdbestimmung führt, 2. Auflage, Frankfurt 2015, S. 219f.

[9] Schneider, Anne und Nikolaus, Vom Leben und Sterben. Ein Ehepaar diskutiert über Sterbehilfe, Tod und Ewigkeit. Im Gespräch mit Wolfgang Thielmann, Neukirchen-Vluyn 2019.

13. Kapitel

Chaos oder reiner Tisch?!
Was hinterlasse ich meinen Liebsten?

Vom Ordnen der letzten Dinge und der
Vorbereitung auf das eigene Ende

Eckhard Schaefer

Lebens? fragen

„Das Leben ist zu kurz, um es mit Suchen zu verbringen."

„Das Leben ist zu kurz, um es mit Suchen zu verbringen." Diese Spruchkarte, humorig ausgestaltet, hat mir vor Jahren ein Freund geschickt. Er hatte bei einem Besuch meinen Schreibtisch inspiziert und offensichtlich seine Schlüsse gezogen. Wer meine DNA diesbezüglich kennt, der weiß: Ich brauche eine gewisse kreative Unordnung, um inspiriert arbeiten zu können. Dennoch: Dieser weise Spruch könnte glatt in den Weisheitsbüchern der Bibel stehen. Der mir unbekannte Autor hat das überflüssige und sinnlose Suchen wirklich prägnant auf den Punkt gebracht. In vielen Gesprächen mit Senioren wird mir immer wieder bewusst: Wir verbringen viel Lebenszeit damit, wichtige Dinge zu suchen, weil wir nicht rechtzeitig begonnen haben, Dinge zu regeln, die sich sehr wohl ordnen lassen.

Das Thema Ordnung ist im Alltag vieler Menschen ohnehin ein „heißes Eisen". Unordnung oder übertriebene Ordnung sind nicht selten Streitthemen in Partnerschaften, ähnlich wie übertriebene Reinlichkeit und mangelnde Sauberkeit. Zahlreiche Ratgeber in Form von Büchern und Seminaren bei fast jeder Volkshochschule wollen zu Selbstoptimierung und einem effektiveren Zeitmanagement anleiten. Wie halten wir es jedoch im Alter mit der Ordnung, wenn wir aus dem Beschäftigungsverhältnis längst entlassen sind und sich das Leben allmählich dem Ende neigt? Sind wir auf den letzten Lebensabschnitt vorbereitet oder herrschen Chaos und Unordnung in unserem inneren und äußeren Leben? Wie werden wir es dann die Menschen erleben, auf deren Hilfe wir angewiesen sind, weil wir nicht mehr alles selbst regeln und ordnen können? Machen wir unseren Helfern und unseren Lieben dann das Leben womöglich schwerer als notwendig?

Wenn man zu den Alten gehört

Für jeden Menschen kommt im Leben einmal der Zeitpunkt, an dem er nicht mehr leugnen kann, dass er wohl so langsam zu den „Alten" gehört. Irgendwann taucht in der Tageszeitung unter den Todesanzeigen das eigene Geburtsjahr immer häufiger auf. Ich selbst wurde an mein eigenes Älterwerden eindrücklich erinnert, als ich eingeladen wurde, den Seniorenkreis der Gemeinde, in der ich vor Jahrzehnten nach dem Studium als Jugendpastor gestartet war, auf einer Freizeit seelsorgerlich zu begleiten. Die Mehrzahl der Teilnehmer hatte ich 30 Jahre nicht gesehen. Als aus dem Bus 40 Teilnehmer und Teilnehmerinnen ausstiegen, manche mit einem Rollator, einige gestützt auf einen Krückstock, sah ich in alt gewordene, vom Leben gezeichnete, teilweise aber auch leuchtende, ausdrucksstarke Gesichter. Einzelne in meiner Erinnerung sportliche Figuren

„Irgendwann kommt die Erkenntnis: Ich bin alt geworden!"

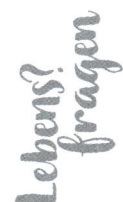

hatten seitdem an Länge keine Elle zugelegt, waren aber sichtlich in die Breite gegangen. Allen war dabei die Wiedersehensfreude anzumerken. Ich ging nachdenklich in mein Zimmer, schaute in den Spiegel und musste eingestehen: Der mich da ansieht, ist auch alt geworden.

Das Alter bejahen – das Leben gestalten

Am besten steht sich, wer das eigene Altern fröhlich bejahen lernt. Er wird im Herbst seines Lebens eine Zeit des Reifens und der Ernte erleben, sofern er in jüngeren Jahren Beziehungen gesucht und Liebe gesät hat. Man muss mit dem Alter einverstanden sein. Hermann Hesse schrieb als 75-jähriger: „Ohne dieses Ja, ohne die Hingabe an das, was die Natur von uns fordert, geht uns der Wert und der Sinn unserer Tage – wir mögen alt oder jung sein – verloren, und wir betrügen das Leben."[1]

Im Gespräch mit anderen Senioren bestätigt sich für mich die eingangs zitierte Lebensweisheit „Das Leben ist zu kurz, um es mit Suchen zu verbringen" immer wieder neu. Während wir gemeinsam darüber nachdenken, was uns geprägt hat oder wo es in unserem Leben vielleicht auch Stillstand gegeben hat, kommen uns zum Teil ganz unerwartete Erkenntnisse. Etwas zugespitzt machte ich dazu in einer Gesprächsrunde folgende Aussage: „Ich bin jetzt im 85. Lebensjahr, habe aber nur 80 Jahre wirklich gelebt." Das Erstaunen meiner Gesprächspartner kostete mich einen Augenblick aus und erklärte dann: „Fünf Jahre habe ich damit verbracht, meine Schlüssel, meinen Führerschein, mein Portemonnaie oder meine Brille zu suchen. Verschenkte Lebenszeit. Auch verschwundenen oder verlegten Sachen nachzuforschen kostete mich jede Menge Zeit und unnötige Mühe." Dem anfänglichen Schmunzeln in der Runde folgte Nachdenklichkeit und Zustimmung von vielen.

Anschließend entspann sich ein lebhafter, oft humorvoller Austausch über eigene ähnliche Erfahrungen. Jemand zitierte den von Albert Einstein überlieferten Satz „Ordnung braucht nur der Dumme, das Genie beherrscht das Chaos". Wer mag diesem generellen Alibi für Unordnung widersprechen? Ein anderer Gesprächsteilnehmer ergänzte: „Wer Ordnung hält, ist nur zu faul zu suchen." Gelten all diese humorigen Rechtfertigungen der eigenen Unordnung aber auch für die wirklich elementaren Dinge unseres Lebens? Grundlegende Angelegenheiten vor dem Lebensende zu ordnen, hat doch in jedem Fall eine ausgesprochen positive Wirkung.

Vom Sinn der Ordnung

Wie eingangs erwähnt, ist das Thema Ordnung eines der „heißen Eisen" für viele Menschen. Bei mir haben inzwischen Brille und Schlüssel, Führerschein und Portemonnaie sowie einige andere Dinge einen festen Platz in meiner Wohnung, sodass ich alles auch im Dunkeln finden würde. In einer unserer

Das Thema Ordnung ist eines der „heißen Eisen" im Alltag vieler Menschen.

Gesprächsrunden meinte ein Teilnehmer, dass es doch zwischen einem Chaos wie unter Hempels berühmtem Sofa und einer hierarchisch verordneten sterilen Ordnung auch einen Mittelweg geben sollte. Dem kann ich nur von Herzen zustimmen. Wer uns besucht, darf im Wohnzimmer sehen, dass wir darin wohnen und nicht etwa Werbung für ein Möbelhaus machen. Wer in mein Arbeitszimmer kommt, kann zur Kenntnis nehmen, dass ich da arbeite und kein Stillleben für einen Büromöbelprospekt inszeniere.

Mir ist es wichtig, dass ich mich in dem Umfeld, in dem ich lebe, wohlfühle und dass Arbeitsabläufe gut funktionieren. Was manche aufregt, regt andere eher an. Als in unserer Runde jedoch jemand anmerkte, dass so ein Blick hinter die Türen unserer Schränke oder in unsere Schubladen auch ein Spiegelbild für unser seelisches Innenleben sein könnte, entstand erst einmal peinliches Schweigen. Später kam es aber noch zu einem lebendigen, ernsthaften Gedankenaustausch. In der Tat: Es gibt einen Zusammenhang zwischen innerer und äußerer Ordnung.

Es gibt einen Zusammenhang zwischen innerer und äußerer Ordnung.

Große Komponisten erschaffen aus tausend Noten eine faszinierende Komposition, also eine geniale Form der Ordnung, die wir später als ein Konzert oder gar eine Symphonie hören. Manche Menschen bringen in ihre Gedankenwelt eine derart einmalige Ordnung, dass es ihnen gelingt, bis dahin ungelöste Geheimnisse zu entschlüsseln, so wie es beispielsweise bei Albert Einstein der Fall war.

Ordnung schafft Lebensraum

Manche Menschen verschaffen sich über das Ordnen ihrer Angelegenheiten neue Freiräume. Über diesen Zusammenhang kann ich hier jedoch nicht sachlich schreiben, sondern nur persönlich. Deshalb sollen meine Ausführungen auch keine festen Regeln oder Rezepte für die perfekte Ordnung bieten, sondern aus liebgewordenen Erfahrungen heraus wohlmeinende Hinweise weitergeben.

Ordnung schafft Freiräume.

Ordnung schafft Freiräume. In einer geordneten Umgebung gewinne ich nicht nur Zeit, indem ich Gesuchtes schnell finde und keine Terminabsprachen mehr verpasse, ich gewinne auch Gelassenheit und Leichtigkeit im Denken. Wenn mein Umfeld aufgeräumt ist, werde ich selbst auch aufgeräumt. Ich kann klarer sehen und denken und es wird wieder Raum frei für Kreativität. Wo die innere Ordnung fehlt, fehlt oft auch die innere Kraft. Es fehlen Gelassenheit, Ruhe und Zufriedenheit.

Die Bibel spricht von einem Gott, der Unordnung nicht gutheißt. In der Schöpfungsgeschichte wird erzählt, dass Gottes schöpferisches Handeln zunächst auch ein Aufräumen ist. Auf der Erde herrschte zu Beginn „Tohuwabohu". Ein Durcheinander passt jedoch nicht zu Gottes Wesenszügen. Und was tut er? Er räumt das Chaos auf. Das erste Schöpfungswerk Gottes bestand darin, Licht ins Dunkel zu bringen: „Es werde Licht!" (1. Mose 1,3; LUT). Damit beginnt die Schöpfung. Der Bericht von der Erschaffung des Himmels und der Erde erzählt ganz anschaulich, dass Leben Struktur und konstante Rahmenbedingungen braucht, wenn es gedeihen soll. Dies geschieht nicht um eines beliebigen Ordnungsprinzips willen, sondern Gottes Aufräumen schafft Freiräume, schafft Lebensraum.

> **Die Schöpfung beginnt damit, dass Gott Ordnung ins Chaos bringt.**

Ordnung schafft Frieden

Der Apostel Paulus, dessen Aussagen über Gott für Christen von großer Bedeutung sind, spricht ebenfalls davon: Gott ist kein Gott der Unordnung. Sondern? Erwarten würden wir: ein Gott der Ordnung. So hat es Paulus jedoch nicht formuliert. „Gott ist nicht ein Gott der Unordnung, sondern des Friedens" (1. Korinther 14,33; LUT), schreibt er. Diese Gegenüberstellung ist deshalb so bemerkenswert, weil der Apostel eben nicht einfach nur Ordnung fordert. Paulus zielt nicht primär auf eine Einstellung ab, die in unserer Gesellschaft hoch im Kurs steht: „Ordnung muss sein! Vorschrift ist Vorschrift, Gesetz ist Gesetz! Wo kämen wir sonst hin?!"

Hätte die Aussage „Gott ist kein Gott der Unordnung" keine unerwartete Fortsetzung, wäre sie Balsam für die Seele aller Pedanten und aller Eltern, die an der Unordnung ihrer Kinder verzweifeln. Paulus stellt der Unordnung jedoch nicht die Ordnung, sondern den Frieden gegenüber. Der Text ist daher keinesfalls geeignet, Ordnung zu erzwingen. Ordnung ist kein Selbstzweck, sondern sie dient als ein Mittel zu einem höheren Ziel: dem Frieden.

> **„Gott ist nicht ein Gott der Unordnung, sondern des Friedens."**

Dass Unordnung und Unfrieden, ebenso wie Ordnung und Frieden, in einem inneren Zusammenhang stehen, entspricht auch meiner alltäglichen Erfahrung. Wenn ich etwas verlegt habe, beginnt das Suchen. Zunächst bleibe ich noch relativ entspannt. Je länger ich jedoch suche, umso mürrischer werde ich. Dann kommt eine Phase, wo der häusliche Friede auf die Probe gestellt wird: „Liebe Frau, ich weiß genau, wo ich meine Brille hingelegt habe. Da ist sie nicht mehr. Du musst sie also wieder irgendwo weggesteckt haben." Ihre Antwort will ich mir nicht schenken, doch sie bewirkt, dass mein Blutdruck steigt. Es fallen ein paar unkontrollierte Worte und die Tür zur Küche fällt nicht so leise ins Schloss wie vorgesehen. Seitdem ich für meine Brille einen festen Platz habe, herrscht nicht nur Ordnung, sondern auch Frieden. Es gibt einen Zusammenhang zwischen äußerer und innerer Ordnung, Schlampereien bewirken Ärger und Verdruss, während Ordnung und Zuverlässigkeit Wertschätzung und Anerkennung ausdrücken und damit dem Frieden dienen.

Frieden schafft Ordnung

Was ist der ursprüngliche Sinn von Frieden? Wie wirkt er sich aus? Woran kann man ihn erkennen? Der Wurzelboden, auf dem ein echter Friede gedeihen kann, ist Ordnung. Schalom, Friede im hebräischen Sinne, bedeutet Sicherheit, Geborgenheit, Rechtsordnung, Gesundheit, Wohlbefinden, geordnete und liebevolle Beziehungen. Hier sind existenzielle Dinge umfänglich geordnet, sodass man zur Ruhe kommen kann. Freiräume entstehen, in denen man seinen Frieden finden kann. Friede setzt innere und äußere Ordnung voraus und wirkt wiederum Ordnung. Unzufriedene Menschen sind und wirkt wiederum mit sich selbst unzufrieden und gehen destruktiv mit sich um. Das hat Auswirkungen auf ihr persönliches Wohlbefinden, beeinträchtigt Beziehungen zu ihren Mitmenschen und bewirkt ungeordnete Zustände in ihren Schubladen. Menschen des Friedens sind mit sich selbst und, sofern sie Glaubende sind, auch mit Gott im Reinen. Das hat Auswirkungen auf ihr persönliches Wohlbefinden, bewirkt liebevolle Beziehungen zu anderen Menschen und spiegelt sich in ihrem Lebensumfeld wider.

> **Friede setzt innere und äußere Ordnung voraus und wirkt wiederum Ordnung.**

Ordnung im Alter

Die Forschung hat noch nicht nachhaltig geklärt, ob nun ein Mensch aufgrund einer Krise nicht mehr die Kraft findet Ordnung zu halten, oder ob das Leben eines Menschen, dem Ordnung schwerfällt, dadurch eher in Krisen gerät. Auf jeden Fall gibt es nun auch im Alter Zeiten, in denen sich noch manches ordnen ließe, und auch Zeiten, in denen die Kraft zum Ordnen der Dinge nicht mehr ausreicht. Umso wichtiger ist es, die Zeit zu nutzen, in der man noch in der Lage ist, sein Umfeld und die Bedingungen für eine geordnete Zukunft selbstbestimmt zu gestalten.

Leider lehrt die Erfahrung, dass Antrieb und Bereitschaft, innere und äußere Ordnung zu schaffen, häufig nur unter Druck, manchmal auch regelrechtem Leidensdruck entstehen. Oft bedarf es eines Anstoßes oder eines Ereignisses, um die Frage zu klären, ob man auch alles bedacht hat, was im Leben wichtig ist, was geklärt und geordnet werden muss. Ein solcher Anstoß kann der plötzliche Tod eines Angehörigen oder Bekannten sein, ein Arbeitsplatzverlust, ein Unfall oder ein Krankenhausaufenthalt. Sofern in der Krise die eigene Handlungsfähigkeit erhalten bleibt, bietet sie auch eine Chance, das Ordnen der eigenen Angelegenheiten in Angriff zu nehmen.

Chaos oder reiner Tisch?! Was hinterlasse ich meinen Liebsten?
Vom Ordnen der letzten Dinge und der Vorbereitung auf das eigene Ende

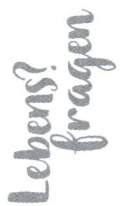

Bei mir war es vor 15 Jahren – ich war 70 Jahre alt – eine geplante Herzoperation, die den Anstoß gab, mein Leben und meine Hinterlassenschaften nachhaltig zu ordnen. Bereits vor dem Krankenhausaufenthalt beschäftigte mich die Frage, was nun für mich selbst und für meine Angehörigen alles zu bedenken und zu ordnen sei, falls meine Lebenszeit hier auf Erden abgelaufen sein würde. Man muss, ja, man sollte damit jedoch nicht so lange warten wie ich, denn das Lebensende kann uns auch völlig unvorbereitet ereilen und das Leben ist zu kurz, um notwendige Entscheidungen beständig auf später zu verschieben.

> **Das Leben ist zu kurz, um notwendige Entscheidungen auf später zu verschieben.**

Ich legte also vor dem Krankenhausaufenthalt einen Ordner an, in dem alles Wichtige auf einen Blick systematisch geordnet für die Zeit zu finden ist, wenn ich einmal nicht mehr bin. Damit wollte ich die biblische Aussage konkret umsetzen, dass das Gegenüber von Unordnung eben Frieden ist. Die Verzweiflung der Hinterbliebenen sollte sich beim Suchen von Dokumenten in Grenzen halten. Die Herz-OP wurde mir so zum Anlass, erste Schritte zum Ordnen meines Lebens zu unternehmen.

Konkrete Schritte

Ich legte eine Checkliste an, in der ich festhielt, was alles zu bedenken ist. Diese Liste ist alphabetisch von A bis Z geordnet,[2] von noch gültigen Abos, die zu kündigen sind, über Ausweispapiere, Auto, Bankverbindungen und Bestattungswunsch, bis zu Hausarzt, Krankenkasse, Rente, Sterbekasse und Versicherungen. Hier finden die Nachfahren oder der Nachlassverwalter Hinweise, wo die jeweiligen Unterlagen hinterlegt sind. Auch die Anschriften derer, die benachrichtigt werden müssen oder sollen, sind festgehalten. Von dieser Liste habe ich bereits einige Namen wieder gestrichen, weil Gott sie vor mir aus diesem Leben abgerufen hat.

Rechtliche Regelungen

Besondere Aufmerksamkeit verdienen die Bereiche, die mit Rechtsfragen verbunden sind.[3] Es ist ratsam, bei allen Rechtsfragen fachlichen, wenn nicht sogar notariellen Rat einzuholen.

Meine Frau und ich haben eine Patientenverfügung. Für uns ist wichtig, dass wir für die Zeit Vorsorge getroffen haben, in der wir nicht mehr selbst entscheiden können, welche medizinischen Maßnahmen wir noch zulassen wollen und welche nicht, und ob ggf. eine Behandlung abgebrochen werden soll. Eine Patientenverfügung berührt medizinische, ethische und rechtliche Fragen. Da sich die Rechtslage dazu in Deutschland gelegentlich ändert, sollte eine solche Verfügung ungefähr alle zwei Jahre überprüft und neu unterschrieben werden. In meiner o. g. Checkliste steht übrigens auch, wo diese Patientenverfügung aufbewahrt ist.

Patientenverfügung, Generalvollmacht und Testament sind entscheidende Hilfen für die Hinterbliebenen, den eigenen Nachlass zu ordnen.

Wenn ein Mensch handlungsunfähig wird, sieht das Gesetz vor, dass Betreuer benannt werden, die das Recht haben, grundlegende Entscheidungen zu treffen. Um zu verhindern, dass ein Gericht eine vollkommen unbekannte Person dazu einsetzt, sollte man prüfen, ob man durch eine Generalvollmacht oder Vorsorgevollmacht bzw. Betreuungsverfügung vorsorglich Personen des eigenen Vertrauens benennen möchte, die mit den eigenen Wünschen und Wertvorstellungen vertraut sind. Diese Vertrauenspersonen können mich dann, wo immer notwendig, in meinem Sinn in rechtlichen, vermögensrechtlichen und persönlichen Fragen viel angemessener vertreten.

Es ist in jedem Fall empfehlenswert, ein Testament zu verfassen, auch bei nur bescheidenem Vermögen. Dies ist nicht nur sinnvoll, um Erbschaftsauseinandersetzungen zu verhindern, es kann auch für den überlebenden Ehepartner hilfreich sein, bevor ein vom Gericht eingesetzter Testamentsvollstrecker die gesetzliche Erbfolge regelt.

Persönliche Verfügungen

Wie weit man beim Ordnen der Dinge gehen möchte oder sollte, welche Details man regelt und was man einfach laufen lassen kann, ist eine sehr individuelle Entscheidung. Selbst langjährige Ehepartner bzw. Lebenspartner entscheiden in diesen persönlichen Angelegenheiten häufig sehr unterschiedlich, manchmal fast gegensätzlich. Mir war es z. B. wichtig, auch die gottesdienstliche Feier anlässlich meiner eigenen Beisetzung vorzubereiten. Andere überlassen das vielleicht gerne den Hinterbliebenen, die damit auch die Chance erhalten, den eigenen Abschied zu gestalten.

In meiner Checkliste finden meine Angehörigen Bibelworte, die eine Beziehung zu meiner Biografie haben, und Lieder, die meine Beziehung zu Gott vertieft haben. Auch diejenigen, die aktiv im Gottesdienst mitwirken sollten, habe ich vermerkt. Statt Blumen und Kränze, die verwelken, bitte ich eine Initiative zu bedenken, die missionarisch-diakonische Aufgaben wahrnimmt. Mir hilft es zu wissen, dass auch bei meinem Abschied ein Teil meines spirituellen Vermächtnisses weitergereicht werden wird. Als ich den Ordner mit den zahlreichen persönlichen Angaben wegschloss, empfand ich nicht nur die Genugtuung, Ordnung geschafft zu haben. Ich hatte mit vielen innerlich abschließen können und konnte ganz entspannt ins Krankenhaus fahren. So erfuhr ich konkret, dass das Gegenüber von Unordnung Friede ist. Die Aufzählung meiner Vorsorgeverfügungen erhebt selbstverständlich nicht den Anspruch auf Vollständigkeit, man kann immer noch mehr oder aber auch weniger regeln. Ich möchte jedoch jeden dazu ermutigen, einen eigenen Weg zu finden, um für sich Ordnung zu schaffen, die wiederum neue Freiräume schafft.

Jetzt oder nie!

In den Gesprächsrunden über dieses Thema verneint in der Regel niemand, dass sich geordnete äußere Verhältnisse auch auf das seelische Befinden positiv auswirken. Es sind jedoch nicht nur jüngere Gesprächsteilnehmer, die glauben, vieles noch aufschieben zu können. Mancher über 70-Jährige denkt immer noch so. Ich habe jedoch oft beobachtet, dass aus einem „später" ein „irgendwann" wird und aus dem „irgendwann" schließlich ein „nie". Der Tag, an dem es „zu spät" ist, kommt eben doch für die meisten überraschend, selbst wenn sie schon 100 Jahre alt sind. Für eine sinnvolle Ordnung in unseren Unterlagen behält das Sprichwort seine Gültigkeit: „Was du heute kannst besorgen, das verschiebe nicht auf morgen."

Loslassen, Aufräumen, Wegwerfen

Das Sprichwort gilt auch für einen anderen Bereich unseres Lebens, der zu äußerer Ordnung beiträgt: Loslassen, Aufräumen, Wegwerfen. Von der Notwendigkeit loszulassen, muss ich nicht überzeugt werden. Ich habe sogar schon Vorträge über dieses Thema gehalten. Wie oft höre ich: „Man müsste mal wieder aufräumen!", oder drastischer ausgedrückt „Ausmisten!" Man müsste …, man sollte …, man könnte …, es wäre schön, wenn …! Solche Sätze, die mit einem Konjunktiv beginnen, formulieren in der Regel Wichtiges und Notwendiges, etwas, das unbedingt zu tun wäre. Diese Not wird aber nur gewendet, wenn das Gewünschte auch wirklich in Angriff genommen wird.

Statt aufzuräumen habe ich selbst Sachen oft nur weggeräumt. Wenn Ordnung das halbe Leben ist, lebe ich mit dem Bereich „Loslassen und Wegwerfen" noch in der falschen Hälfte. Was hat sich nicht alles angesammelt im Laufe des Lebens! Und doch, die Hälfte meiner Bücher habe ich bei unserem letzten Umzug tatsächlich verschenkt. Wenn jüngere Kollegen zu Besuch kommen, können sie sich Bücher aus meinem Fundus aussuchen. Das ist schon mal ein Anfang. Allerdings besitze ich noch immer viele Ordner mit Briefen aus alten Zeiten und Aufzeichnungen aus meiner Reise- und Diensttätigkeit. Jedes Mal, wenn ich dort aufräumen will, lese ich mich fest, kann mich von der einen Erinnerung nicht trennen oder hoffe gegen alle Vernunft, einen gut ausgearbeiteten Vortrag vielleicht doch noch einmal halten zu dürfen. Sich von lieb gewordenen Erinnerungen zu trennen, ist oft schwer.

> Nicht mehr benötigte Dinge loszulassen und wegzugeben oder fortzuwerfen, erleichtert die Seele.

Aufräumen ist also nicht nur körperliche Arbeit, sondern oft auch harte Seelenarbeit. Ich bewundere Leute, die das Aufräumen fast nebenbei erledigen. Für mich paart sich jedes Mal Wehmut mit Freude, wenn ich die nicht mehr benötigten Unterlagen zum Altpapiercontainer bringe. Das Ergebnis ist jedoch nicht nur eine aufgeräumte Wohnung und ein aufgeräumter Bücherschrank, sondern auch ein

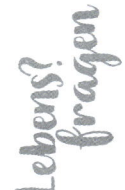

freierer Kopf und ein leichteres Lebensgefühl. Im Blick auf alles, was weiterhin bei mir Platz behält, weil ich es nicht wegwerfen wollte oder konnte – aus meiner Sicht also Wichtiges, aber sicherlich auch Überflüssiges – finden meine Kinder in meiner Checkliste den Hinweis, dass sie nach meinem Tod nichts aus Pietät aufbewahren müssen von dem, was sich also angesammelt hat, sondern befreit gnadenlos alles entsorgen können, was ihnen nicht wichtig ist.

Versöhnung – Ordnung für die Seele schaffen

Ich kann vieles tun, um die „vorletzten Dinge", die äußeren Angelegenheiten in meinem Lebensfeld zu ordnen. Was kann ich jedoch tun oder was sollte ich lassen, um am Ende als alter Mensch nicht seelisch zugerümpelt zu sein?

> „Wir können uns nicht aussuchen, wie oder wann wir sterben, aber wir können entscheiden, wie wir leben."[4]

Dazu gehört wesentlich, dass wir im Alter, aber nicht nur im Alter, mit uns selbst versöhnt sind. Jeder Mensch ist von Anfang an Person, und mancher wird im Laufe seines Lebens zu einer echten Persönlichkeit. Zur Person gehören alle geistigen, seelischen und solche, die noch verborgen sind und entwickelt werden wollen – kurz gesagt: alles, was mir in die Wiege gelegt wurde.

Zu einer Persönlichkeit wird ein Mensch, wenn er lernt, mit seiner Schöpfungsausstattung – also mit allem, was zu seiner Person gehört – eigenverantwortlich umzugehen. Das heißt: Er lässt das, was ihm geschenkt wurde, nicht unausgepackt liegen. Er freut sich über seine Gaben und erkennt seine Grenzen an. Er weiß, dass die Persönlichkeitsreifung ein Prozess ist, der nie abgeschlossen ist, auch nicht im Alter. Immer wieder ist es notwendig, auch im eigenen Inneren aufzuräumen. Dazu gehört auch zu vergeben und um Vergebung zu bitten, Bitteres loszulassen, das Verbindende zu erinnern und aufeinander zuzugehen, wenn etwas zu ordnen ist.

> „Wir können uns nicht aussuchen, wie oder wann wir sterben, aber wir können entscheiden, wie wir können leben."

Kräfte und Gaben – solche, die bereits entdeckt wurden, und solche, die noch körperlichen

Die Lebensreise im Rückblick

Es gibt Zeiten, in denen manche sich wünscht: „Könnte ich doch noch einmal von vorne anfangen!" – und das möglichst mit den Erfahrungen von heute. Das ist leider nicht möglich. Um Mitternacht ist jeder Tag unwiderruflich vorbei. Wer über seine Versäumnisse klagt, macht deutlich: Ich habe auf morgen verschoben, was ich heute hätte tun sollen. Irgendwann schaut man auf seine Lebensreise zurück, verweilt an verschiedenen Stationen und fragt sich: War's das? War das alles? Was war gut? Was ist gelungen? Was vermisse ich? Was hätte ich gerne anders gehabt?

Angesichts dieser Fragen stellt mancher fest: Das war's tatsächlich! Nichts kann mehr geändert oder rückgängig gemacht werden. Um zu einer versöhnten Lebensbilanz zu kommen, brauchen wir solch ehrliche Antworten. Mir hat dabei das Wissen geholfen, dass ich genauso vor Gott sein darf und sein kann, wie ich bin. Gleichzeitig war es hilfreich zu wissen, dass ich mich jederzeit ändern kann, solange ich lebe, wenn ich es wirklich will.

> Um zu einer versöhnten Lebensbilanz zu kommen, brauchen wir ehrliche Antworten.

Wer sich von Gott gesehen und angenommen weiß, muss nicht mehr aus sich machen, als er wirklich ist. Er muss aber auch nicht ständig geringer von sich denken, als er in Wirklichkeit ist. Er darf die gesellschaftlichen, religiösen und sozialen Einflüsse bejahen, die zu seiner Lebensgeschichte gehören und ihn geprägt haben. Dazu gehören alle Pläne, Wünsche und Hoffnungen, die erfüllten und auch die enttäuschten, aber auch die Ängste, Sorgen und Blockaden, begründete sowie unbegründete. Dies gelingt am besten in einem wohlwollenden Rückblick, vielleicht sogar im Austausch mit guten Freunden und Wegbegleitern. Daraus können Chancen für eine Neubesinnung und eventuell nötige Kurskorrekturen entstehen – selbst im Alter.

Die Lebensreise hat ein Ziel

In solchen Zeiten im Leben, in denen man innehält und auf das Erlebte und das Unterlassene zurückschaut, können sich neben neuen Erkenntnissen und Gewissheiten auch neue Unsicherheiten einstellen. Angesichts zunehmender Pflegebedürftigkeit fragen sich viele Ältere, ob Rente und eventuelle Ersparnisse für eine vielleicht notwendige Pflege ausreichen werden. Wer Kinder hat, sorgt sich darum, sie womöglich zeitlich oder finanziell über Gebühr zu belasten. Auch Fragen nach dem Wert der eigenen Lebensleistung können laut werden: Wird das, was ich im Leben erreicht habe, genügen – meinen eigenen Ansprüchen, vor meinen Mitmenschen oder auch vor Gott? Wie gut, dass wir bei der Beantwortung solcher Fragen dann nicht auf uns alleine gestellt sind. Als Christ kann und will ich mein Leben nicht losgelöst von Gott bedenken, und dabei erfahre ich, dass ich voraussetzungslos gewollt und geliebt bin und gebraucht werde. Von Gott vollkommen gekannt und trotz aller Fehler und Schwächen geliebt zu sein, ist wie ein Vitamintrank für meine Seele. Was will ich am Ende mehr?!

Um mit Gott und mit mir ins Reine zu kommen, kann ich Jesus bitten, mich von den Lasten meiner Versäumnisse zu befreien. Als ein derart Erlöster bin ich befähigt, sowohl meine Fehler zu sehen und einzugestehen als auch meine Gaben und Fähigkeiten wahrzunehmen und zu gebrauchen. So entsteht eine innere Ordnung. Zugleich weiß ich im Blick auf meine Versäumnisse, dass ich nicht perfekt sein muss, denn er verurteilt mich dafür nicht, sondern bietet

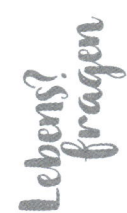

Wer sich Gott anvertraut, kann in seiner Vergebung zu innerem Frieden finden.

mir Vergebung an, wo ich schuldig geworden bin, und leitet mich zu einem besseren Leben an. Solange ich lebe, bin ich im Training und noch nicht bei der Siegerehrung.

Unsere Lebensreise ist bei Licht besehen ja nur eine Durchreise. Der Schriftsteller, Prediger und Seelsorger Gerhard Tersteegen dichtete im 18. Jahrhundert: „Ein Tag, der sagt dem andern, mein Leben sei ein Wandern zur großen Ewigkeit. O Ewigkeit, so schöne, mein Herz an dich gewöhne. Mein Heim ist nicht von dieser Zeit." Menschen, die sich Gott anvertrauen, sind auf einer Lebensreise und wissen, dass diese Reise nicht mit dem Tod enden wird. Tage reihen sich an Tage, Monate an Monate, Jahre an Jahre. Ich bin bereits 30.861 Tage unterwegs. Wie viele Tage noch hinzukommen, weiß ich nicht. Deshalb ist es wichtig, auch die „letzten" Dinge, die über den Tod hinausgehen, zu ordnen.

Auf meiner Checkliste, wo ich die „vorletzten" Dinge geordnet habe, steht unter „Zu guter Letzt" u. a.: „Meine neue Anschrift, wenn ich nicht mehr unter euch bin, findet ihr im Johannesevangelium, Kapitel 14, Vers 2; Jesus Christus spricht: In meines Vaters Hause sind viele Wohnungen… Ich gehe hin, um dort alles für euch vorzubereiten". Wer sein Leben auf dieses Ziel ausrichtet, kann auch hier auf Erden in guten und in schwierigen Zeiten weitergehen und am Ende das loslassen, was er ohnehin nicht festhalten könnte. Wir dürfen darauf vertrauen: Gott ist mit uns auf dem Weg, begleitet uns und wartet am Ende des Weges schon längst auf uns.

Eckhard Schaefer

Pastor i. R., war Generalsekretär im Bund Evangelisch-Freikirchlicher Gemeinden. Verheiratet mit Christa, Vater von drei Töchtern, Großvater von sieben Enkelkindern und Urgroßvater eines Urenkels.

---

[1] Hesse, Hermann, Betrachtungen und Briefe, zitiert nach Hans Klumbies, unter https://www.wissen57.de/hermann-hesse-macht-sich-gedanken-ueber-das-alter.html, zuletzt aufgerufen am 19. Juni 2021.
[2] Empfehlenswert ist dazu das Buch „Vorbereitet sterben. Wenn der Tod ins Leben tritt", von Klaus Rösler, Kassel 2010.
[3] Antworten auf Rechtsfragen und Musterverträge finden sich z. B. in dem Buch „An alles gedacht? Tipps für die letzten Dinge und für Fragen, die über den Tod hinausgehen" von E. Platte und Notar H. G. Langenbach, bei idea-Senioren für Christus, Dillenburg 2012.
[4] Dieser Satz steht in dem Kondolenzbuch der Gedenkstätte auf dem Golm auf der Insel Usedom. Hier fanden mehr als 20.000 Kriegstote ihre letzte Ruhe.

14. Kapitel

Spieglein, Spieglein an der Wand. Wer sieht, wer ich bin?

Vom Selbstbild, Selbstwert, Anerkennung und Wertschätzung

Dr. Detlev Katzwinkel unter Beteiligung von Silke Romanski und Beate Schütz

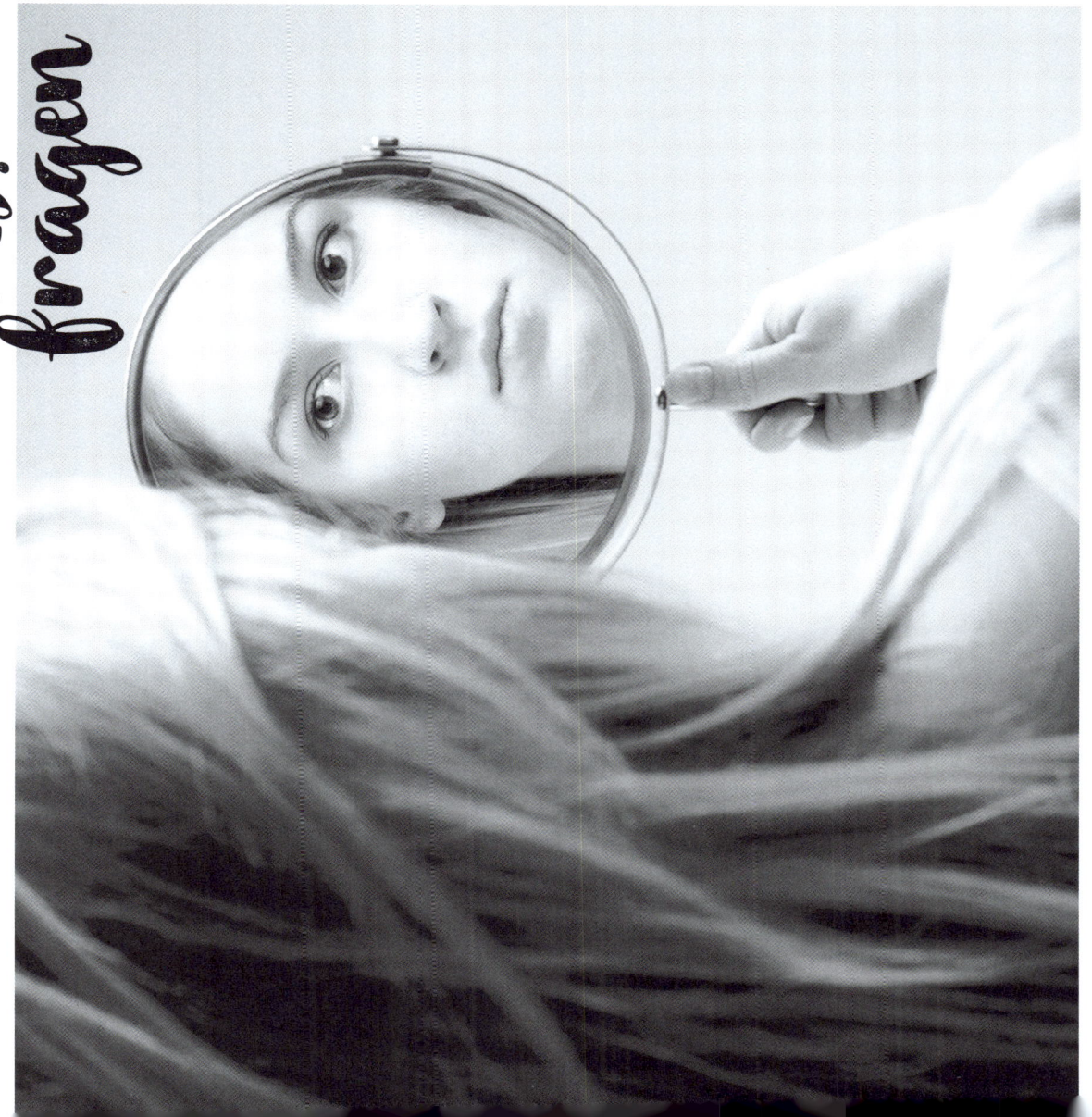

Lebens?fragen

Jeder Mensch will geliebt sein

Jeder Mensch sehnt sich nach Zugehörigkeit, Liebe, Wertschätzung und Bestätigung seiner selbst, denn sie bilden die Basis, auf der sich eine stabile Psyche entwickeln kann. Eine wohlwollende und fürsorgliche Wahrnehmung durch das Umfeld ist essenziell, damit ein Mensch sich mit all seinen Anlagen, seinen Begabungen und Grenzen angemessen entfalten und zu einer gesunden Persönlichkeit werden kann. Dabei durchläuft er von der Geburt über das Erwachsensein bis ins Alter hinein verschiedene Phasen, von denen die ersten drei Lebensjahre sehr prägend sind. Die Aufgabe, sich weiterzuentwickeln, bleibt jedoch lebenslang bestehen, denn auch Jugend, Erwachsenenalter und hohes Alter haben ihre je eigenen Herausforderungen. Früher nahm man an, dass die Entwicklung mit Erreichung des 18. Lebensjahres abgeschlossen sei. Heute weiß man, dass es eine lebenslange Aufgabe ist, sich mit sich selbst und der Umwelt konstruktiv auseinander zu setzen.¹

Jeder Mensch hat das Bedürfnis, geliebt zu werden, Bestätigung zu erhalten und von anderen wahrgenommen zu werden. In welchem Ausmaß jedoch der Wunsch nach Liebe, Wertschätzung, Anerkennung und Bestätigung jeden Einzelnen in seinem Handeln beeinflusst, ist vor allem jungen Menschen selten bewusst.

Zu Schulzeiten entwickeln viele Jugendliche die ersten großen Pläne. Manch einer entwirft für sich sogar ein konkretes Lebensziel, z. B. „eine glückliche Familie" zu gründen, einmal berühmt zu werden, einen bestimmten Rekord zu brechen oder Bundespräsident zu werden.

Manche träumen davon, einen sicheren und erfüllenden Job zu haben oder ein schickes Auto zu fahren. In dieser Phase ist der Traum vieler schlichtweg, einmal sagen zu können: „Mein Leben war erfolgreich!".

Ungeachtet aller großen Zukunftspläne ist es den meisten Menschen auch in ihrem Alltag sehr wichtig, bei Freunden und im engeren Umfeld beliebt zu sein und Anerkennung zu finden. Man wünscht sich, dazuzugehören – zur Clique, zur Vereinsmannschaft oder zur Nachbarschaft. Viele Menschen investieren eine Menge Energie, um von der Gruppe akzeptiert zu werden und Bestätigung zu erfahren – denn wer möchte schon die Lachnummer oder der Loser sein oder daneben stehen müssen?

Entsprechend ist es für viele Jugendliche und junge Erwachsene selbstverständlich, die von der Gruppe als erstrebenswert erachteten Erfolge und Erlebnisse gleichfalls anzustreben, um so Bestätigung und Anerkennung zu erhalten. Manche achten penibel auf ihr äußeres Erscheinungsbild, gehen die neuesten Techniktrends mit und verfolgen minütlich Trends und Stories in den angesagten sozialen Medien, um mitreden und mitmachen zu können.

> Das **Selbstwertgefühl** eines Menschen sollte langfristig nicht vollständig von der Bestätigung durch andere abhängen.

Orientierung finden

Erst später wird den meisten von ihnen klar: Vieles von dem, was sie erlebt haben, was sie beeinflusst und geprägt hat, haben in ähnlicher Weise Millionen von jungen Menschen auf unserem Globus ebenfalls durchgemacht. Jeder Mensch orientiert sich im Laufe seiner Entwicklung innerhalb seines Beziehungsumfeldes an anderen, an seiner Familie und seinem Freundeskreis oder auch an den Menschen seines Viertels, seiner Schule, seiner gesamten kulturellen Umgebung. In der frühkindlichen Phase sind es die Eltern, die Geschwister und andere Bezugspersonen, die Orientierung bieten und den Selbstwert nähren. Später übernehmen Erzieher, Erzieherinnen und andere Kinder teilweise diese Rolle, in der Schulzeit dann Lehrerinnen und Mitschüler und während des gesamten Lebens Freunde, Cliquenmitglieder und Arbeitskollegen.

> **Der Mensch strebt intuitiv danach, Mitglied mindestens einer Gruppe zu sein und sich zugehörig zu fühlen.**

Dabei kann der Wunsch nach Zugehörigkeit so stark überhandnehmen, dass die Angst vor einem Ausschluss aus der Gruppe das ganze Leben durchzieht. Die starke Orientierung am Umfeld kann bei einigen dazu führen, dass sie sich ängstlich zurückziehen und zu „stillen Vertretern" werden. Sie bemühen sich darum, sich möglichst angepasst und unauffällig zu verhalten, damit sie sich auf keinen Fall blamieren und von der Gruppe ausgestoßen werden. Andere kompensieren ihre Unsicherheit dadurch, dass sie sich aktiv in den Mittelpunkt stellen. Sie überspielen die Angst, nicht dazuzugehören, durch betonte Selbstsicherheit und erfüllen ihr Bedürfnis nach Kontrolle dadurch, dass sie die normativen Werte der Gruppe selbst prägen.

Manche Lebensphasen, z.B. die frühe Kindheit oder die Pubertät, prägen das Selbstbewusstsein stärker als andere. Wer vor allem in diesen Phasen über längere Zeit keine direkte Bestätigung seiner Leistung oder konstruktive Rückmeldungen bei Fehlern oder unangemessenem Verhalten bekommt, wird seiner selbst zunehmend unsicher. Dann machen sich bald Gefühle breit, die einem einreden wollen: „Ich kann das nicht. Ich bin nicht gut genug. Ich bin es nicht wert, dass mich jemand beachtet."

> **Geringes Selbstwertgefühl führt zu dysfunktionalem Verhalten.**

Heute weiß man, dass ein geringes Selbstwertgefühl auch zu dysfunktionalem Verhalten führt. Mancher hält eine unglückliche Freundschaft aufrecht, weil er befürchtet, nicht liebenswert zu sein und keine anderen Freunde mehr finden zu können. Andere akzeptieren Arbeitsbedingungen, die den eigenen Wertvorstellungen widersprechen, um zumindest an dieser Stelle etwas Anerkennung zu finden. Wieder andere opfern sich auf, um dafür bewundert zu werden, oder prahlen mit ihren materiellen Errungenschaften.

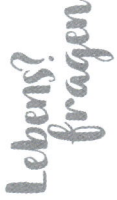

Um der Falle zu entgehen, das ganze Leben ausschließlich an der Anerkennung durch das eigene Umfeld auszurichten, ist es hilfreich, sich selbst von Zeit zu Zeit zu reflektieren. Dabei gilt es, z.B. die eigenen Ziele daraufhin zu überprüfen, ob sie der aktuellen Lebenssituation noch angemessen sind. Auch den Freundeskreis, das private und berufliche Umfeld, das gesamte Feld der sozialen Kontakte darf man durchaus immer wieder kritisch daraufhin befragen, welchen Einfluss diese Menschen auf die Selbstwahrnehmung und das Selbstgefühl haben: Welche Menschen oder welche Umgebung trägt dazu bei, dass ich mich sicher? Bei welchem meiner Freunde kann ich wirklich ich selbst sein?

Mögliche Quellen des Selbstwertes

Die Ausbildung eines gesunden Selbstwertgefühls ist ein komplexer Prozess, zu dem viele Faktoren beitragen, die sich zudem gegenseitig bedingen und beeinflussen. Eine grundlegende Rolle spielt dabei eine angemessene Erfüllung der menschlichen Grundbedürfnisse Bindung, Autonomie und Erhöhung des Selbstwerts.[2]

Streben nach Autonomie

Das Streben nach Autonomie bekommt mit dem Eintritt in den Kindergarten, besonders aber mit Beginn des Schulalters größere Bedeutung. Wenn es zunehmend wichtig wird, Wissen zu erlernen und sich konstruktiv in eine Gruppe einzufügen, findet eine wichtige Phase in der Entwicklung des Selbstwerterlebens statt. Dies kann man z.B. an Äußerungen beobachten wie: „Schau mal, was ich heute im Kindergarten bzw. in der Schule gebastelt habe!" Oder: „Seht mal, was der Lehrer unter meinen Aufsatz geschrieben hat!" In dieser Phase tragen Bezugspersonen wie Eltern und Lehrerinnen zum Aufbau des eigenen Selbstbildes und Selbstwertgefühles bei, indem sie gute Leistungen loben. Wenn dies geschieht, kann ich auch selbst zu mir sagen „Ich bin richtig gut im Sport", oder auch „Ich bin begabt".

Wer dabei Erfahrungen des Scheiterns macht, braucht Trost und ein Vorbild, das dabei hilft, mit diesen ersten bewusst wahrgenommenen Misserfolgen umzugehen. Dabei macht es einen großen Unterschied, ob Misserfolge bestraft werden oder ob ein fürsorglicher Umgang geübt und vorgelebt wird. Anstatt aus einem Misserfolg den Schluss zu ziehen „Ich bin halt dumm!", lässt sich bei einem konstruktiven Umgang mit Misserfolgen eine angemessene Reaktion erlernen wie beispielsweise „Dann versuche ich es morgen halt noch einmal!" oder „Davon geht die Welt nicht unter". Ein gesundes Selbstwertgefühl entwickelt sich im Zusammenspiel

Ein gesundes Selbstwertgefühl entwickelt sich im Zusammenspiel der Bedürfnisse nach Selbstwert, Bindung und Autonomie.

der Bedürfnisse nach Selbstwert, Bindung und Autonomie. Damit ein Kind ein nachhaltiges Selbstwertgefühl entwickeln kann, muss ihm auch etwas zugetraut werden. Daher sollten Autonomiebestrebungen nicht unterdrückt, sondern – im Gegenteil – erlaubt und sogar gefördert werden. Überbehütung führt eher zu der Erfahrung, selbst „hilflos" zu sein. Deshalb steht in bestimmten Entwicklungsphasen auch das Bedürfnis nach Autonomie und Kontrolle im Vordergrund.

Autonomie und Selbstwerterleben bedingen sich gegenseitig. Wird die Erfahrung gemacht, selbständig etwas schaffen oder bewirken zu können und darin einen Erfolg zu sehen, bestärkt dieser das eigene Selbstwerterleben. Bei der Autonomie geht es nicht allein um Selbständigkeit, sondern auch darum, Kontrolle über das eigene Handeln und das eigene Erleben zu behalten. Erfahrungen von Kontrollverlust hingegen können unter anderem Angst- und Zwangsstörungen, Resignation und Depression auslösen. Deshalb ist es so wichtig, das Autonomie- und Kontrollbedürfnis von Kindern wahrzunehmen und zu beantworten. Verhaltensauffälligkeiten und andere Störungen müssen als Signal für die Notwendigkeit von Veränderung ernst genommen werden. Das Einüben von Autonomie und Kontrolle schon im Kindesalter ist wichtig für die weitere Entwicklung, insbesondere die des Selbstwertes.[3]

Die Bedeutung des Selbstwertgefühls

Klaus Grawe[4] bezeichnet die Erhöhung des Selbstwertes und den Schutz des Selbstwertgefühls als Grundbedürfnisse eines jeden Menschen. Im Kleinkindesalter ist das Konzept „Selbstwert" noch eher diffus und nicht abstrakt fassbar, aber auch ein Kind spürt bereits: „Ich bin es wert, dass man sich um mich kümmert. Ich bin es wert, dass man mir hilft, wenn ich danach frage." Wenn die bindungsbezogenen Signale eines Kindes von den Bezugspersonen angemessen und zeitnah beantwortet werden, entwickelt es ein als angenehm erlebtes Gefühl der Zugehörigkeit, Bindung und Verlässlichkeit.[5]

> Für die Erhöhung ihres Selbstwerts sind kleine Kinder auf angemessene Reaktionen ihrer Bezugspersonen angewiesen.

Zu Beginn des Lebens ist jedes Kind darauf angewiesen, dass ihm die Erfahrung des Selbstwertes durch seine Bezugspersonen vermittelt wird. In der frühesten Lebensphase ist dies zunächst die einzige Möglichkeit der Selbstwerterfahrung. Deshalb ist das Zusammenspiel der beiden Grundbedürfnisse Selbstwert und Bindung so wichtig.[6]

Ein gesundes Selbstwertgefühl basiert auf der Erfüllung unserer menschlichen Grundbedürfnisse. Werden diese Grundbedürfnisse nicht erfüllt, sondern gar missachtet oder unterdrückt, so haben kleine Kinder in dieser Phase noch keinen eigenen Schutzmechanismus und sind völlig auf ihre Bezugspersonen angewiesen. Aber auch im Teenageralter, im jungen Erwachsenenalter oder noch später führen Missachtung, Unterdrückung und auch Nichterfüllung der Grundbedürfnisse zu Störungen in der Selbstwertentwicklung. Generell ist die Stillung der Grundbedürfnisse in jedem Alter wichtig. Erwachsene haben jedoch zumeist mehr Möglichkeiten, Selbstwert aus ihrem Umfeld zu generieren und sich unter Umständen auch vor dessen Verletzung zu schützen. Dies kann durch positives Zureden oder durch Selbstreflexion geschehen, z. B. indem ein Mensch für sich beschließt: „Ich entscheide, wie andere mit mir umgehen dürfen!" oder „Ich weiß, wofür ich stehe, und ich schaffe auch diese Herausforderung!" Ein solches Selbstbewusstsein kann man sich im Laufe des Lebens selbst erarbeiten, oder auch als verinnerlichte Botschaften von Eltern und weiteren Bezugspersonen im Bedarfsfall abrufen.

Nicht wenige, heute vor allem junge Menschen stehen durch die Coronakrise und die damit verbundenen sozialen Isolationen mehr denn je vor der Herausforderung, ihren Selbstwert und ein möglichst sicheres Gespür dafür zu entwickeln und auszubauen. Wo soziale Kontakte fehlen oder Begegnungen nur noch online möglich sind, entsteht schnell ein Defizit an Übungs- bzw. Erfahrungsmöglichkeiten.

Auch fehlt in dieser Entwicklungsphase oft ein verlässlicher Begleiter, der den Jugendlichen zu entsprechenden Reflexionen anleitet: „Wie könnte dein Selbstwert beflügelt werden? Wie kann die Entfaltung deines Potenzials gefördert werden? Wo könnte sich eine weitere Entwicklungsperspektive auftun?"

In einer stabilen Beziehung kann ein gesundes Selbstwertgefühl wachsen.

Dazu benötigt der Begleiter oder die Begleiterin die Sensibilität und Wachsamkeit, versteckte Hinweise auf ein geringes Selbstwertgefühl wahrzunehmen. In einer stabilen Freundschaft oder Partnerschaft könnte man gemeinsam überlegen, welche Schritte zu einer Stabilisierung und Verbesserung führen, indem man z. B. Fragen reflektiert wie: „Was könnte mir in diesem Monat, in einem Jahr, in drei oder in fünf Jahren dabei helfen, mein Selbstwertgefühl aufzubauen?" Auch eine ehrliche Selbstreflexion ohne äußere Begleitung kann – vielleicht mit Anregungen durch Bücher, Vorträge oder Podcasts – zu neuen, tragfähigen Perspektiven führen.

Solche Klärungsprozesse können in jeder Lebensphase anstehen. Eine frühe Entwicklung von positiven Bindungen legt die Basis für alles Weitere, ist aber auch nur ein Anfang. Immer wieder können Übergänge im Leben wie z. B. der Schuleintritt, der Auszug aus dem Elternhaus oder der Berufseinstieg destabilisierend wirken. Der Renteneintritt oder eine frühzeitige Arbeitsbefreiung können z. B. dazu führen, dass der Betroffene sich plötzlich nutzlos fühlt. Deshalb gilt es, in allen Lebensphasen für ausreichende und persönlich bedeutsame Quellen für das Selbstwerterleben zu sorgen.

Trügerische Maßstäbe

Unsere Gesellschaft belohnt vor allem finanziellen Erfolg und den damit einhergehenden Einfluss mit Anerkennung, Bestätigung und einem herausgehobenen Status. Davon geprägt suchen sich viele junge Menschen Vorbilder, in deren Leben und Erfolgen sie glauben, ein erstrebenswertes und nachahmenswertes Lebensziel erkannt zu haben und dem sie nun nacheifern. Was diese Vorbilder scheinbar mühelos oder zumindest unbeschadet erreicht haben, wollen sie selbst ebenfalls schaffen.

Oft wechseln die Vorbilder aufgrund äußerer Einflüsse oder mit den einzelnen persönlichen Entwicklungsstufen. Schwärmt man als Jugendlicher vielleicht vom beliebten YouTube-Star, der Fitness-Influencerin aus Übersee oder dem Selfmade-Millionär, orientiert man sich später eher an einer coolen Geschäftsinhaberin oder am netten Familienvater aus der Nachbarschaft. In jedem Fall möchte man sein wie sie und schaffen, was sie geschafft haben. Man bemüht sich, ihre Verhaltensweisen, Werte und Normen zu kopieren, und sucht sich Gleichgesinnte, die dasselbe Lebensziel verfolgen.[7] So kann eine künstliche soziale Blase aus Gleichgesinnten entstehen, die aber auch zum Gefängnis werden kann.

> Vorbilder wechseln mit den Lebensphasen.

An dieser Stelle der individuellen Entwicklung liegt eine reale Gefahr, denn in all dem Streben nach Erfolg und Anerkennung investiert mancher nahezu seine gesamte Energie und Zeit in das Bemühen, auf keinen Fall zu scheitern. All das kostet Kraft, zerrt an den Nerven, raubt manchen Schlaf und die Gedanken kreisen nur noch um mögliche Niederlagen: Scheitern verboten! Um am Ende nicht als Verlierer dazustehen, wirft man sich umso mehr in den Kampf, versucht krampfhaft Erfolge zu feiern und Misserfolge möglichst geschickt zu kaschieren. Undenkbar, ein Scheitern zugeben und damit negativ aufzufallen! Manch einer wirkt nach außen zufrieden und selbstbewusst, fühlt sich innerlich jedoch klein und minderwertig. Frust und Enttäuschung stauen sich an und eine tiefe Erschöpfung macht sich breit. Der Hunger nach „Selbstwert" scheint durch nichts angemessen gestillt werden zu können, die erhoffte Bestätigung aus dem Umfeld tritt nicht dauerhaft ein. Lob und Anerkennung von anderen geben meist nur kurzfristig Befriedigung.

> Lob und Anerkennung von anderen geben meist nur kurzfristig Befriedigung.

Beziehungen mit einem Menschen, der ein langfristig entstandenes Selbstwert-Defizit hat, können stark dadurch belastet werden, dass das Gegenüber ständig Bestätigung erwartet. Häufig kann ein Mensch mit einem geringen Selbstwertgefühl Komplimente nur schwer annehmen, er ist schnell gekränkt oder bezieht vieles auf sich, was ursprünglich gar nichts mit der eigenen

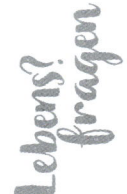

Eine existenzielle Krise kann das Selbstwertgefühl nachhaltig erschüttern.

Wenn die Seifenblase platzt

Die Ent-Täuschung, wenn der anhaltende Durst nach der erhofften Bestätigung nicht gestillt wird, wenn man im ungünstigen Fall nur minimale Anerkennung nach großem Einsatz Verausgabung erfährt, hat häufig langfristige Folgen. Bedrohliche Fragen und Ängste lassen sich dann nicht länger verdrängen. Es gibt kaum noch Reserven für den Fall, dass eines Tages etwas schief läuft: die zusätzliche Konfrontation mit einer unheilbaren Krankheit, eine schlechte Bewertung, die den Abschluss von Schule oder Ausbildung gefährdet, der Konkurs der Firma oder der Verlust des Traumjobs.

Dann kommen Fragen auf wie: „Was bin ich jetzt eigentlich noch wert, wenn ich keine Erfolge mehr vorweisen kann?" „Wenn sich dann z. B. herausstellt, dass der Partner oder man selbst unfruchtbar ist und die Traumfamilie gar nicht erst zustande kommen kann, entsteht die Erkenntnis, dass die eigenen Lebensziele schnell ins Wanken geraten können.

Meist tritt eine solch krisenhafte Situation unerwartet ein und trifft den Betroffenen mit voller Wucht. Dann beginnt das Selbstwertgefühl zu wanken, und die Krise kann dazu führen, dass die eigenen Kräfte nicht mehr ausreichen.

Hat ein Mensch den Mut verloren, sich irgendwann sinnvoll in diese Welt und die umgebende Gesellschaft einzuordnen, fehlt eine Perspektive für die eigene Zukunft. Das Leben scheint plötzlich keinen Sinn mehr zu ergeben. Die Folgen solch einer Entwicklung sind Minderwertigkeitsgefühle, Depressionen, Zukunftsängste und andere Angststörungen, die z. B. in eine soziale Phobie oder Suizidalität münden können. In den allermeisten solcher Fälle ist es ratsam, sich Hilfe von außen zu holen, einen Psychotherapeuten oder, besonders bei Menschen mit einem Bezug zu religiösen Lösungsansätzen, auch einen qualifizierten Seelsorger. Für eine gesunde Entwicklung aus einer Krise heraus bedarf es der Begleitung und ggf. eines Coachings oder einer Therapie.

Rekonstruktion des Selbstwerts

Woher kann nun ein Mensch einen gesunden, stabilen Selbstwert beziehen, wenn er sich bereits als gescheitert und überflüssig wahrnimmt? Was können Menschen für ihr Selbstwertgefühl tun, wenn sie nicht durch eigene Leistungen ständig Erfolge feiern können, aus denen sie Anerkennung, Respekt oder Status ziehen können? Welche Ansätze können helfen, neuen Lebensmut und Perspektiven zu entwickeln, und was kann man tun, wenn man immer wieder über die gleichen Stolpersteine des Zweifelns und des „Infrage-Stellens" fällt?

Hier muss sich jeder Einzelne seinen individuellen Weg suchen, denn es gibt keine Pauschallösung. Auf dem Weg zum Aufbau eines stabilen Selbstwertgefühls können jedoch Freunde oder professionelle Begleiter eine Hilfe sein, die ermutigen und mittragen, ohne dabei eigene Ziele zu verfolgen. Ein stabiles Selbstwertgefühl basiert auf mehreren Faktoren. Daher ist es wichtig, für die eigene Entwicklung und Entfaltung verschiedene Quellen der Stabilisierung des Selbstwerterlebens zur Verfügung zu haben anstatt beispielsweise nur allein den beruflichen Erfolg. Daneben kann z.B. ein intakter Freundeskreis das Gefühl vermitteln, wertvoll zu sein. Auch hier kann Vertrauen in die eigenen Fähigkeiten wachsen und ein konstruktiver Umgang mit Herausforderungen eingeübt werden. So kann das Bedürfnis nach Bestätigung z.B. durch den Zuspruch der Partnerin oder des Partners, von Freunden, Vereinskolleginnen und anderen Menschen aus dem sozialen Umfeld erfüllt werden. Statt einzelner einzigartiger Erfolge sind es eher viele kleine Dinge, die dazu beitragen: das einfache Lob, die offene Anerkennung, der sportliche Respekt vor kleinen oder größeren Erfolgen. Außerdem gehört ein selbstwertdienlicher Umgang mit den eigenen Gefühlen und Herausforderungen dazu, ein barmherziger Blick auf die eigenen Schwächen, der sich in Sätzen äußert wie: „Ich habe vielleicht nicht immer alles richtig gemacht, aber ich weiß doch, dass ich mir Mühe gegeben habe." Oder auch: „Es ist jetzt auch mal in Ordnung, neidisch, wütend, ängstlich zu sein. Das macht mich nicht gleich zu einem schlechten Menschen."

> Ein stabiles Selbstwertgefühl basiert immer auf mehreren Faktoren.

Die Chance einer spirituellen Basis

Ein nachhaltiger Weg aus der Selbstwertkrise kann auch durch eine Wertschätzung entstehen, die aus einem spirituellen Erleben wächst. Der christliche Glaube bietet eine Annahme meiner selbst durch Gott an. Diese ist unabhängig von den eigenen Taten oder Erfolgen. Im Glauben an Gott kann ich einen Selbstwert gewinnen, der mir auch in den bittersten Niederlagen oder Schicksalsschlägen nicht genommen werden kann, der bedingungslos und zu jeder Zeit für mich gilt, den ich als unumstößlich wahrnehme – weil er mir von Gott her zugesprochen ist. Dieser Selbstwert baut darauf auf, dass Gott mir in der biblischen Überlieferung seine bedingungslose Annahme zusagt: Er stellt sich zu mir wie ich bin, ohne eine Vorleistung meinerseits, einzig und allein aus seiner bedingungslosen Liebe zu mir als Mensch, als seinem Geschöpf. Gott hat ein volles Ja zu mir! In Gottes Zuspruch an mich finde ich die Wertschätzung, nach der ich mich immer ausgestreckt habe und die mir doch so häufig verwehrt wurde.

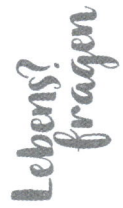

Die Bibel bezeugt: Jeder Mensch ist bedingungslos und unendlich von Gott geliebt und wertgeschätzt.

Jeder Mensch, noch bevor er das Licht dieser Welt erblickt hat, ist bereits von Gott bedingungslos geliebt. Der Mensch ist kein Zufallsprodukt und die Bibel beschreibt, wie Gott jeden einzelnen Menschen auf dieser Welt kunstvoll und gewollt im Leib seiner Mutter geschaffen hat (vgl. Psalm 139,13-14). Nach biblischem Verständnis wurde jeder Einzelne schon vor der Geburt von Gott in diese Welt hinein geliebt. Gott hat den Menschen sogar nach seinem Ebenbild geschaffen (vgl. 1. Mose 1,27).

Perspektiven aus dem christlichen Glauben – ein persönliches Statement

Die Erfahrung der Liebe Gottes bewirkt für mich als Christ einen Perspektivwechsel. Durch die Beziehung zu Gott hat sich mein Blick auf mich selbst und mein Umfeld grundlegend geändert. Gott hat mich nicht nur in diese Welt und das Leben liebevoll hineingesetzt, er hat mir auch seine Liebe im Überfluss geschenkt (vgl. 1. Johannes 4,16). Gott versorgt mich und stillt meine tiefsten Bedürfnisse (vgl. Matthäus 6,32). Ich weiß seitdem, dass er mich in den Höhen und Tiefen des Lebens begleitet. In Gottes liebevollen Augen ist jeder Mensch ein kostbarer Schatz, und auch ich bin ein solcher Schatz und er hegt gute Gedanken über mich.

Von Jesus Christus wissen wir, dass Gott diese Identität eines von ihm geliebten Kindes jedem Menschen zusprechen will. Er sieht in dir schon den Wert, den du selbst noch nicht vollends entdeckt hast, und er wird dich dabei begleiten, ihn zu entfalten.

Wenn du offen für die Entfaltung der spirituellen Dimension des Selbstwertgefühls bist, kannst du dich auf den Weg machen und über den Kontakt mit Christen, das Lesen in der Bibel oder die Teilnahme an Gottesdiensten mehr von Gottes Zuwendung zu uns Menschen erfahren. Du kannst Möglichkeiten finden, deinen Selbstwert und deine Identität in deiner persönlichen Beziehung zu Gott zu stärken, zu entwickeln und zu entfalten. Erlebe, wie unendlich wertvoll es ist, Gott an seiner Seite zu wissen.

Fazit

Es wäre sicher wünschenswert, dass jedes Kind, jeder Jugendliche, überhaupt jeder Mensch genügend positive Erfahrungen sammeln kann, um seinen Selbstwert gesund und dauerhaft aufzubauen. Jeder hat aber ebenso die Fähigkeit, auch aus schlechten Zeiten mit einem gestärkten Selbstwertgefühl hervorzutreten. Dabei geht es nicht darum, sich vollständig und perfekt zu fühlen, sondern einen liebevollen und ressourcenorientierten Blick auf die eigenen Kompetenzen und Grenzen zu entwickeln.

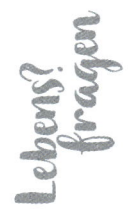

Uns selbst ist dies vor allem in der Begegnung mit Gott gelungen. Für uns ist Gottes unendliche und bedingungslose Liebe real spürbar geworden. In der Zuwendung anderer, in der Ansprache der Schöpfung Gottes und in der persönlichen Begegnung mit ihm in Gebet oder Andacht hat Gott uns Wert zugesprochen, den uns niemand wegnehmen kann. Wir haben diesen Zuspruch erlebt und verinnerlicht.

Heute können wir uns frei entfalten und ständig neu entdecken, welche Schätze Gott in uns hineingelegt hat. Wir sind wesentlich unabhängiger davon geworden, wie andere uns sehen. In diesem Sinne wünschen wir jedem Menschen Zugang zu Freunden und Begleitern, die ihn oder sie ebenso dahin führen und unter veränderten Umständen auf neuen Ebenen zu neuer Stabilität begleiten, die helfen Identität zu formen und den Selbstwert weiter aufzubauen.

Dr. Detlev Katzwinkel

Frauenarzt und Geburtshelfer, seit 1996 Chefarzt in der Gynäkologie des St. Martinus Krankenhaus Langenfeld. Seit 1981 verheiratet mit Sabine, und zudem Vater von fünf Kindern mit derzeit neun Enkelkindern. Vorsitzender im Vorstand der PROVITA Stiftung.

Silke Romanski

Psychologin, Psychotherapeutin i.A., Dozentin im Fach Psychologie für Gesundheits-und KrankenpflegeschülerInnen.

Beate Schütz

Lektorin, Übersetzerin und Projektbegleiterin für Buchprojekte mit Schwerpunkt Theologie.

---

[1] Zu diesen und weiteren entwicklungspsychologischen Aussagen vgl. u. a. das Standardwerk der Entwicklungspsychologie: Oerter, Rolf, Montada, Leo, Entwicklungspsychologie, 5. Auflage, Weinheim 2002. Oder besonders für das Jugendalter: Lohaus, Arnold, Vierhaus, Marc, Entwicklungspsychologie des Kindes- und Jugendalters, 4. Auflage, Berlin 2019.
[2] Vgl. Klaus-Grawe-Institut für Psychologische Therapie, Die Grundbedürfnisse nach Klaus Grawe bei Kindern und Jugendlichen: Das Bedürfnis nach Selbstwert (4/4), 9. November 2020, unter https://www.klaus-grawe-institut.ch/blog/das-beduerfnis-nach-selbstwert/, zuletzt abgerufen am 28. Juni 2021.
[3] Vgl. das Stufenmodell der psychosozialen Entwicklung von Erik Erikson, Stadium 4: Kompetenz versus Minderwertigkeitsgefühl, in: Lohaus, Arnold, Vierhaus, Marc, Entwicklungspsychologie des Kindes- und Jugendalters, 4. Auflage, Berlin 2019, S. 16.
[4] Vgl. Klaus-Grawe-Institut für Psychologische Therapie, Die Grundbedürfnisse nach Klaus Grawe bei Kindern und Jugendlichen: Das Bedürfnis nach Selbstwert (4/4), 9. November 2020, unter https://www.klaus-grawe-institut.ch/blog/das-beduerfnis-nach-selbstwert/, zuletzt abgerufen am 28. Juni 2021.
[5] Vgl. Ahnert, Lieselotte, Wieviel Mutter braucht ein Kind?, Heidelberg 2010, S. 48-60.
[6] Vgl. Klaus Grawe-Institut für Psychologische Therapie, Die Grundbedürfnisse nach Klaus Grawe bei Kindern und Jugendlichen: Das Bedürfnis nach Selbstwert (4/4), 9. November 2020, unter https://www.klaus-grawe-institut.ch/blog/das-beduerfnis-nach-selbstwert/, zuletzt abgerufen am 28. Juni 2021.
[7] Vgl. Lohaus, Arnold, Entwicklungspsychologie des Jugendalters, Bielefeld 2018, S. 208.

Glossar

Assistierter Suizid Auch „Beihilfe zur Selbsttötung". Eine andere Person stellt dem oder der Sterbewilligen (Suizident) das Mittel zur Verfügung, mit dem sich die sterbewillige Person selbst tötet.

Beeinträchtigung Körperliche, geistige oder psychische Einschränkung, die dem Betroffenen die Ausführung einer Aufgabe oder Handlung erschwert.

Behinderung Im Alltag Bezeichnung für eine dauerhafte -> Beeinträchtigung. Beide Begriffe werden häufig auch synonym gebraucht.

Chromosomen Träger der Erbinformationen (-> Gene).

dead-donor-rule Schreibt vor, dass Organe nur von Verstorbenen entnommen werden dürfen, dass also niemand getötet werden darf, um ihm oder ihr Organe zu entnehmen. Das Transplantationsgesetz regelt, wie, wann und von wem der Tod festgestellt werden muss, bevor für eine Organspende Organe entnommen werden dürfen. Diese Regel gilt für die Feststellung des Todes u.a. auch in Deutschland. -> Hirntod. In einigen anderen Ländern ist die Entnahme nach Feststellung des ausbleibenden Herzschlages möglich. -> non-heart-beating donation

Diversität Verschiedenartigkeit. In der Soziologie bezeichnet sie soziale und kulturelle Vielfalt.

DNA Desoxiribonukleinsäure; Träger der Erbinformationen und Baustein der Chromosomen.

Entscheidungslösung In Deutschland geltende Rechtslage zur Organspende. Eine Entnahme von Organen nach dem Tod ist nur zulässig, wenn die betroffene Person sich vor ihrem Tod nachweislich dafür entschieden hat, dies zuzulassen (z.B. durch einen Organspendeausweis). -> erweiterte Zustimmungslösung, -> Widerspruchslösung

erweiterte Zustimmungslösung Zustimmung durch Angehörige zur Entnahme von Organen mit dem Ziel einer Organspende, wenn sie eine entsprechende Entscheidung des bzw. der Verstorbenen glaubhaft machen können. Sie gilt auch in Deutschland.

Fehlgeburt Ein vor der Geburt verstorbenes Kind bis etwa zur 22. Schwangerschaftswoche und mit einem Gewicht von unter 500 Gramm.

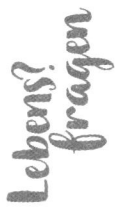

Fertilität Fruchtbarkeit; Fortpflanzungsfähigkeit. Die Fähigkeit, Nachkommen hervorzubringen.

Fertilisation Medizinisch allgemein gebraucht für die Befruchtung der Eizelle durch ein Spermium.

Gen Abschnitt eines -> Chromosoms, auf dem eine Erbinformation gespeichert ist.

Generalvollmacht Notariell beglaubigte Verfügung, die eine andere Person berechtigt, medizinische (-> Patientenverfügung), juristische, finanzielle und sonstige Entscheidungen treffen zu dürfen. Insbesondere für Bank- und Immobiliengeschäfte akzeptierte rechtliche Vertretungsgrundlage. -> Vorsorgevollmacht.

Geschäftsmäßige Suizidbeihilfe Suizidbeihilfe durch Organisationen oder Einzelpersonen, die Suizidbeihilfe anbieten, ohne auf Gewinn abzuzielen.

Gewerbsmäßige Suizidbeihilfe Suizidbeihilfe von Organisationen oder Einzelpersonen, die mit der Suizidbeihilfe ein finanzielles Eigeninteresse verfolgen.

Hospiz Spezialisierte Pflegeeinrichtung zur Begleitung Sterbender.

Hirntod Gebräuchlicher, aber inzwischen veralteter Ausdruck für das irreversible (nicht umkehrbare) Ende aller Gehirnfunktionen. Sie gilt in Deutschland im Zusammenhang der Organspende als Definition des Todeszeitpunktes.

Inklusion Wörtlich „Einbeziehung", „Einschluss", „Zugehörigkeit". Inklusion strebt die volle Teilhabe aller Menschen an ihrer jeweiligen Gemeinschaft an.

Integration Der Prozess, eine Minderheit oder auch eine neue Gruppe in die Mehrheitsgruppe bzw. Ursprungsgruppe einzubeziehen.

In-vitro-Fertilisation (IVF) Eine Methode der künstlichen Befruchtung, bei der die Eizelle außerhalb des Körpers der Mutter mit dem Sperma des Mannes zusammengeführt wird. Eine sehr spezielle Form ist die Intracytoplasmische Spermieninjektion (ICSI), bei der das Spermium direkt in die Eizelle eingebracht wird. Beide Methoden sind in Deutschland zugelassen.

Lebendspende Ein lebender Mensch spendet freiwillig Organe oder Körperteile an einen anderen Menschen.

Neurologie Wörtlich „Lehre vom Nerv". Sie erforscht das Nervensystem und versucht, dessen Erkrankungen zu verstehen und entsprechende Therapien zu entwickeln.

Non-heart-beating donation Eine Organspende, bei der Organe nach der Feststellung des Todes aufgrund eines zehnminütigen Herzstillstands entnommen werden dürfen. Ist in Deutschland verboten.

Palliativmedizin Zweig der Medizin, der sich auf die Begleitung von Menschen spezialisiert hat, die unheilbar krank sind und in ihre letzte Lebensphase vor dem Tod eingetreten sind. Hier steht die Linderung der Symptome wie Schmerz oder Luftnot im Mittelpunkt, um dem Sterbenden die letzten Tage oder Wochen so leicht wie möglich zu gestalten.

Patientenverfügung Ein Dokument, in dem der Unterzeichner festhält, welche medizinischen Maßnahmen für seine Rettung, Heilung oder Behandlung unternommen oder unterlassen werden sollen, falls er selbst nicht mehr in der Lage ist, dies zu entscheiden bzw. zu äußern. Formulare zur Dokumentation einer Patientenverfügung kann man bei verschiedenen Anbietern, u. a. auch den christlichen Kirchen im Internet herunterladen. -> Vorsorgevollmacht. -> Generalvollmacht

Präimplantationsdiagnostik (PID) Methode, mit der einige Zellen des erzeugten Embryos stellvertretend auf Schäden untersucht werden können, bevor dieser selbst in die Gebärmutter eingepflanzt wird. Der PID muss eine -> In-vitro-Fertilisation (IVF) vorausgehen, bei der die Zellen entnommen werden.

Pränataldiagnostik Verschiedene Untersuchungsverfahren, die während der Schwangerschaft schon Hinweise auf mögliche Krankheiten, Störungen oder Behinderungen des Kindes geben können.

Postmortal Nach dem Tod.

Posttraumatische Belastungsstörung (PTBS) Eine (manchmal verzögerte) Reaktion auf ein extrem belastendes Ereignis (-> Trauma), die sich chronifiziert (d.h. über einen langen Zeitraum bestehen bleibt) und das Leben der Betroffenen erheblich belasten kann.

Recht auf Nichtwissen Im Rahmen des Rechtes auf informelle Selbstbestimmung gewährt das deutsche Gendiagnostikgesetz (GenDG) ein Recht auf Nichtwissen bezüglich der Ergebnisse genetischer Untersuchungen: Gentests und Genanalysen dürfen nur vorgenommen werden, wenn die betroffene Person darin eingewilligt hat. Die Einwilligung umfasst sowohl die Entscheidung über den Umfang der genetischen Untersuchung als auch die Entscheidung, ob und inwieweit das Untersuchungsergebnis zur Kenntnis zu geben, oder zu vernichten ist (§ 8 Abs. 1 GenDG).

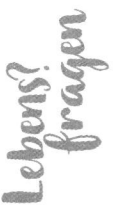

Reproduktionsmedizin Zweig der Medizin, der sich mit allen Aspekten menschlicher Fertilität befasst. Ihr Schwerpunkt liegt auf der Hilfe bei ungewollter Kinderlosigkeit.

Schmetterlingskinder Synonym verwendet mit Sternenkinder. Kinder, die noch im Mutterleib versterben.

Selektion Auswahl.

Suizid Selbsttötung.

Totgeburt Kinder, die vor ihrer Geburt versterben und ein Gewicht von über 500 Gramm haben, etwa ab der 22. Schwangerschaftswoche. Sie sind beim Standesamt meldepflichtig.

Transplantation Die Verpflanzung von Organen, Organteilen, Geweben oder Körperteilen, die entweder vom eigenen Körper oder dem einer anderen Person stammen.

Trauma Psychische Ausnahmesituation, die durch ein überwältigendes Ereignis (z. B. Krieg, Unfall, Missbrauch oder Verlust wichtiger Bezugspersonen) ausgelöst wurde.

Trisomie Bei dieser genetischen Abweichung liegt die genetische Information eines -> Chromosoms dreifach, also einmal mehr als üblich vor. Die bekannteste Variante ist die Trisomie 21 (Down-Syndrom), bei der das Chromosom 21 in jeder Zelle dreimal statt wie üblich zweimal vorhanden ist und die zu typischen Fehlbildungen führt.

Vorsorgevollmacht Ein Dokument, das eine andere Person berechtigt, die eigenen juristischen und persönlichen Belange in Vertretung zu regeln, z. B. falls man selbst dazu nicht mehr in der Lage ist. -> Generalvollmacht, -> Patientenverfügung.

Widerspruchslösung Nach dieser Regelung ist jeder Bürger automatisch potenzieller Organspender, wenn er nicht rechtsgültig widerspricht. In Deutschland keine Rechtsgrundlage. -> Entscheidungslösung, -> erweiterte Zustimmungslösung.

Orientierung suchen bedeutet nicht, einfache Antworten zu finden.

Orientierung geben heißt vielmehr, eine Karte zu zeichnen mit vielen verschiedenen denkbaren Positionen, sodass sich der Sinnsuchende anhand dieser Karte bewusst für seinen eigenen Weg entscheiden kann.

Richard David Precht
Autor und Philosoph

Die vielfältigen Fragestellungen rund um die Würde und den Schutz des Lebens vom Anfang bis zum Ende werden auf dem Hintergrund der aktuellen gesellschaftlichen Diskussionen und der Grundlage ethischer, theologischer und wissenschaftlicher Diskurse beleuchtet und reflektiert.

Der Kurs „Lebens?fragen" wird Ihnen Orientierung geben. Auf dem Weg zwischen Freiheit und Verantwortung kann so die eigene Position zu den herausfordernden Fragen des Lebens überprüft werden. Gegebenenfalls wird die eigene Position gefestigt oder aber sie muss erst neu gefunden werden.

Einfache Antworten helfen nicht weiter bei den komplexen Fragestellungen des Lebens.

Der Kurs bietet Perspektiven, wie trotz erlebter Brüche Leben gelingen kann. Er verhilft so zu einer Haltung, in der konkrete Lebenshilfe glaubwürdig vermittelt wird.

Das Kursmaterial – bestehend jeweils aus Basisinformationen, Didaktik, Arbeitsmaterialien, Beamer und Film-Material – steht zum kostenlosen Download auf der Website bereit.

www.initiative-lebensfragen.de

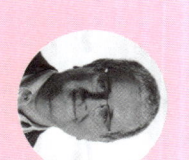

Ulrich Eggers, 1. Vorsitzender Willow Creek Deutschland schreibt zu dem Kursangebot:

„Lebensanfang und Lebensende stellen uns vor besonders sensible Fragen, die wir manchmal gern verdrängen. Die PROVITA-Stiftung hat kluge Lektionen entwickelt, die – das nach Themenbereich skalierbar – hervorragend geeignet sind für Hauskreise oder Gemeindegruppen. Gut aufbereitet, stark präsentiert, gezielt einzusetzen!"

Bieten Sie den Kurs in Ihrer Gemeinde an.

Lebens? fragen
INITIATIVE

Ein Kursangebot zu den herausfordernden Fragen des Lebens

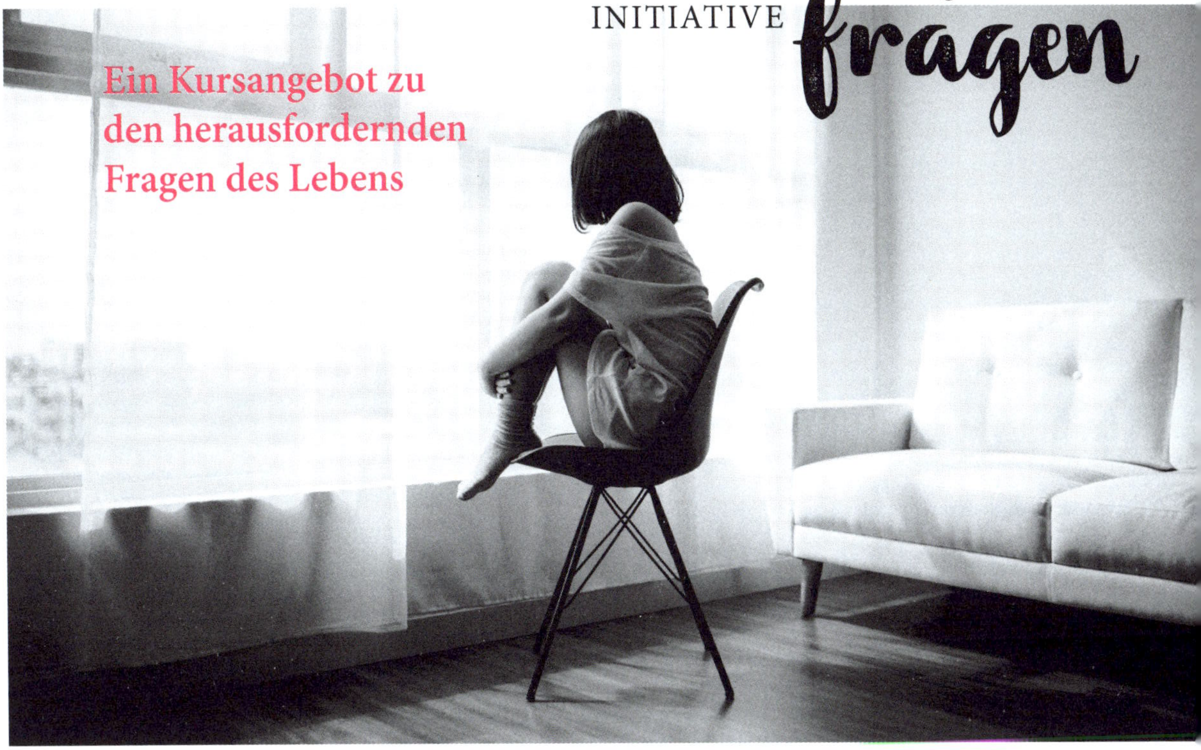

KURS-EINHEITEN MIT JE EINEM SCHWERPUNKTTHEMA

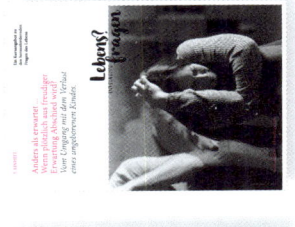

Anders als erwartet
Wenn plötzlich aus freudiger Erwartung Abschied wird.
Vom Umgang mit dem Verlust eines ungeborenen Kindes.

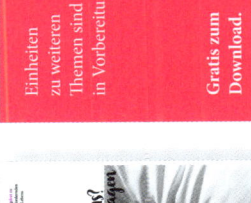

Einheiten zu weiteren Themen sind in Vorbereitung.

Gratis zum Download.

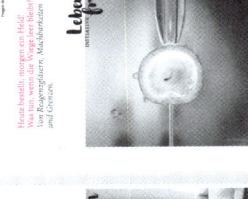

Heute bestellt, morgen ein Heil?
Was tun, wenn die Frage leer bleibt?
Vom Begegnen, Machbarkeiten und Grenzen.

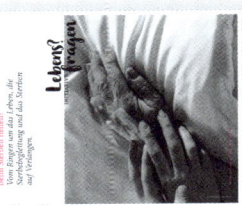

Hilf es, wenn wir beim Sterben helfen?
Vom Begegnen das Leben, das Sterbebegleitung und das Sterben auf Verlangen.

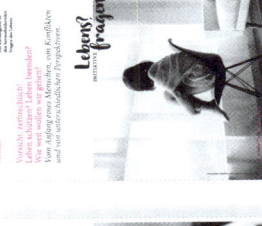

Vorsicht, zerbrechlich!
Leben schätzen! Leben bewahren!
Wie sollten wir alles wäre?
Vom Anfangen zwischen Menschen und von unterschiedlichen Zeitpunkten.

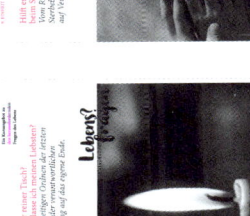

Chaos oder neuer Fluch?
Was hinterlassen ich meinen Lieben?
Vom rechtzeitigen Ordnen der letzten Dinge und der verantwortlichen Vorbereitung auf das eigene Ende.

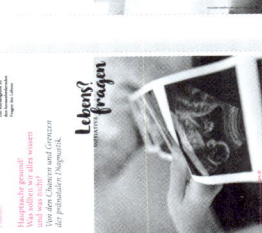

Hauptsache gesund!
Was sollten wir alles wissen und was nicht?
Vom dem Chancen und Grenzen der pränatalen Diagnostik.

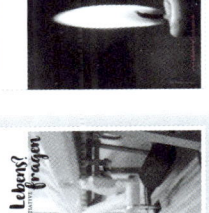

Ohne Koffer, ohne Hantle, ohne Geld.
Wie gelingt die letzte Reise?
Von der Kunst menschenwürdig zu sterben.

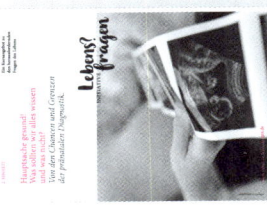

Sterof Schnappi! Geschopf!
Was ist der Mensch und was macht ihn besonders?
Vom unserem Wert und unserer Einzigartigkeit.

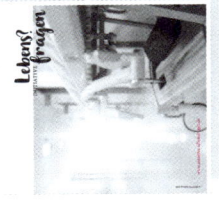

Abwenden ist nichts für Feiglinge!
Was, wenn die Spielräume immer enger werden?
Von Konflikten, Pflegebedürftigkeit und Demenz.

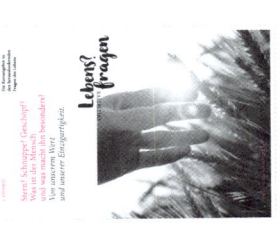
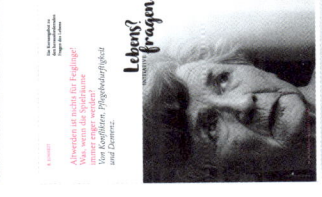

PROVITA STIFTUNG

Die INITIATIVE Lebensfragen ist ein Projekt der PROVITA Stiftung

Die PROVITA Stiftung bietet als Kompetenzcenter Orientierung in den vielfältigen Fragestellungen rund um die Würde und den Schutz des Lebens – von seinem Anfang bis zum Ende.

Diese Themen polarisieren nicht nur, sie sind oft auch tabuisiert. Sie führen schmerzlich an die Grenzen unseres Lebens und unserer Selbstbestimmung.

Die PROVITA Stiftung weicht diesen Themen nicht aus. Engagiert, professionell, sachlich und differenziert bietet sie als Kompetenzcenter Orientierung rund um die vielfältigen Fragestellungen, die sich aus diesen Themen ergeben.

Der Zweck der Stiftung wird, ausgehend vom christlichen Menschenbild und der Hinwendung zum Leben in all seiner Differenziertheit, im In- und Ausland insbesondere verwirklicht durch

Expertise
für fachliche und ethische Fragestellungen sowie Ansprechpartnerinnen und Ansprechpartner für Medien,

Orientierung
durch Informationsvermittlung und Impulse zur Meinungsbildung in Kirche, Politik und Gesellschaft als Orientierungshilfe,

Weiterbildung
durch Schulung für Menschen im Bereich von Seelsorge und Gesundheit,

Gesellschaftliche Sensibilisierung
durch Interessenvertretung und Öffentlichkeitsarbeit,

Publikationen
auf ihrer Plattform für Fachartikel, Studien, Expertisen, Stellungnahmen, Diskussionsbeiträge,

Vernetzung
durch fachliche Begegnung, Austausch und gemeinsames Engagement.

www.provita-stiftung.de

Helfen Sie uns mit Ihrer Spende!

Helfen Sie uns bei unserem Engagement für die Würde und den Schutz des Lebens.
Provita ist eine gemeinnützige Stiftung, deren Arbeit durch Spenden finanziert wird.

Spendenkonto:
DE15 4526 0475 0016 3897 00

PROVITA Stiftung
Selbständige kirchliche Stiftung bürgerlichen Rechts
Franz-von-Kesseler-Str. 38, 50321 Brühl
0172/5963911
info@provita-stiftung.de

Stiftungsvorstand:
Dr. Detlev Katzwinkel *Vorsitzender*
Dr. Heike Fischer *Geschäftsführerin*
Prof. Dr. Friedhelm Loh *Vorstand*